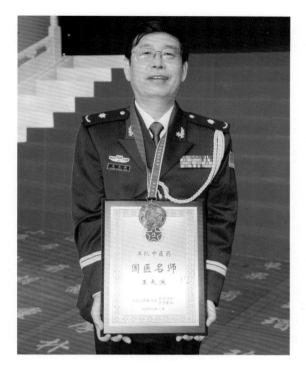

王长洪简介

　　王长洪,男,1944年5月出生,辽宁省盖州市人,沈阳军区总医院中医科主任医师,博士生导师,辽宁省名中医,全军中医药国医名师,中央军委保健委员会会诊专家。曾任全军中医药学会副会长,全军中医内科专业委员会主任委员。1968年毕业于第四军医大学医疗系,先从事西医临床10年,经历内科、外科的培训,熟练掌握消化内镜诊断技术,有坚实的西医临床。1979年师从已故北京中医药大学董建华院士研究生,熟读中医经典,得董建华院士真传,长期从事董建华学术思想和临床经验研究,主编《董建华临床经验》专著,是董建华学术思想及临床经验的主要传承人。王长洪教授从事中西医临床、科研、教学、保健四十余载,临床经验丰富,现为中央军委保健委员会会诊专家。王长洪教授专于消化,亦擅其他内科,屡起沉疴。临床倡导西医诊断与中医辨证相结合,内镜观察与中医辨证相结合,传统中药功效与现代中药药理相结合,善于运用中医传统理论,从分析病机入手,发挥中医优势;又灵活运用现代医学知识,融合贯通,力求疗效。发表论文200余篇,专著6部,获军队及省部级科技奖10余项。

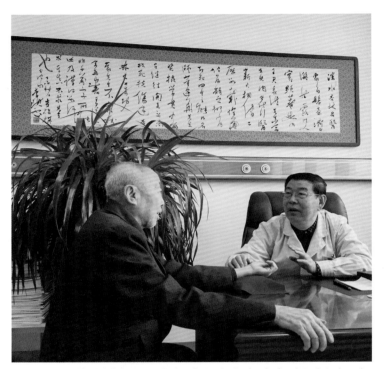

　　王长洪教授在国医名师诊室为患者诊病，望、闻、问、切四诊合参。

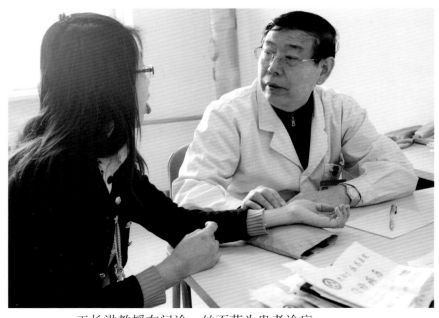

王长洪教授在门诊一丝不苟为患者诊病。

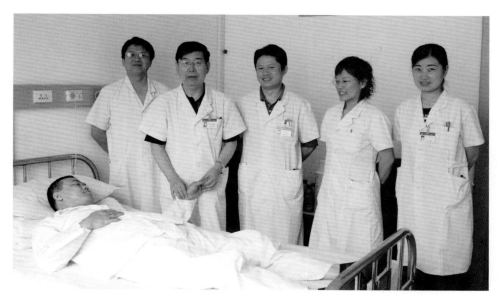

王长洪教授临床带教

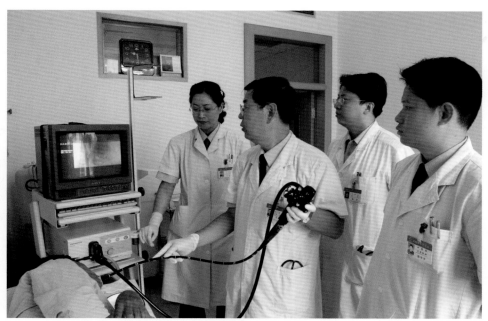

　　王长洪教授(左二)亲自为患者进行胃镜检查逾万例,将胃镜作为望诊的延伸。

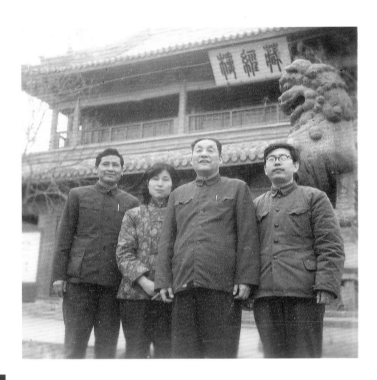

王长洪教授（右一）读研究生时，1980 年随导师董建华院士（右二）在山东讲学时合影

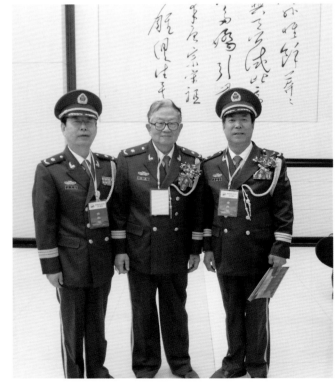

母校第四军医大学 55 周年校庆，邀请三级以上专家返校，照片为王长洪（左一）与老师鞠躬院士（中）、同学何守志教授（右一）合影

国医验案奇术良方丛书

王长洪

医案

主编　王长洪　柳越冬

高文艳

中原农民出版社

·郑州·

图书在版编目(CIP)数据

王长洪医案／王长洪,柳越冬,高文艳主编. —郑州:中原农民出版社,2015.
11
(国医验案奇术良方丛书)
ISBN 978-7-5542-1298-1

Ⅰ.①王… Ⅱ.①王… ②柳… ③高… Ⅲ.①医案-汇编-中国-现代 Ⅳ.①R249.7

中国版本图书馆 CIP 数据核字(2015)第 220029 号

王长洪医案
WANGCHANGHONGYI' AN

出版:中原农民出版社

地址:河南省郑州市经五路 66 号　　　　　邮编:450002

网址:http://www.zynm.com　　　　　电话:0371-65751257

发行:全国新华书店

承印:辉县市伟业印务有限公司

投稿邮箱:zynmpress@sina.com

医卫博客:http://blog.sina.com.cn/zynmcbs

策划编辑电话:0371-65788653　　　　　邮购热线:0371-65724566

开本:710mm×1010mm　　1/16

印张:13.5

字数:247 千字　　　　　插页:4

版次:2015 年 11 月第 1 版　　　　　印次:2015 年 11 月第 1 次印刷

书号:ISBN 978-7-5542-1298-1　　　　　定价:29.00 元

本书如有印装质量问题,由承印厂负责调换。

编委会

前　言

　　笔者进入医学界,先学习的是西医。1964 年考入第四军医大学医疗系,系统学习了解剖、生理、病理、生化、内科、外科等西医知识,重试验,重理化检查,重疾病的诊断及鉴别诊断,舍此就无从看病;1979 年又考入北京中医药大学董建华院士中医内科研究生。董老是中医大家,学验俱丰。受他的言传身教,耳濡目染,又专心学习了《黄帝内经》《伤寒论》《金匮要略》《本草纲目》;强调辨证,强调整体观、强调天人合一,离开辨证就舍弃了根本。中西医两个医疗体系,虽然都为患者治病,但医生看病时的思路显然不同。几十年的从医生涯,笔者在不停地探讨如何把西医诊断与中医辨证很好地结合起来,努力提高临床疗效。疗效才是中医的生命。在临床实践中,始终把西医辨病与中医辨证相结合作为诊疗的基本准则。如溃疡性结肠炎,西医借助肠镜可以明确诊断,并和其他疾病相鉴别,显然优于中医的“痢疾”的诊断;但在治疗上,西医就单纯用 5 – 氨基水杨酸、激素,而中医则区分湿热、肝郁、脾虚、肾虚、寒热错杂等不同,更重视个体差异及提高机体的抗病能力,其优势也是显而易见的。这本医案就体现了笔者中西医结合的临证思路、辨证方法、用药经验。医案选择的标准是记录完整、有复诊、疗效好,大多是中医中药连续治疗的,也有少数中西医结合治疗的。医案有按疾病分类总结的,也有按中医病症分类总结的,并加有按语进行分析。这里要感谢多位博士研究生对笔者大量临床医案整理所付出的辛勤劳动,由于本人水平所限,书中错谬之处在所难免,恳请读者批评指正。

王长洪

目 录

胃肠疾病 ·· 1

 溃疡性结肠炎 ·································· 1

 慢性非萎缩性胃炎 ······························ 16

 慢性萎缩性胃炎 ································ 33

 消化性溃疡 ···································· 39

 功能性消化不良 ································ 48

 肠易激综合征 ·································· 56

 泄泻 ·· 67

 便秘 ·· 73

 胃食管反流 ···································· 78

 胃相关性淋巴瘤 ································ 81

 嗜酸细胞性胃肠炎 ······························ 83

 放射性直肠炎 ·································· 86

心脑血管疾病 ···································· 88

 失眠 ·· 88

 头痛 ·· 97

 心悸 ·· 102

 眩晕 ·· 107

 胸痹 ·· 112

肺部疾病 ·· 114

 咳嗽 ·· 114

 感冒 ·· 122

 哮喘 ·· 125

肝胆疾病 ·· 127

 胆石症 ······································ 127

 脂肪肝 ······································ 129

肝脓肿 …………………………………………… 133
硬化性胆管炎 ………………………………… 136
血液疾病 …………………………………… 139
紫癜 ……………………………………………… 139
溶血性贫血 …………………………………… 143
粒细胞减少症 ………………………………… 145
再生障碍性贫血 ……………………………… 147
皮肤疾病 …………………………………… 149
荨麻疹 ………………………………………… 149
湿疹 ……………………………………………… 152
痤疮 ……………………………………………… 155
肾及泌尿疾病 ……………………………… 159
尿路感染 ……………………………………… 159
输尿管结石 …………………………………… 163
肾功能不全 …………………………………… 165
内分泌疾病 ………………………………… 168
糖尿病 ………………………………………… 168
亚急性甲状腺炎 ……………………………… 170
其他疾病 …………………………………… 172
痹症 ……………………………………………… 172
功能性发热 …………………………………… 175
耳鸣 ……………………………………………… 179
胰腺脓肿 ……………………………………… 181
胰腺炎 ………………………………………… 185
浮肿 ……………………………………………… 188
坏死性淋巴结炎 ……………………………… 192
月经不调 ……………………………………… 194
口疮 ……………………………………………… 197
干燥综合征 …………………………………… 200
贝赫切特综合征 ……………………………… 203

胃肠疾病

溃疡性结肠炎

案 郑某,男,39 岁。

以"反复腹痛、腹泻、脓血便 7 年,加重 1 个月"来诊。全腹部疼痛,排便每日 3~4 次,脓血便,服用柳氮磺吡啶每日 10 片,8 个月症状无缓解。近日脓血便较多,怕冷。结肠镜检查,见全结肠广泛溃疡。诊断为溃疡性结肠炎(慢性持续型,中度,全结肠,活动期),舌红,苔薄黄,脉弦。辨证:脾虚夹有湿热。治法:温中健脾,清热利湿。

口服方:黄芪 10g,炒白术 20g,苍术 15g,干姜 10g,肉桂 5g,败酱草 15g,白头翁 10g,青黛 3g,苦参 6g,地榆 10g,山楂 10g,焦山楂 10g,车前子 10g,补骨脂 10g,炙甘草 5g。将柳氮磺吡啶减至每日 3 片。

二诊:服用 14 剂后,排便次数减至每日 2~3 次,脓血便明显减少,腹痛减轻,舌红,苔薄黄,脉弦。

口服方:黄芪 10g,炒白术 20g,苍术 10g,干姜 10g,肉桂 5g,败酱草 15g,白头翁 10g,青黛 3g,地榆 10g,山楂 10g,焦山楂 10g,车前子 10g,补骨脂 10g,炙甘草 5g。

三诊:继服 14 剂后,大便每日 1~2 次,偶有脓血便,怕凉,舌红,苔薄白,脉弦。上方加淡附片 10g,停服柳氮磺吡啶。

四诊:上方服用 14 剂,大便每日 1~2 次,成形,无脓血,遂以原方加减继服 3 个月,复查结肠镜示溃疡愈合。

按:本案患者患溃疡性结肠炎已达 7 年之久。王老师认为溃疡性结肠炎病程缠绵,以腹痛、脓血便为主症,根据多年临床观察,认为该病以脾虚为发病的根本,热毒内蕴为发病的条件。治疗上以黄芪、炒白术、肉桂、干姜益气健脾温中;炒白术配苍术健脾燥湿;白头翁、败酱草、青黛、苦参清热利湿;地榆具有凉血泻热,收敛止血之功;焦山楂、山楂、车前子、补骨脂四药相配具有收敛止泻、温脾止泻、利小便实大便之效。脓血便减少后,患者怕冷,乃脾肾阳虚之象,遂加用淡附片温阳固本。前后以中药治疗4月余,终使7年顽疾得以缓解。

案 于某,女,43岁。

以"间断腹痛、腹泻、黏液脓血便2年余,加重半个月"来诊。患者于2年前开始发现大便次数增多,每日7~8次,多不成形,时夹脓血,伴肠鸣、腹痛、面色萎黄,纳食不馨,神疲乏力。半个月前连续脓血便,每日3~5次,便前腹痛、便后缓解,无发热和里急后重。舌淡红,体胖,边有齿印,苔薄黄腻,脉弦细。外院肠镜检查示:溃疡性结肠炎,病变部位在左半结肠,直肠、乙状结肠最重。辨证:脾气虚弱,湿热内蕴。治法:益气健脾,清化湿热。

口服方:黄芪30g,党参30g,炒白术30g,茯苓20g,苦参10g,黄连3g,败酱草10g,白头翁10g,秦皮10g,苍术10g,防风10g,甘草10g。

灌肠方:黄连10g,黄芩10g,黄柏10g,青黛5g,苦参10g,白及10g,甘草10g。

二诊:上方加减服用4周,患者大便次数每日2~3次,成形,脓血便消失,但仍时有黏液,无腹痛肠鸣,精神振作,胃纳可,舌淡红,体胖,边有齿印,苔薄,脉弦细。原口服方加薏苡仁20g,继续服用。

三诊:上方服用2周时,患者因情志不遂,病有反复,脘腹胀痛,纳食不馨,大便日行近10次,多为黏液便,肛门下坠,舌淡红,体胖,边有齿印,苔薄黄,脉弦细。证属肝木克土,脾胃受伤,运化失司。治宜抑肝健脾清肠。

口服方:黄芪30g,党参30g,炒白术10g,苍术10g,茯苓10g,白芍10g,黄连3g,柴胡10g,香附10g,木香10g,败酱草10g,鸡内金10g,甘草5g。

灌肠方:同前。

四诊:上方服用14天,大便每日1~2次,成形,无腹痛,胃纳亦可,舌淡红质胖,苔薄,脉弦细。

口服方:黄芪30g,苍术10g,白术10g,茯苓10g,黄连3g,木香10g,干姜10g,肉桂10g,败酱草10g,白头翁10g,甘草10g。

停用灌肠方,原方加减服用半年后复查肠镜,提示溃疡愈合。

按:王老师认为,溃疡性结肠炎以脾虚为本,湿热为标,本案患者病程2年,神疲乏力,面色萎黄,但脓血便每日多达5次以上,属于活动期,治疗不忘健脾化湿,兼施清热解毒,标本兼顾。王老师治疗溃疡性结肠炎,健脾常用黄芪、炒白术、苍术、薏苡仁;清热解毒常用败酱草、白头翁、黄连、鱼腥草、青黛;温阳常用附子、补骨脂、干姜、肉桂,同时多配活血,不用收涩。本案首用健脾清热,病情较快控制;后因情志不遂,肝木犯脾,脾运失健,腹泻加重,施以疏肝健脾之剂。溃疡性结肠炎,病因不明,但精神紧张,往往诱发或使之加重,所以疏肝调气也是常用之法。

案 吕某,男,61 岁。

因"黏液脓血便 10 余年,加重 1 个月"来诊。患者 10 余年前开始反复出现黏液脓血便,并时有腹痛、腹胀及发热等。当时行结肠镜检查诊断为溃疡性结肠炎,服用美沙拉秦缓释颗粒,服用 1 个多月后症状逐渐好转即停药。此后每年均有发作,服用美沙拉秦均能缓解,但始终有腹泻,每日 2~4 次。1 个月前再次出现黏液脓血便,每日排便 6 次以上,并有发热、腹痛,服用美沙拉秦同时给予局部应用地塞米松灌肠,7 天后,发热、腹痛缓解,但黏液脓血便仍每日 4~6 次,近日心前区闷痛,心电图检查示心肌缺血。查舌质紫暗,苔薄白,脉弦。辨证:脾虚肠热,气滞血瘀。治法:健脾化湿,清热解毒,活血化瘀。

口服方:党参 10g,炒白术 10g,茯苓 10g,焦山楂 10g,青黛 3g,败酱草 15g,三七 3g,乳香 10g,没药 10g,川芎 10g,丹参 20g,山药 10g,薏苡仁 20g,甘草 10g。

灌肠方:苦参 10g,黄连 10g,黄柏 10g,青黛 3g,白头翁 10g,白及 10g。

嘱患者美沙拉秦缓释颗粒减半应用。

二诊:患者应用 14 剂后,黏液脓血便明显减少,大便每日 2~4 次,心前区闷痛发作频次减少。前口服方加炮姜 10g、丹参 10g。灌肠方同前。

三诊:应用 28 剂后,患者脓血便消失,但仍有黏液便,每日 2~3 次,均为不成形稀便,且在五更晨起排便,舌暗红,苔薄白,脉弦。

口服方:黄芪 10g,青黛 3g,败酱草 20g,焦山楂 10g,炒白术 20g,苍术 10g,茯苓 20g,三七 3g,川芎 10g,丹参 10g,山药 10g,薏苡仁 20g,补骨脂 10g,车前子 10g,甘草 10g。

灌肠方:苦参 10g,黄连 10g,黄柏 10g,青黛 3g,白头翁 20g,白及 10g。

嘱患者逐渐停用美沙拉秦。

四诊:患者应用 28 剂后,无黏液便,大便每日 1~2 次,基本成形,无其他不适。上方继服 28 剂巩固疗效。

按:本案患者患溃疡性结肠炎 10 余年,久病入络。患者反复发作,舌紫暗,为瘀血阻络之象。现代医学研究证实,溃疡性结肠炎尤其是活动期,存在血液高凝状态,因此,王老师针对活动期溃疡性结肠炎的治疗,尤其对于病程较长的病人,常酌加活血通络之品,去瘀生新。在本案,方中川芎辛温香燥,走而不守,既能行散,又入血分,最为王老师所青睐;而三七活血止血;乳香、没药活血行气,消痈解毒;丹参活血祛瘀,消痈止痛,是王老师常用活血之品。患者三诊时脓血便消失,但便次较多,多在清晨,原口服方加焦山楂、补骨脂、车前子,补肾利小便实大便,也是王老师治疗泄泻的常用组合。

案 马某,男,38 岁。

患者平素进食稍有不慎即腹泻,无明显腹痛。于 5 年前开始出现腹痛、腹泻,每日 2 ~ 3 次,当时未在意。3 年前开始出现黏液脓血便,为不成形稀便,夹杂黏液脓血,每日 2 ~ 3 次,伴里急后重,无发热,偶腹部隐痛,结肠镜检查诊断为溃疡性结肠炎(乙状结肠、直肠,活动期,中度)。开始口服柳氮磺吡啶,但服用半个月后出现恶心、乏力等症状,化验肝功能异常,遂停用,改服美沙拉秦肠溶片。患者因经济原因,症状缓解即停药,病情反复发作。来诊时患者再次黏液脓血便 1 个月,每日 3 ~ 4 次,伴里急后重,食欲不振,周身乏力。舌质淡红,苔厚腻,脉滑。辨证:脾虚湿盛。治法:健脾化湿。

口服方:党参 10g,茯苓 20g,白术 10g,苍术 10g,干姜 10g,肉桂 10g,山药 10g,砂仁 5g,薏苡仁 20g,黄连 6g,甘草 10g。

灌肠方:苦参 10g,黄连 10g,黄芩 10g,白及 10g,青黛 3g。

二诊:服用上方 14 剂后,食欲有改善,大便次数减少,仍有脓血便,查舌质淡红,苔薄白微腻,脉滑。

口服方:党参 10g,茯苓 20g,白术 10g,苍术 10g,青黛 3g,干姜 10g,肉桂 10g,山药 10g,败酱草 10g,砂仁 3g,薏苡仁 20g,甘草 5g。

灌肠方:在一诊灌肠方中加白头翁 20g,黄柏 10g。

三诊:上方加减服用 28 剂后,无黏液脓血便,大便每日 2 ~ 3 次,乏力症状也明显改善,食欲佳。舌淡红,苔薄白,脉弦。

口服方:党参 10g,茯苓 20g,白术 10g,苍术 10g,干姜 10g,肉桂 10g,败酱草 10g,薏苡仁 20g,青黛 3g,甘草 5g。

四诊:以上方加减续服 2 个月,大便成形,无脓血。复查结肠镜示溃疡性结肠炎缓解期。嘱患者以参苓白术散巩固疗效。

按:患者素体脾胃虚弱,故进食稍有不慎即腹泻,后出现黏液脓血便等溃疡性结肠炎的典型症状。本案患者以脾虚为主,夹有湿热,治疗先健脾化湿,温中散寒,只一味黄连,清热坚肠,症状改善,仍有脓血便,遂去苦寒之黄连,加青黛、败酱草。溃疡性结肠炎有脓血时,青黛、败酱草是王老师常用的对药,青黛清热解毒,败酱草清热燥湿,是治疗肠痈的要药,只要有脓血便,临床在辨证的基础上,均配伍用之;我们在动物试验中证实,青黛、败酱草、苦参有治疗溃疡性结肠炎的作用,对肿瘤坏死因子有抑制作用,青黛作用尤为明显。

案 王某,女,38 岁。

黏液脓血便 3 年,经结肠镜检查,诊断为溃疡性结肠炎,服用美沙拉秦症状缓解,遂自行停用。前 1 周因饮食不洁,出现腹痛腹泻,初起为水样便,伴发热,继出现脓血便,近 3 日腹痛加重,伴腹胀、里急后重,肛门灼热,服用抗生素无明显好转。现患者黏液脓血便,每日均在 10 次以上,腹痛、腹胀、里急后重,肛门灼热,体温 38℃,恶心,口渴不欲饮。舌质红,苔黄而腻,脉细数。结肠镜检查示左半结肠广泛充血、糜烂、溃疡,诊断为溃疡性结肠炎(左半结肠,中至重度)。收住院治疗。辨证:热毒炽盛,肠腐血败。治法:清热解毒,扶正托痈。

口服方:黄芪 10g,白头翁 10g,金银花 10g,黄芩 6g,败酱草 10g,薏苡仁 30g,白术 10g,甘草 10g。

水煎 300ml,每次 100ml,口服,每日 3 次。

灌肠方:苦参 20g,黄芩 10g,黄连 10g,黄柏 10g,白头翁 10g,秦皮 10g,儿茶10g,青黛 3g,三七 5g,白及 10g。

水煎至 100ml,灌肠,每晚 1 次。

氢化可的松 100mg,静脉滴注,每日 1 次(连用 7 天),加强静脉营养。

二诊:服用 7 剂后,患者体温正常,仍有黏液脓血,每日排便 6～8 次,腹痛,可进流食,恶心,无呕吐,舌质红,苔黄厚,脉细数。

口服方:黄芪 10g,白头翁 10g,姜半夏 10g,砂仁 5g,三七 3g,青黛 3g,败酱草10g,炒白术 15g,苍术 10g,干姜 10g,肉桂 10g,木香 10g,地榆炭 10g,甘草 10g。

灌肠方:苦参 20g,黄连 10g,黄芩 10g,黄柏 10g,秦皮 10g,青黛 3g,白及 10g。

三诊:服用 7 剂后,患者无发热,食欲明显增加,腹痛好转,每日排便 3～5次,偶夹有脓血,无肛门灼热,仍里急后重,舌质红,苔薄黄,脉弦。

口服方:黄芪 10g,白头翁 10g,青黛 3g,败酱草 10g,炒白术 15g,苍术 10g,干姜 10g,肉桂 10g,木香 10g,苦参 10g,焦山楂 10g,地榆 10g,甘草 5g。

灌肠方:同前。

四诊:上方服用 14 剂,病情稳定,饮食正常,大便每日 2～3 次,无脓血,怕进生冷。

口服方:黄芪 10g,炒白术 15g,苍术 10g,薏苡仁 20g,败酱草 10g,白头翁10g,淡附片 5g,肉桂 10g,干姜 10g,苦参 10g,焦山楂 10g,地榆 10g,补骨脂 10g,车前子 10g,甘草 5g。

上方加减服用 3 个月,大便正常,无脓血。嘱患者服用益生菌,巩固疗效。

按:患者来诊时发热,脓血便每日 10 余次,腹痛、恶心,为重度溃疡性结肠炎。王老师认为,热毒炽盛型的溃疡性结肠炎,清热解毒固当首选,但不宜过用苦寒。患者体力虚弱,食欲不振,甚至恶心、呕吐,故首诊仅用金银花、白头翁、黄芩、败酱草四味药,清热解毒,剂量亦不重,并加少量黄芪配白术、薏苡仁顾护脾胃,并嘱患者少量多次服用,以免呕吐,配合激素,使发热、脓血便得以控制,遂改用健脾燥湿、清热解毒之法,湿热渐清,又适时加淡附片、肉桂、干姜温中,鼓舞正气。王老师治疗溃疡性结肠炎善用清解,但时时注意顾护阳气,即使有脓血便时,也在清热中伍用干姜、肉桂,鼓舞阳气,慢性期又常加淡附片,温补脾肾之阳,疗效显著提高。

案 赵某,女,24岁。

2009年2月9日初诊。腹痛,腹泻,黏液脓血便1月余。行结肠镜检查诊断为溃疡性结肠炎。服用柳氮磺吡啶,出现皮疹,遂停用。现每日脓血便5~7次,赤白相兼,腹胀伴里急后重,肛门灼热,小便短赤,舌红,舌苔黄腻,脉弦数。因患者对多种西药过敏,要求中药治疗。辨证:湿热蕴结,气血壅滞。治法:清热燥湿,调和气血。方用芍药汤加减。

口服方:黄连10g,黄芪10g,当归10g,木香10g,肉桂3g,苍术10g,白术10g,川芎6g,炮姜6g,败酱草15g,白头翁10g,青黛3g,地榆10g,炙甘草5g。

二诊:服用14剂后,大便每日1~2次,无脓血,但仍腹痛,舌红,苔薄黄,脉弦。

口服方:黄连10g,黄芪10g,当归10g,木香10g,肉桂5g,苍术10g,白术10g,川芎6g,败酱草15g,白头翁10g,青黛3g,地榆10g,苦参10g,白芍10g,干姜10g,甘草5g。

三诊:服用14剂后,无腹痛,大便每日1次,成形,无脓血,舌质红,苔薄白,脉弦。

口服方:黄芪10g,败酱草15g,黄连3g,白头翁10g,青黛3g,地榆10g,苦参10g,白术10g,苍术10g,防风10g,炮姜6g,肉桂3g,甘草3g。

上方加减服用30剂,病情稳定,大便无脓血。遂以上方加减服用半年,无复发。

按:王老师认为溃疡性结肠炎发病,脾虚是发病的基础,热毒内蕴是发病的条件,瘀血阻络是病理产物,故治疗上采用益气健脾、清热解毒、化瘀通络的基本方法。本例患者脓血便,舌红,苔黄腻,里急后重,辨证为湿热蕴结,熏灼肠道,气血壅滞,治宜清热燥湿,调和气血。湿热伤及大肠,搏结气血,肠道气机壅滞,故见腹痛、里急后重;伤及血分,化为脓血,故下痢赤白相兼;湿热内迫下注,故见肛门灼热、小便短赤;舌苔黄腻、脉弦数为湿热之象。口服方选用芍药汤加减。黄连苦寒入肠,苦以燥肠胃之湿,寒以清肠胃之热,配以当归养血活血,即"行血则便脓自愈";木香行气导滞,乃"调气则后重自除";少量肉桂能入血分,既防黄连苦寒伤中,又助当归行血;黄芪、白术健脾益气;苦参清热燥湿;败酱草、白头翁、青黛清热解毒;苍术健脾燥湿;地榆凉血止血。诸药合用共奏清热燥湿,调和气血之功效。加减服至溃疡性结肠炎完全缓解。

案 王某,男,35岁。

2009年12月23日初诊。患者有溃疡性结肠炎病史10余年,反复发作,近2个月再发,黏液便,偶有脓血,结肠镜见直肠广泛充血、糜烂及浅溃疡,服用柳氮磺吡啶治疗半个月,效果不明显。便时伴有腹痛,里急后重,肛门灼热,赤多白少,舌质红,苔薄黄,脉弦数。诊断为溃疡性直肠炎(慢性复发型,轻度)。辨证:大肠湿热。治法:清热解毒,凉血止痢。

口服方:白头翁10g,黄连3g,黄芩10g,黄柏6g,苦参6g,青黛3g,儿茶10g,白及10g,败酱草15g,地榆10g,甘草5g。

二诊:服用14剂后,大便每日1~2次,成形,时有黏液便,无脓血,舌质淡红,苔薄白,脉弦。

口服方:黄芪10g,炒白术10g,苍术10g,防风10g,炮姜10g,肉桂3g,苦参6g,青黛3g,败酱草15g,地榆10g,甘草3g。

三诊:服用25剂后,大便正常,每日1~2次,成形,无黏液脓血便,无腹痛。遂停口服药,改用灌肠巩固疗效。

灌肠方:黄连10g,黄芩10g,黄柏10g,苦参10g,败酱草10g,白头翁10g,青黛3g,儿茶5g,白及10g。

连用1个月,无脓血,复查结肠镜示直肠溃疡愈合。

按:王老师认为此患者在复发初期中医辨证上属于热毒痢疾,在治疗上以清热解毒、凉血止痢为重点。复发初期热毒深陷血分,下迫大肠。热毒壅滞大肠,则腹痛,里急后重;热毒深陷血分,血败肉腐,化为脓血,故见下痢脓血,赤多白少;热毒下迫,故肛门灼热;舌红,苔薄黄,脉弦数为邪热内盛之象;首诊以清热解毒为主,口服方选用白头翁汤加减。方中白头翁能入血分,清热解毒,凉血止痢;黄连、黄柏苦寒,清热解毒,燥湿止痢;苦参清热燥湿;败酱草、青黛清热解毒;二诊时无脓血便,湿热渐清,治法以健脾燥湿为主,佐以清热。口服方选用黄芪、炒白术健脾益气;苍术健脾燥湿;防风祛邪而不伤正,固表而不留邪;肉桂、炮姜温中散寒,健运脾阳;苦参、青黛乃治溃疡性结肠炎要药;地榆凉血止血;诸药合用,共奏健脾燥湿、凉血止痢之功效。患者病变仅限于直肠,所以症状缓解后改用灌肠方,直至痊愈。

案 王某,女,60岁。

2008年5月28日初诊。溃疡性结肠炎病史3年,反复脓血便,曾间断服用柳氮磺吡啶,症状时好时坏,近2周脓血便加重,腹痛,大便每日10余次,畏寒,舌淡红,苔薄黄,脉弦。复查结肠镜见左半结肠糜烂、溃疡,有一段肠腔僵硬、狭窄。辨证:脾虚湿热内蕴,气滞血瘀。治法:温中健脾,清肠燥湿,活血化瘀。

口服方:淡附片6g,黄芪10g,当归10g,肉桂3g,黄连3g,苦参6g,青黛3g,苍术10g,炒白术10g,川芎6g,败酱草15g,干姜10g,甘草5g。

灌肠方:黄芩10g,黄连3g,黄柏6g,青黛3g,苦参6g,败酱草15g,白及10g,

甘草3g。

二诊：治疗1个月后，患者脓血便减轻，仍腹痛，里急后重，舌淡红，苔薄白，脉弦。

口服方：淡附片6g，黄芪10g，当归10g，肉桂3g，黄连3g，苦参6g，青黛3g，苍术10g，炒白术10g，川芎6g，败酱草15g，干姜10g，木香10g，红花10g，甘草5g。

灌肠方：同前。

三诊：原方加减服用1个月，无脓血便，但大便稀，偶有腹痛，舌淡红，苔薄白，脉弦。

口服方：淡附片6g，黄芪10g，当归10g，肉桂3g，黄连3g，苦参6g，青黛3g，苍术10g，炒白术15g，川芎6g，败酱草15g，干姜10g，木香10g，红花10g，白芍20g，薏苡仁30g，甘草5g。

停用灌肠方。

四诊：上方加减服用1个月，病情稳定，大便成形，无脓血。续方服用2月余，复查结肠镜：溃疡愈合。

按：王老师认为溃疡性结肠炎，病变在肠，与肝、脾、肾关系密切。脾失健运，肝郁乘脾，导致湿热蕴结，血败肉腐，而发本病（即疾病的急性发作期）。湿热滞留，脾肾阳气受损，温运无力，脉络瘀阻，病程缠绵。本例患者来诊时，脓血便明显，怕冷畏寒，寒热错杂，故温清并用，以淡附片、黄芪、干姜、肉桂温中健脾；炒白术、苍术健脾燥湿；黄连、苦参、青黛、败酱草清肠；当归、川芎化瘀通络；全方虚实互调、寒热并用，气血同治，是王老师治疗溃疡性结肠炎的代表处方。因患者肠腔狭窄，治疗中始终注意调气活血，常用丹参、川芎、红花、莪术。中药灌肠可使药物直接作用于肠道黏膜，对于直肠、乙状结肠病变，内服与灌肠结合，能起到较好的疗效。灌肠方药则以清热、燥湿、止血为主，常用青黛、黄连、黄柏、黄芩、苦参、败酱草、白头翁、白及、地榆等。

案 马某，男，28岁。

患者因患溃疡性结肠炎，肠腔密集息肉，肠腔狭窄而行手术治疗，术后症状缓解1年余。近1个月再次出现脓血便，大便每日3~4次，便前腹痛，怕冷，结肠镜检查示结肠糜烂、溃疡，并有散在息肉。舌质暗红，苔薄黄，脉弦。诊断：溃疡性结肠炎，结肠息肉。辨证：脾虚湿热内蕴。治法：健脾燥湿，清热活血。

口服方：黄芪10g，炒白术15g，苍术10g，白头翁10g，当归10g，川芎10g，薏苡仁30g，地榆10g，败酱草20g，青黛3g，炮姜10g，甘草5g。

二诊：服药14剂，便血减少，黏液便，每日1~2次，有肛门下坠感，舌暗红，苔薄白微腻，脉弦。

口服方：黄芪10g，肉桂10g，炒白术10g，苍术10g，炮姜10g，地榆10g，败酱草15g,青黛3g,白头翁10g,防风10g,川芎6g,苦参6g,当归10g,红花10g,焦山楂10g,甘草5g。

三诊:服药14剂,脓血便消失,每日大便1~2次,有黏液,舌红,苔薄黄,脉弦。

口服方:黄芪10g,肉桂5g,炒白术10g,苍术10g,炮姜10g,地榆10g,败酱草15g,青黛3g,白头翁10g,防风10g,川芎6g,苦参6g,薏苡仁20g,红花10g,焦山楂10g,甘草5g。

四诊:大便正常,无脓血,上方加减继服3个月后,复查结肠镜示溃疡愈合,有散在糜烂,息肉同前。王老师经肠镜将息肉电凝切除。

口服方:黄芪10g,白术10g,苍术10g,薏苡仁30g,青黛3g,苦参10g,甘草3g。

间断长期服用,巩固疗效,随访半年无复发。

按:溃疡性结肠炎病因至今不明,尚无根治方法,常伴有炎性息肉及肠腔狭窄。本案患者即因溃疡性结肠炎并发息肉、肠腔狭窄而行结肠部分切除,术后症状缓解,但术后1年即复发,出现脓血便。王老师先以健脾燥湿、清热活血之法,将溃疡治愈;然后通过肠镜将多个息肉切除;依据辨证,采用健脾、燥湿、清热之法组方,并将药物优化组合,制定巩固方剂,便于长期服用,以防复发。

案 李某,女,30岁。

患者留学国外,1年前因脓血便在当地医院结肠镜检查,诊断为重度溃疡性结肠炎,予激素间断服用,症状时好时坏,近1个月因紧张劳累,病情加重,脓血便每日10余次,伴有腹痛,体力不支,经国内朋友介绍,回国请王老师诊治。先医院结肠镜检查,见全结肠广泛糜烂、溃疡,一段肠腔有密集息肉,肠管僵硬狭窄,一枚息肉有2cm×2cm大小,表面糜烂,病理未见恶变。诊断为溃疡性结肠炎,肠腔狭窄,炎性息肉。症见颜面轻度浮肿,舌胖质暗红,苔薄黄,脉弦。辨证:湿热蕴结,气滞血瘀。治法:健脾燥湿,清热解毒,活血化瘀。

口服方:黄芪10g,炒白术20g,苍术15g,薏苡仁20g,肉桂10g,干姜10g,淡附片10g,败酱草20g,白头翁20g,苦参10g,青黛3g,防风10g,白芍10g,川芎10g,地榆10g,焦山楂10g,补骨脂10g,车前子10g,甘草10g。

鉴于患者间断服用激素1年余,并无疗效,且回国后已自行停用1周,建议患者不再服用。

二诊:上方14剂,脓血便减少,每日5~7次,腹痛减轻,舌淡红,苔薄白,脉细弦。

口服方:黄芪10g,炒白术20g,苍术15g,薏苡仁20g,肉桂10g,淡附片10g,干姜10g,败酱草20g,白头翁20g,苦参10g,青黛3g,防风10g,白芍10g,川芎

10g,地榆10g,焦山楂10g,补骨脂10g,车前子10g,甘草10g。

三诊:上方服14剂后,腹痛止,大便每日2～3次,无脓血。因学习任务重,要启程返回,上方去淡附片,100剂免煎颗粒剂带回继服,2周后从国外打电话告知病情基本稳定,大便无脓血。

四诊:2012年4月18日,患者从国外返回,药已服完,大便正常,在德国复查结肠镜,并有图文报告,溃疡完全愈合,原息肉大多消失,仅两处有桥形息肉改变。患者面部无浮肿,舌淡红,苔薄白,脉弦。

口服方:黄芪10g,白术10g,苍术10g,薏苡仁30g,苦参10g,青黛3g,肉桂10g,干姜10g,补骨脂10g,焦山楂10g,车前子10g,甘草6g。

每周服用3天,巩固治疗。

按:溃疡性结肠炎在中医方面重要病机大致概括为热蕴肠腑、脾虚湿盛、肝郁乘脾、脾肾阳虚、血瘀肠络;但总以脾虚为本,湿热为标,气滞血瘀贯穿疾病始终,脾肾虚衰是疾病必然转归。本案患者旅居国外,水土不服,学习紧张,正所谓肝郁乘脾,气血失调,湿热蕴结,王老师将疏肝健脾、温阳散寒、燥湿清热集于一方,药量亦大,7剂后即有良效,患者信心大增。王老师事后总结,一般在脓血便达10次者,鲜用附子大热之品,但该患者便次多,病程长达年余,虽寒象不显,乃服用激素所致,但面部浮肿,肾虚之证已经显露,故在清热药中,果断使用附子、干姜、肉桂,鼓动脾肾之阳,收到意想不到的效果。患者服药3个月,原息肉大多消失,肠腔已无狭窄,其机制有待研究。

案 牛某,女,43岁。

患者间断腹痛、腹泻、排黏液脓血便两年半,肠镜检查诊断为溃疡性结肠炎,服用柳氮磺吡啶,症状时好时坏,每于着凉后上述症状加重。近半个月又有脓血便,每日2～3次,便前腹痛。复查肠镜:直肠黏膜广泛充血、糜烂,升结肠见多发糜烂及浅溃疡。诊断为溃疡性结肠炎。辨证:脾失健运,热毒内蕴,瘀血阻络。治法:健脾燥湿,清热活血。

口服方:苦参10g,党参10g,败酱草10g,蒲公英10g,紫花地丁10g,半枝莲10g,秦皮10g,白头翁10g,槐花10g,地榆10g,桃仁10g,红花10g,丹参10g,白术20g,苍术20g,延胡索10g,甘草5g。

灌肠方:苦参10g,黄连10g,黄柏10g,紫花地丁10g,败酱草10g,白头翁10g,白及10g,甘草10g。

鉴于患者服用柳氮磺吡啶症状仍反复出现,故停用。

二诊:服用14剂后,患者偶有腹痛,大便成形,每日1～2次,便中有少量鲜血,病情明显改善,但患者病史多年,证属寒热错杂。

口服方:黄芪10g,肉桂10g,炮姜10g,青黛3g,苦参10g,防风10g,败酱草

10g,白头翁10g,秦皮10g,地榆10g,补骨脂10g,白术20g,苍术20g,甘草10g。

灌肠方:上方加儿茶5g。

三诊:服用1个月,患者腹痛缓解,大便成形,为黄色软便,无便血,停中药灌肠,单纯口服中药治疗。

口服方:黄芪10g,肉桂10g,炮姜10g,防风10g,薏苡仁10g,吴茱萸10g,青黛3g,丹参10g,补骨脂10g,白术20g,苍术20g,甘草10g。

四诊:上方加减服用3个月,复查肠镜示直肠黏膜糜烂、溃疡愈合,结肠黏膜正常。嘱患者进食易消化食物,禁刺激性食物,间断服用黄芪、白术、苍术、青黛、地榆、苦参组成的抗复发制剂。

按:王老师治疗溃疡性结肠炎,按活动期、缓解期、巩固期三步进行。活动期有脓血便,治疗以清肠为主,但不宜过用寒凉,在清热药中,佐以温阳,如干姜、肉桂之属,收效更快;缓解期无脓血便,但结肠镜可见炎性改变,治疗重在健脾,但要佐以清理,不使留邪,疗效巩固;巩固期,肠镜检查正常,须抗复发治疗,王老师根据多年经验,创制抗复发方,由黄芪、白术、苍术、青黛、地榆、苦参组成,寒温并用,适度加减,服用方便,疗效确实,为患者所喜用。王老师治疗溃疡性结肠炎擅用青黛,在活动期、缓解期、巩固期均见使用,青黛治疗溃疡性结肠炎,一般均采用灌肠,鲜有口服者,王老师经过临床探索,证实口服青黛同样有效,经临床近百例观察,未发现有明显毒副作用,本案治疗各期皆可见青黛之应用。

案 邢某,男,32岁。

2004年初开始出现脓血便,多次行肠镜检查,均见乙状结肠以下广泛糜烂及溃疡。服用多种西药、中药,症状时好时坏,反复脓血便。2011年4月结肠镜检查见回盲部、肝曲、乙状结肠、直肠多处糜烂、浅溃疡,服用柳氮磺吡啶半年,症状较前减轻,现大便每日2~3次,时有脓血,畏寒,舌淡红,苔薄黄,脉弦。诊断:溃疡性结肠炎(慢性持续型,全结肠,中度,活动期)。辨证:便血,寒热错杂。治法:健脾温阳,清热化湿,寒热并用。

口服方:黄芪10g,淡附片6g,炒白术20g,苍术10g,肉桂3g,干姜3g,青黛3g,败酱草15g,地榆10g,川芎10g,防风10g,白头翁10g,苦参10g,甘草10g。

柳氮磺吡啶量减半服用。

二诊:服14剂,病情明显好转,无脓血便,每日大便2次,成形,有时干结,舌尖红,苔薄黄。

口服方:黄芪10g,炒白术20g,苍术10g,苦参10g,青黛3g,地榆10g,鱼腥草15g,败酱草15g,干姜10g,肉桂6g,白头翁10g,补骨脂10g,甘草10g。

三诊:服14剂,病情稳定,大便偶有黏液,无脓血,舌淡红,苔薄白,脉弦。

口服方:黄芪10g,炒白术20g,苍术10g,苦参10g,青黛3g,地榆10g,败酱草

15g,干姜10g,肉桂6g,白头翁10g,补骨脂10g,乌药10g,焦山楂10g,甘草5g。

四诊:服14剂,大便成形,无脓血,患者停用柳氮磺吡啶,继续服用中药巩固治疗。

按:《杂病源流犀烛·泄泻源流》云:"是泄虽有风寒热虚之不同,要未有不原于湿者也。"湿为阴邪,易伤阳气,溃疡性结肠炎发病日久,特别是慢性持续型,经年不愈,脾肾阳虚,湿热留滞,寒热错杂。本案患者溃疡性结肠炎有7年之久,畏寒怕冷,脓血便不断,服用柳氮磺吡啶虽然有一定疗效,但始终不能完全缓解,王老师首诊将西药减半服用,中药采用健脾温阳、清热化湿、温清并用之法,2周即见明显疗效,患者后来自动将柳氮磺吡啶停用,仅用中药治疗,病情稳定,并无反复。王老师临床观察,凡服5-氨基水杨酸制剂疗效不好患者,加用中药健脾温阳、清热燥湿之剂,常使疗效显著提高。

案 刘某,女,30岁。

2011年3月25日初诊。患者罹患溃疡性结肠炎2年,经治疗缓解,半年前停药,近1个月因经常夜班,受凉劳累,病情复发,见腹痛,脓血便,每日4~5次,伴腹胀,怕冷,月经后期,痛经,舌暗红,苔薄白,脉沉弦。肠镜检查见升结肠、乙状结肠、直肠糜烂及溃疡。诊断:溃疡性结肠炎(慢性复发型,中度,活动期)。辨证:湿热蕴结,气滞血瘀。治法:健脾清肠,理气活血。

口服方:黄芪10g,炒白术10g,苍术10g,干姜10g,败酱草10g,白头翁10g,地榆10g,苦参10g,青黛5g,川芎15g,肉桂6g,木香10g,山楂10g,甘草10g。

灌肠方:黄芩10g,黄连10g,黄柏10g,苦参10g,败酱草10g,儿茶10g,青黛3g,白及10g,地榆10g。

二诊:口服及灌肠各14剂后,每日大便2~3次,偶有脓血,无腹胀,怕冷,月经未至,舌暗,苔薄白,脉弦。

口服方:黄芪10g,炒白术10g,苍术10g,干姜10g,败酱草10g,白头翁10g,地榆10g,苦参10g,青黛5g,川芎10g,肉桂10g,木香10g,焦山楂10g,甘草10g。

灌肠方:黄芩10g,黄连10g,黄柏10g,苦参10g,败酱草10g,淡附片6g,红花10g,甘草6g。

三诊:上方服用14剂,大便每日2~3次,无脓血,原口服方加香附10g、当归10g。灌肠方同前。

四诊:上方服用14剂,病情稳定,大便每日1~2次,成形,无脓血,已来月经,停止灌肠,原口服方加减巩固治疗。

按:溃疡性结肠炎可归结为中医学"痢疾"范畴。《医碥》曰:"痢由湿热所致,或饮食湿热之物,或感受湿热之气,积于肠胃,则正为邪阻,脾胃之运行失常,于是饮食日益停滞,化为败浊,胶黏肠胃之中,运行之机,益以不利。"本病的主要病机是湿热内蕴,清热化湿是基本治法。在病理变化过程中,湿热熏蒸,肠络受损,血败肉腐,因此化瘀解毒也是不可缺的手段。本案治疗清肠药中伍用山楂、川芎、红花就体现了这一治法。《医述·痢》曰:"肾为胃关,开窍于二阴,未有久痢而肾不损者,故治痢不知补肾,非其治也。"本病病程迁延,日久损伤脾肾之阳,常见畏寒肢冷,临证时宜辨寒热轻重,温清并用,才能收到满意的疗效。本例首诊即用干姜、肉桂,随着热势渐退,又加用淡附片振奋脾肾之阳,温通血脉。辨证之仔细,用药之精准,可见一斑。

案 李某,女,39 岁。

自述 2 年前出现便血,偶见脓血相间,量少,血色鲜红或暗红,每日 2~4 次,大便排出不畅,伴肠鸣,腹痛不剧烈,无里急后重,曾于多处就诊,口服补脾益肠丸、美沙拉秦等药物及应用柳氮磺吡啶保留灌肠治疗,病情时有反复,便血始终未愈。面色萎黄,倦怠懒言,舌质紫暗,苔薄白,脉细涩。化验血常规:血红蛋白 80g/L,红细胞 $400 \times 10^{12}/L$,血小板 $220 \times 10g/L$;红细胞沉降率(通称血沉)30mm/h;大便常规示:血性黏液便,红细胞满视野,白细胞 25~30 个/高倍视野;结肠镜检查示:直肠黏膜广泛溃疡形成;黏膜病理见多处微血栓形成。诊断:溃疡性结肠炎(慢性持续型、直肠、中度、活动期)。中医辨证为脾胃虚弱、瘀血阻络,予中药口服以益气健脾化瘀通络,灌肠以收敛止血。

口服方:黄芪 60g,炒白术 10g,陈皮 10g,当归 30g,红花 10g,丹参 30g,黄连 10g,白芍 10g,三七粉 6g,肉桂 10g,甘草 10g。

上药每剂水煎成 300ml,每次 100ml,口服,每日 3 次。同时,静脉滴注复方丹参注射液 40ml,每日 1 次。

灌肠方:槐花 20g,地榆 20g,秦皮 10g,海螵蛸 30g,白及 10g,甘草 10g。

上药每剂水煎成 100ml,保留灌肠,每晚 1 次。3 周后复诊,肉眼血便消失,槐花、地榆减至半量;原方续用 3 个月,血便消失,复查结肠镜示全结肠黏膜光滑,未见异常。随访 6 个月未见复发。

按:本病病机为脾气虚弱,湿热互结,瘀血阻滞。患者素体脾胃虚弱,运化失司,化生湿邪,久则化热,湿热之邪时时为患。湿热下注大肠,壅塞肠中,导致气血不和而发病。肠道传导失司,通降不利,故见肠鸣腹痛,大便不畅;热郁湿蒸,气血凝滞,腐败肠间,以致肠腑脂膜血络受损,化为脓血下利;舌质紫暗为瘀血征象。

口服方以芍药汤为基础去槟榔、黄芩、大黄,加黄芪、三七粉、陈皮、红花、丹参另组成方。方中重用黄芪,补中益气,是为君药;白术、陈皮为臣药,健脾益气,与君药共奏补气运化水湿之效;当归活血补血;红花、丹参活血化瘀;三七止血活血,诸药相和补血止血不留瘀,活血化瘀不伤正,与君药相佐体现"气为血之帅"，"气旺血自生"，黄连清除肠中湿热余邪，肉桂温脾通阳，助运化，相配合苦寒燥湿又防止湿热之邪，二者亦为佐使；甘草和中调药。本方诸药配合，扶正又祛邪，使气行血活，热清湿化，诸证自解。

在灌肠方中槐花、地榆苦寒兼酸涩，共起清热解毒，凉血涩肠之效；秦皮清热燥湿，收涩止痢；海螵蛸收涩止血；白及收敛止血且消痈；甘草调和诸药。上方煎煮后用以保留灌肠，可使药物直达病所，局部保持较高的血药浓度，同时既可避免苦寒药物伤胃，又可于局部吸收，避免胃内酸性环境对药物产生影响。诸药合用，共达收敛止血之功。

中药口服配合中药保留灌肠，内外合治，清温并用，治本达标，改善了患者的临床症状，提高了患者溃疡愈合的质量，随访 6 个月未见复发。

本案治疗以健脾益气、清热利湿、活血化瘀为要。在治疗久治不愈的难治性溃疡性结肠炎时，依据"久病必瘀"的中医理论，掺以大剂量的活血化瘀药，是王老师治疗溃疡性结肠炎的特色疗法，临床每收良效。

案 马某，男性，27 岁。

自诉患溃疡性结肠炎 7 年余，腹痛，腹泻，便脓血，每日 7 ~ 8 次，伴有食少纳呆，体倦乏力，时有低热，面色萎黄，身体羸瘦，舌淡，苔白，脉细弱。结肠镜示：全结肠黏膜广泛溃疡及炎性息肉形成，以左半结肠为重，尤以横结肠、脾曲、降结肠、乙状结肠段息肉生长最为密集，伴有肠管狭窄、肠壁僵硬。诊断：溃疡性结肠炎（慢性持续型、全结肠、重度、活动期）。中医辨证为脾胃虚弱，湿热蕴结。

口服方：党参30g，炒白术20g，茯苓15g，山药20g，扁豆15g，砂仁15g，薏苡仁15g，桔梗15g，柴胡20g，升麻15g，黄芪60g，肉桂10g，败酱草15g，槐花10g，地榆10g，丹参30g。

水煎至300ml，每次100ml，口服，每日3次。

灌肠方：苦参10g，败酱草15g，黄柏10g，白及10g，儿茶10g，甘草10g。

煎汤100ml，保留灌肠。

治疗 3 个月，腹痛、腹泻、脓血便症状稍有好转，复查结肠镜示除病变较重区外，其余肠段黏膜溃疡均趋愈合，唯遗留炎性息肉没有变化。遂先后 7 次行结肠镜下息肉微波凝固及电凝治疗，共灼除炎性息肉 300 余枚，再继续给予中药巩固治疗。持续治疗近 1 年，复查肠镜，除病变较重肠段无明显变化外，其余肠段黏膜基本正常，将患者转至外科将息肉密集肠段切除，再给予中药巩固治疗半年。再诊时患者自诉腹痛、腹泻、便脓血等症状消失，体重明显增加，复查结肠镜示吻合口黏膜愈合良好，残余结肠黏膜光滑。

按：本病为脾气虚弱，湿热互结，下迫大肠，以致肠道气机不利，经络阻塞，瘀血浊气凝聚而成。肠道传导失司，通降不利，故见腹痛、腹泻；热郁湿蒸，气血凝滞,腐败肠间,以致肠腑脂膜血络受损,化为脓血;食少纳呆,体倦乏力,面色萎黄,身体羸瘦,舌淡,苔白,脉细弱,为一派虚弱征象。

本案以补益为主,选择参苓白术散加减以补益脾胃,同时重用黄芪,补中益气,配合肉桂温脾通阳,合助运化;槐花、地榆苦寒兼酸涩,共起清热解毒、凉血涩肠之效;丹参活血,败酱草清热解毒止痛,二者合用祛瘀生新。诸药配合,扶正为主,兼以祛邪。

参苓白术散补脾胃之气,促中焦运化,上下气机贯通,方用归手太阴肺经,质轻上浮,升提肺气的桔梗为引经药,如舟楫载药上行,达于上焦以益肺,肺与大肠相表里,可通过治肺而理肠;方中柴胡开郁,升麻升提,两药相配,柴胡左行,升麻右升,药物的力量得以平衡,患者服后不会感到不适。

在灌肠方中,苦参、黄柏清热燥湿;败酱草清热解毒,破血行瘀;白及凉血消肿,收敛生肌;儿茶止血生肌,收敛解毒;甘草和缓止痛,调和诸药。用以保留灌肠,可使药物直达病所,局部保持较高的血药浓度,既可避免苦寒药物伤胃,又可局部吸收,避免胃内酸性环境对药物产生影响。诸药合用,共起收敛、止血散结、化恶肉生肌之效。

难治性溃疡性结肠炎往往合并病变区的肠管狭窄、僵硬及炎性息肉。多年经验证明,上述病理性改变很难单纯通过药物治疗恢复,常常需要借助内镜下介入治疗或外科手术治疗。如一味地追求内科治疗,只能延长疾病的治疗周期,增加患者的经济负担,同时也增加了息肉恶变的概率。王老师对每位患者都亲自进行电子肠镜检查,准确判断病变情况,酌情选取内镜介入,中西并用等综合治疗方法,为患者量身制订个体化的治疗方案。本例患者病情较重,经中药口服配合中药保留灌肠治疗后,腹痛、腹泻、脓血便症状有所好转,镜下进行息肉微波凝固及电凝治疗,后以中药口服配合中药保留灌肠巩固疗效,配合手术切除息肉密集肠段,再继续给予中药巩固治疗而获良效。

慢性非萎缩性胃炎

案 谷某,男性,54岁。

胃脘间断疼痛3年,加重1个月余,近期胀痛,食后加重,伴有嗳气,偶有恶心,无呕吐,舌暗红,苔薄白,脉弦。胃镜诊断为非萎缩性胃炎。辨证:胃虚气逆。治法:益气和胃,降逆化痰。

口服方:旋覆花10g,代赭石15g,红参5g,姜半夏10g,干姜10g,佛手10g,香橼6g,紫花地丁10g,蒲公英10g,百合10g,乌药10g,陈皮6g,砂仁3g,木香6g,甘草3g。

二诊:服用7剂后,嗳气缓解,胃脘胀痛明显减轻,舌淡红,苔薄白,脉弦。

口服方:旋覆花10g,代赭石15g,党参10g,姜半夏10g,干姜10g,佛手10g,香橼6g,紫花地丁10g,蒲公英10g,百合10g,乌药10g,陈皮6g,砂仁3g,木香6g,甘草5g。

14剂,上症皆除。

按:慢性非萎缩性胃炎,与萎缩性胃炎相对应而言,即病理未见到黏膜的萎缩性改变,是慢性胃炎的最常见的类型。旋覆代赭汤为《伤寒论》经典方剂,主治"心下痞鞕,噫气不除"。临床上常用于治疗心下满闷不适,触之软,压之不痛,望之无胀形的痞满证。王老师临床上常用于治疗上腹胀,伴有嗳气、恶心为主要症状的胃部疾病。方中旋覆花其虽为花、质轻,但药性沉降而不升浮,具有下气消痰、降逆止嗳之功效;代赭石质重而善于降逆止呕;红参、甘草益脾胃,补气虚;姜半夏可以祛痰降逆和胃;干姜温中,助脾胃之阳气;佛手配香橼具有理气和中之效;百合配乌药补中益气,温中散寒,一温一凉,理气而不燥。此外,王老师认为胃炎多伴有幽门螺杆菌的感染,故以蒲公英配紫花地丁以清热解毒,祛除外来之邪毒;陈皮、砂仁、木香皆有行气化痰之功。诸药相配,全方具有益气、降逆、化痰、理气、清热之功效,使胃气得降,诸证自除。

案 陈某,女,39岁。

胃脘部隐痛4年,伴嗳气,便溏,每日排便3~4次。胃镜检查见胃窦疣状隆起,黏膜充血、水肿。舌红,苔薄黄、根腻,脉弦。诊断为非萎缩性胃炎伴糜烂。辨证:脾虚胃热,寒热夹杂。治法:健脾降逆,清热解毒。

口服方:旋覆花10g,代赭石15g,半枝莲15g,白花蛇舌草15g,蒲公英10g,紫花地丁10g,薏苡仁30g,白术10g,竹茹10g,郁金10g,甘草3g。

二诊:服药7剂后症状改善,大便成形,舌暗红,苔薄黄,脉弦。

口服方:旋覆花10g,代赭石15g,半枝莲15g,白花蛇舌草15g,蒲公英10g,紫花地丁10g,薏苡仁30g,白术10g,郁金10g,黄芩10g,砂仁3g,甘草5g。

三诊:继服14剂后,上症悉除,以上方7剂续服。

按:王老师临证发现,非萎缩性胃炎中伴有疣状改变者,一般病程较长,脾气已虚,湿热滞留,多合并有幽门螺杆菌的感染。中医属脾虚兼有热毒内盛,故临床治疗中常以半枝莲、白花蛇舌草、蒲公英、紫花地丁相互配伍以加强清热解毒之功;薏苡仁、白术相配以健脾益气;旋覆花配代赭石降逆止嗳;竹茹善清胃热;郁金疏肝行气止痛,使气机畅达。本例辨证是中医传统辨证与内镜望诊相结合,立法组方也体现了王老师以辨病与辨证相结合的临床诊治理念。

案 王某,男,55岁。

胃脘胀满2年,嗳气则舒,轻度泛酸,烧心,便溏,舌尖红,苔薄白,脉弦。胃镜诊断为非萎缩性胃炎伴糜烂,反流性食管炎。辨证:脾虚胃热。治法:健脾和胃,清热解毒。

口服方:旋覆花10g,代赭石15g,柴胡6g,党参10g,姜半夏10g,干姜10g,蒲公英10g,紫花地丁10g,白花蛇舌草15g,厚朴6g,丁香5g,紫苏梗10g,延胡索10g,川楝子10g,甘草5g。

二诊:服药7剂后,腹胀、嗳气减轻,泛酸、烧心缓解,大便成形,舌淡红,苔薄白,脉弦。

口服方:旋覆花10g,代赭石15g,柴胡6g,党参10g,姜半夏10g,干姜5g,蒲公英10g,紫花地丁10g,白花蛇舌草15g,木香10g,紫苏梗10g,白术10g,甘草5g。

三诊:继服7剂后,病情稳定,上方加减服用14剂,症状完全缓解,复查胃镜见糜烂愈合。

按:该患者胃脘胀满,嗳气,便溏为脾虚胃气失和之象,故以旋覆代赭汤加减以益气和胃降逆,配以厚朴、丁香、紫苏梗、木香以温中降逆,理气消胀,使气机畅达,痞满自除;患者泛酸、烧心,胃镜下见胃黏膜糜烂,为热毒内蕴之象,王老师认为胃黏膜充血、水肿、红斑、糜烂,胃液浑浊等表现,亦可作为胃热辨证的参考,故治疗配以蒲公英、紫花地丁、白花蛇舌草以清热解毒,使糜烂愈合。

案 韩某,男,62岁。

因胃疼痛不适10余年,加重伴嗳气1个月来诊。患者平素因工作原因,饮食不节,饥饱无常,时有胃脘胀痛不适,进食后明显,未系统治疗。1个月前胃

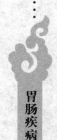

脘胀痛加重,并时有刺痛,且嗳气频繁,胃镜检查诊断为慢性浅表性胃炎。来诊时舌质淡红,苔薄黄,脉沉弦。辨证:气滞血瘀,胃失和降。治法:理气活血,通降胃气。

口服方:紫苏梗10g,香附10g,陈皮10g,香橼10g,佛手10g,黄芩10g,延胡索10g,丹参10g,焦山楂10g,甘草5g。

二诊:上方服用14剂,患者诸证均减,唯嗳气仍频,舌淡红,苔薄白,脉弦。

口服方:党参10g,代赭石20g,紫苏梗10g,香附10g,陈皮10g,香橼10g,佛手10g,黄芩10g,延胡索10g,丹参10g,焦山楂10g,甘草5g。

三诊:上方服用14剂,嗳气止,进食量多时胃脘胀闷,余无不适。

口服方:党参10g,紫苏梗10g,香附10g,陈皮10g,香橼10g,焦槟榔10g,佛手10g,黄芩10g,延胡索10g,丹参10g,焦山楂10g,甘草5g。

服用7剂后全效收功。

按:前贤治胃,有养胃阴、补中气、清胃热等不同。王老师认为,胃为水谷之腑,六腑传化物而不藏,以通为用,以降为顺,因此治疗以通降为治疗大法。胃炎治疗中的通降,当包括理气、活血、化痰、清热之通。所谓气通,则要注重胃气的通降和顺;所谓血通,则要血行的流畅顺滑;所谓热、痰之通,则讲究痰化、热散。该患者因饮食不节,脾胃受损,脾胃虚弱而胃病多年,气机阻滞,久而入络,故除有气滞,还有血瘀,治疗以理胃气为先,如常用紫苏梗、香橼、佛手、香附、陈皮等,同时兼顾活血,常选延胡索、川芎、丹参、莪术等。

案 方某,男,45岁。

胃脘胀痛不适1年余来诊。患者1年前1次暴怒后,出现胃脘部胀痛,未介意,此后每遇情志不遂,即出现胃脘胀痛,连及两胁,近1周胃脘疼痛,攻撑难忍,舌质淡红,苔薄黄,脉弦。胃镜检查诊断为慢性浅表性胃炎。辨证:肝气犯胃,胃气失和。治法:疏肝理气和胃。

口服方:柴胡10g,白芍10g,枳壳10g,香附10g,黄芩6g,紫苏梗10g,延胡索10g,川楝子10g,甘草5g。

二诊:患者服用14剂后,胃脘胀痛明显减轻,但大便时干时溏,舌淡红,苔薄黄,脉弦。

口服方:太子参10g,柴胡10g,茯苓10g,白芍10g,香附10g,黄芩6g,紫苏梗10g,延胡索10g,甘草5g。

三诊:上方服用14剂,无明显不适,上方续服7剂。

按:本例患者发病起于情志不遂。在生理条件下,气机升降,脾胃为枢;在病理条件下,气机怫郁,以肝气为首。肝气郁结,横逆犯胃,胃失和降,则可出现胃脘攻撑作痛,且以情志不遂为诱因,因此治疗当以疏肝理气和胃为主。患者胃胀连胁，大便时溏时干，是肝郁脾虚，气机失调之证，治疗以柴胡、白芍、枳壳、香附疏肝，辅以太子参、茯苓健运脾气。

案 赵某，男，58岁。

患者于2年前开始无诱因反复出现胃脘灼痛，并有泛酸、烧心，起初服用奥美拉唑等药物，症状可缓解，但停药后即反复。近期症状发作频繁，并有食后腹胀和大便干结、口臭，舌质红，苔黄厚微腻，脉滑。胃镜检查诊断为慢性浅表性胃炎伴糜烂。幽门螺杆菌阳性。辨证：湿热内蕴，胃失和降。治法：清热解毒，除湿和胃。

口服方：黄连5g，黄芩10g，酒大黄5g，栀子10g，枳壳10g，槟榔10g，香附10g，蒲公英10g，紫花地丁10g，乌贼骨10g，煅瓦楞10g，甘草10g。

联合根除幽门螺杆菌3联疗法口服：奥美拉唑10mg，每日2次+甲硝唑0.4g，每日2次+阿莫西林1g，每日3次，服用7天。

二诊：服用14剂后，患者胃脘灼痛明显缓解，泛酸、烧心也有改善，唯便秘、口臭依旧。将原方中酒大黄剂量改为10g，枳壳改为枳实10g。

三诊：服用14剂后，患者诸证悉缓，大便2日一解，舌质淡红，苔厚，微腻，脉滑。

口服方：黄连10g，黄芩10g，酒大黄5g，厚朴10g，苍术10g，槟榔10g，香附10g，蒲公英10g，紫花地丁10g，火麻仁10g，枳实10g，甘草10g。继服14剂后，诸证尽除。

按：《景岳全书·心腹痛》有"三焦痛证因寒者常居八九，因热者十惟一二"。可见前贤治胃，以温补为多。王老师认为，古人之所以治胃以温补多见，主要是古时战乱频发，人民颠沛流离，居无定所，衣不遮体、食不果腹，胃病以虚寒致病为主。而时下温饱不成问题，恣食膏粱厚味更是多见，且来自工作及社会的压力也日益增多，故胃热在现今的胃炎中更为多见，加之幽门螺杆菌的发现，更为胃热找到直接的证据，因此，针对该类胃炎的治疗，清热成为关键的治疗方法。因胃热的发生有气郁而热、湿热蕴结和热毒内蕴等不同，因此治疗上当有行气解郁除热、清热除湿和清热解毒等不同，施治中亦应针对不同原因之热，而有不同的清热之法。本案大便干结，苔黄口臭，故以酒大黄、黄连、黄芩通腑泻热，取效更捷。

案 王某，男，58岁。

患者因胃脘隐痛10余年，食欲不振伴消瘦、乏力2个月来诊。患者素体脾胃虚弱，胃脘隐痛10余年，多次胃镜检查均提示为慢性胃炎，间断服用中药，症状时轻时重。近2个月，胃脘隐痛明显，进食后尤甚，食欲不振，饮食减少，消瘦、乏力也逐渐出现，舌质淡红，苔薄白，脉沉滑。复查胃镜仍诊断为慢性胃炎。

辨证:脾胃虚弱。治法:健脾和胃。

口服方:太子参10g,茯苓10g,白术10g,紫苏梗10g,香附10g,陈皮10g,焦三仙各10g,甘草10g。

二诊:服用14剂后,胃脘隐痛缓解,食欲好转,仍感乏力。

口服方:党参15g,茯苓20g,砂仁15g,白术10g,紫苏梗10g,香附10g,陈皮10g,焦三仙各10g,甘草10g。

三诊:服用14剂后,病情稳定,乏力好转,唯余进食后胃脘不适。原方加木香服用14剂,巩固疗效。

按:王老师认为,胃为六腑之一,以降为顺,一旦起病,治疗当以通降为先。遇有脾虚胃弱之证,虽当补益,但不宜壅补、呆补。如在本案,患者食欲不振、乏力,舌淡,苔白,脉沉,均为脾胃虚弱之象,故施以四君子汤加减,但总览全方用药,除有健运脾胃的太子参、茯苓、白术,同时又有紫苏梗、香附、陈皮等行气通降之品,达到以通为补,通补兼施。所谓补而不滞。

案 梁某,男,37岁。

因胃脘烧灼不适2月余来诊。患者近2个月来开始反复出现胃脘烧灼不适,并时有泛酸,大便干结数日一行,口臭,舌质红,苔黄厚而腻,脉滑。胃镜诊断为慢性浅表性胃炎伴糜烂。幽门螺杆菌检查阳性,C14呼吸试验强阳性。辨证:脾胃湿热。治法:清热解毒、燥湿和胃。

口服方:酒大黄10g,黄连10g,黄芩10g,紫花地丁10g,蒲公英10g,姜半夏10g,百合10g,乌药10g,槟榔10g。

联合三联疗法根除幽门螺杆菌治疗2周:埃索美拉唑20mg,每日2次+克拉霉素缓释片0.5g,每日2次+甲硝唑0.4g,每日3次。

再诊:服药14剂后,患者胃脘灼痛缓解,偶有泛酸、烧心,大便隔日一行,仍有口臭,舌质淡红,苔微黄而腻,脉滑。前方减黄芩,加厚朴10g,枳实10g。

三诊:服药14剂后,患者无特殊不适,口臭消失,大便通畅。嘱其4周后复查C14呼吸试验(复查结果为阴性)。

按:此案中医为湿热内蕴脾胃之证,现代医学诊断为幽门螺杆菌相关性胃炎。胃镜下表现为胃黏膜糜烂,提示热毒较重,故方中重用酒大黄、黄芩、黄连及紫花地丁、蒲公英等清热解毒祛湿之品。患者口臭,是为胃热、胃气上逆的表现,故在清胃热的基础上,加用厚朴、枳实,通腑理气泻热。王老师认为,中药虽有抑菌或杀菌的作用,但在根除幽门螺杆菌方面尚未形成规范的杀菌方案,而目前西医根除幽门螺杆菌感染,除了药物存在一定的副作用(如四环素、呋喃唑酮、甲硝唑等),根除失败也屡有发生,这与胃的内环境及细菌耐药有关,中西医结合根除幽门螺杆菌往往有增效作用,一方面考虑为中药对细菌的抑杀作用,如蒲公英、紫花地丁、黄连、黄芩等均有不同程度的体外抑菌作用;另一方面也不排除中药改变了幽门螺杆菌的生存环境,不利于细菌的生长。

案 陆某,男,42岁。

胃脘疼痛,多为胀痛,时有灼痛,泛酸症状不明显,口苦、口干,恶心、欲吐,生气后症状加重,舌质红,苔薄黄,脉弦。胃镜检查诊断为胆汁反流性胃炎。辨证:肝胆气郁,胃失和降。治法:疏肝利胆和胃。

口服方:柴胡10g,姜半夏10g,白芍10g,枳实10g,郁金10g,香附10g,陈皮10g,鸡内金10g,代赭石10g,黄芩10g,甘草10g。

二诊:服用7剂后,胀痛明显减轻,无明显口苦、口干,唯时有泛酸,原口服方加黄连5g,吴茱萸10g,乌贼骨20g,煅瓦楞子20g。

三诊:再服7剂后,患者诸证皆除。嘱其继服7剂,巩固疗效。

按:中医无胆汁反流性胃炎的病名,但祖国医学早就认识到胆汁上犯可引起胃脘痛,故《灵枢·四时气》有"邪在胆、逆在胃"的论述。王老师治疗胆汁反流性胃炎,依据胃的生理特点,以通降为大法,即以降为顺、以通为用。在本案,患者胃脘胀痛,且多以情志不遂为加重因素,因此肝郁之证较为明显,故治疗当疏肝利胆,兼以和胃。二诊时,患者泛酸明显,酌加王老师治疗胃脘痛的常用对药:乌贼骨和煅瓦楞子,并配用左金丸,二者相合制酸止痛、消痰散结;其中乌贼骨在现代药理学研究中显示其所含的碳酸钙,可中和胃酸,缓解泛酸及烧心症状。

案 安某,男,68岁。

2009年8月17日初诊。胃脘痛病史10余年,近日胃脘灼痛隐隐,食欲不振,嗳气,食后腹胀,五心烦热,大便干燥,舌淡红,少津,脉细数。既往胃镜检查诊断为慢性浅表性胃炎。辨证:胃阴亏虚,胃失濡养。治法:滋阴养胃,和中止痛。

口服方:北沙参10g,麦冬10g,玉竹10g,生地黄10g,当归10g,川楝子10g,白芍10g,甘草5g,知母10g,石斛10g。

二诊:服用14剂后,已无胃脘灼痛、五心烦热症状,仍食欲不振,嗳气,食后腹胀、大便干燥,但均较初诊有明显好转。上方加旋覆花10g,代赭石20g,厚朴10g,莱菔子10g。

三诊:服用28剂后,患者仅偶有嗳气症状,食欲好,大便正常。

按:王老师认为患者中医辨证当属胃阴不足,故以滋阴养胃为主要治疗方法。根据《黄帝内经》"虚者补之"的原则,用叶天士的甘凉润燥法以养阴益胃,方用沙参麦门冬汤加减。胃阴不足,虚热内生,热郁胃中,胃气失和,故见胃脘灼痛隐隐,食后腹胀;胃失和降,胃气上逆,故嗳气;"脾胃为后天之本、气血生化之源",胃阴亏而津液亏虚,出现五心烦热,大便干燥症状;舌淡红,少津,脉细数为阴虚内热之象。方中选用北沙参、麦冬、玉竹、石斛、生地黄、知母具有滋阴养胃功效。养阴不要过于滋腻,选用甘凉濡润之品,防止碍胃;当归养血活血;川楝子理气止痛;白芍、甘草缓急止痛;诸药合用共奏滋阴养胃,和中止痛之效。

案 程某,女,51岁。

2009年10月14日初诊。患慢性胃炎3年余,近期胃脘胀满,疼痛无规律,嗳气频频,时有泛酸,烧心不明显,舌淡红,苔白厚腻,脉沉滑。胃镜检查示慢性浅表性胃炎。辨证:痰浊阻滞,脾失健运,气机不和。治法:除湿化痰,理气和中。

口服方:党参10g,旋覆花10g,姜半夏10g,代赭石15g,砂仁3g,紫苏梗10g,厚朴6g,枳壳6g,干姜5g,佛手10g,香橼10g,大枣3枚,甘草3g。

二诊:服用7剂后,嗳气缓解,胃脘胀满明显好转,舌淡红,苔白微腻,脉滑。

口服方:党参10g,旋覆花10g,姜半夏10g,代赭石15g,砂仁3g,紫苏梗10g,厚朴10g,枳壳6g,干姜5g,佛手10g,香橼10g,大枣3枚,佩兰10g,草豆蔻6g,甘草5g。

三诊:服用7剂后,症状完全缓解,原方续服7剂,巩固疗效。

按:患者属痰湿中阻证,胀满,舌苔白厚是辨证的要点。以除湿化痰、理气和中为主要治疗方法。痰湿蕴结中焦,导致脾胃运化失司,清阳不升,浊阴不降,中焦气机受阻,升降失常,故见胃脘胀满、嗳气、泛酸。舌淡红,苔白厚腻、脉沉滑。治疗以旋覆代赭汤加减,方中旋覆花功擅下气消痰,降逆止呕;姜半夏、代赭石、干姜长于镇肺胃之逆气,《本经逢原》言其"赭石之重,以镇逆气",意在与旋覆花相伍而加强旋覆花降逆止呕功效;姜半夏祛痰散结,降逆和胃;干姜既有降逆止呕,又有宣散水气以助祛痰之功;枳壳破气消积,化痰除痞,与砂仁、紫苏梗、厚朴合用化湿行气,有效缓解腹部胀满不舒之证状;党参甘平益气,健脾养胃,以补中虚气弱之本,与大枣合用补中益气;佛手、香橼理气和中,燥湿化痰;甘草补脾益气,调和诸药;诸药合用,共奏除湿化痰,理气和中之功效。

案 刘某,男,41岁。

2009年6月18日初诊。患慢性胃炎5年,间断上腹部疼痛,曾服用多种中、西药,症状时好时坏,近1个月胃脘胀满,隐痛,无规律,时轻时重,喜暖,肠鸣便溏,神疲乏力,舌质淡红,苔薄白,脉细。胃镜检查示疣状胃炎。辨证:胃脘痛(脾胃虚弱)。治法:健脾和胃。

口服方:党参10g,黄芪20g,白术10g,陈皮10g,升麻10g,柴胡10g,干姜10g,薏苡仁15g,茯苓10g,木香6g,炙甘草5g。

二诊:服用7剂,胃脘胀满明显好转,唯大便日行2次,便不成形,舌淡红,苔薄白,脉细。

口服方：党参10g，黄芪10g，白术10g，陈皮10g，升麻10g，柴胡10g，干姜10g，薏苡仁30g，山药10g，茯苓10g，木香6g，炙甘草5g。

三诊：服上方14剂后，症状缓解，体力较前好转，大便成形。上方加蒲公英10g，紫花地丁10g，续服14剂。

按：患者胃镜诊断为疣状胃炎，中医辨证属脾胃虚弱，故在治法上以益气健脾和胃为主。本例劳累过度、思虑伤脾；久则脾胃虚弱，气机失常，故见胃脘胀满，喜温喜按、肠鸣便溏等脾胃虚弱之证；"脾胃为后天之本、气血生化之源"，脾气不足，生化乏源，肢体失养，则神疲乏力，少气懒言。以补中益气汤加减，方中重用黄芪、党参健脾益气，炙甘草补脾和中，李东垣称此三味为补脾之圣药。白术、薏苡仁、茯苓，运脾化湿，较之人参、黄芪，更为王老师所喜用，此三味运脾而不腻，化湿而不燥，配木香理气和胃，气机灵动，症状较快消除，因患者胃黏膜有疣状改变，故虚寒改善后，又加用了蒲公英、紫花地丁，配合薏苡仁，这体现了王老师辨证与辨病相结合的治病特点。

案 刘某，女，36岁。

2010年4月16日初诊。间断性胃脘疼痛5年余。近1个月胃痛隐隐，时伴呕恶，晨起明显，口干，大便干结，舌红，苔薄白，脉细。胃镜诊断为慢性非萎缩性胃炎。辨证：胃脘痛（胃阴亏虚）。治法：滋阴清热养胃。

口服方：北沙参15g，麦冬12g，生地黄15g，枸杞子15g，当归12g，川楝子10g，姜半夏10g，白芍15g，郁李仁10g，百合10g，乌药10g，甘草6g。

二诊：服7剂后，患者胃痛明显减轻，无呕恶，大便通畅，但有泛酸，胀气，舌淡红，苔薄白，脉细。

口服方：北沙参15g，麦冬12g，生地黄15g，枸杞子15g，当归12g，川楝子10g，姜半夏10g；郁李仁10g，百合10g，乌药10g，佛手10g，香橼10g，乌贼骨10g，瓦楞子10g，甘草5g。

三诊：上方服用14剂，症状缓解，原方去郁李仁，加减续服14剂，病情平稳。

按：脾胃为后天之本，人受水谷之气以生。胃腐熟水谷精微，靠胃气润降。本案患者胃脘痛，隐隐作痛，口干，便干，表现胃阴不足，用滋阴通降法。以北沙参、麦冬和胃养阴；生地黄、枸杞子滋养肝阴；当归养肝活血；川楝子疏肝理气；白芍、甘草和营缓急止痛；姜半夏降逆止呕。百合乌药散（百合、乌药）是王老师治疗慢性胃炎的常用对药，特别适合阴虚型胃炎，养阴和胃止痛，多有效验，临证也常加佛手、香橼、绿萼梅、路路通等，使胃气润降。

案 李某，女，48岁。

胃脘疼痛月余，进食后明显。1周前因饮食不节，疼痛加重，胃脘饱闷，吞酸嘈杂，舌红，苔黄腻，脉弦滑。胃镜诊断为慢性非萎缩性胃炎。辨证：湿热中阻,胃失和降。治法:清热化湿,和胃降逆。

口服方:紫苏梗10g,藿香10g,砂仁5g,连翘10g,香附10g,陈皮10g,蒲公英10g,黄连5g,麦芽10g,神曲10g,焦山楂10g,厚朴10g,甘草5g。

二诊:服用7剂后,胃脘疼痛减轻,偶有吞酸,舌质淡红,苔薄黄,脉弦。

口服方:党参10g,木香10g,砂仁5g,白术10g,陈皮10g,茯苓10g,半夏10g,香附10g,厚朴10g,吴茱萸10g,黄连6g,甘草5g。

三诊:服用7剂,胃痛未再复发,舌淡红,苔薄白,脉弦。原方去吴茱萸、黄连,加蒲公英10g,7剂续服。

按:患者中年女性因过食肥甘厚味,导致湿热内生,胃失和降而致嗳腐吞酸,嘈杂不适。《医学正传》谓:"致病之由,多因纵恣口腹,喜好辛酸,恣饮热酒煎爆……故胃脘疼痛。"胃痛虚实,王老师认为:得食痛甚者为实,得食痛缓者为虚。本案以食后加重为主,伴嗳气嗳腐,舌红,苔黄腻,脉弦滑,为湿热之证。王老师治疗胃脘湿热,少用苦寒,善用芳香化湿,佐以清利,气行则湿化,湿祛则热易清。药用紫苏梗、藿香、砂仁芳香化湿;香附理气解郁;陈皮理气燥湿,化痰健脾,增强行气化湿之作用;配少量黄连、连翘、蒲公英清胃热,症状较快缓解,再诊加用党参、白术健脾和胃,以求巩固疗效,治有次第。

案 张某,女,64岁。

2007年10月10日初诊。慢性胃炎10余年,复发。近2周胃脘胀满,食后加重,口苦,舌质红,苔薄黄,微腻,脉弦。胃镜:慢性浅表性胃炎伴糜烂。辨证:脾胃虚弱,湿热蕴结。治法:健脾清热化湿。

口服方:旋覆花10g,党参10g,黄连5g,黄芩10g,姜半夏10g,厚朴6g,枳壳6g,百合10g,乌药10g,代赭石15g,干姜5g,甘草5g。

二诊:服用7剂后。患者胃脘胀满减轻,但进食寒凉饮食即显,偶泛酸,舌质淡红,苔薄黄,脉弦。

口服方:黄芪10g,肉桂3g,白术10g,炮姜6g,蒲公英10g,吴茱萸10g,黄连5g,砂仁3g,白芍10g,百合10g,乌药10g,煅瓦楞15g,甘草3g。

三诊:患者偶有嗳气,睡眠不安,舌淡红,苔薄黄,脉弦。

口服方:太子参10g,茯苓10g,黄连3g,姜半夏10g,薏苡仁,砂仁3g,白术10g,建曲10g,炒酸枣仁20g,龙骨20g,牡蛎20g,琥珀粉3g,佛手10g。

按:患者老年女性,胃痛多年,反复发作,脾胃虚弱为其本,此次因饮食不节,疼痛加重,乃急性发作,胃脘胀满,舌红,苔黄,湿热为之标,故以旋覆代赭汤加减,和胃降逆,虚实兼顾,佐加黄连、黄芩清解胃热;热退后,患者进食寒凉,脾胃虚弱之象立即表现出来,王老师首诊即注意到顾护胃气,不过用寒凉,认证之准确,可见一斑。二诊更是健脾和胃,佐以清热,标本兼治,匠心独运。胃不和,则卧不安,三诊患者睡眠不安,加用半夏秫米汤,王老师临证常以薏苡仁代秫米,并配以琥珀粉,安神和胃,照顾全面。

案 朱某,男,60岁。

胃脘胀满、反胃2年余。1年前胃镜检查诊断为贲门食管裂孔疝,非萎缩性胃炎。近期时常小口反流食物,泛酸,胸骨后烧灼感,偶有头痛,二便正常,舌红,苔薄黄,脉弦。辨证:反胃(胃虚气逆)。治法:降逆和胃。

口服方:旋覆花10g,党参10g,代赭石15g,姜半夏9g,干姜10g,丁香5g,紫苏梗10g,厚朴10g,枳壳6g,佛手10g,香橼6g,甘草5g。

二诊:口服7剂后,症状好转,偶有反胃、泛酸,大便正常,舌暗红,苔薄白,脉弦。

口服方:旋覆花10g,党参10g,代赭石15g,姜半夏9g,干姜10g,丁香5g,紫苏梗10g,厚朴10g,枳壳6g,佛手10g,香橼6g,乌贼骨10g,瓦楞子10g,浙贝母10g,甘草5g。

三诊:服用14剂后,病情稳定,偶有胸骨后烧灼感,舌淡红,苔薄黄,脉弦。

口服方:柴胡6g,党参10g,白芍10g,黄芩10g,旋覆花10g,代赭石15g,姜半夏9g,郁金10g,黄连5g,吴茱萸10g,浙贝母10g,紫苏梗10g,佛手10g,香橼6g,玄参10g,甘草3g。

14剂,巩固疗效。嘱患者按时进餐,少弯腰,不可过饱。

按:脾胃升降失调,胃气上逆,痰阻气逆,故出现反胃;病机关键在于胃失和降,气逆于上,脾胃升降失调。王老师认为,胃降则和,不降则滞,反升则逆;胃气和降,出入有序,胃气才不致挟食浊上逆而发病。一诊治以降逆和胃理气为主,方以旋覆代赭汤加减,益气和胃,补虚和中,降逆止呕。王老师经试验研究证明旋覆代赭汤有促胃动力作用。旋覆花其性主降,功擅下气消痰,降逆止噫;姜半夏降逆和胃,祛痰散结;代赭石重镇降逆,止噫;丁香温中降逆;厚朴下气宽中,消积导滞;佛手、香橼、枳壳行气;甘草调和诸药。胃酸过多常用乌贼骨、瓦楞子等,制酸止痛;浙贝母化痰散结。胃气不降,郁而化热,故而泛酸,故三诊在理气和胃基础上加左金丸,降逆止呕,清肝泻火。贲门食管裂孔疝起于中气不足,润降失常,故始终加党参、甘草健脾益气,顾护胃气。

案 赵某,女,58岁。

近2周胃脘胀满,食后加重,咳嗽痰多,身重困倦,便不畅,舌红,苔腻,脉弦。胃镜示非萎缩性胃炎。辨证:痞满(痰湿中阻)。治法:化痰和胃。

口服方:旋覆花10g,代赭石15g,姜半夏9g,当归10g,酒大黄6g,厚朴6g,枳壳6g,陈皮6g,紫苏梗10g,黄芩10g,青皮6g,槟榔10g,白芍10g,木香6g,甘草5g。

二诊:服用 7 剂后,胃脘胀满减轻,大便已调,舌淡红,苔薄白,脉弦。

口服方:旋覆花 10g,党参 10g,代赭石 15g,姜半夏 9g,当归 10g,厚朴 6g,枳壳 6g,陈皮 6g,紫苏梗 10g,青皮 6g,槟榔 10g,白芍 10g,木香 6g,莱菔子 10g,甘草 5g。

三诊:服上方 7 剂后症状缓解,原方加白术 10g,续服 14 剂。

按:《杂病源流犀烛》曰:"痞满,脾病也,本由脾气虚及气郁不能运行,心下痞塞满。"脾胃同居中焦,脾主运化,胃主受纳,肝主疏泄,调节脾胃气机。王老师治疗痞满,多采用疏肝、健脾、降胃之法,兼顾化痰,化湿,多以旋覆代赭汤加减。旋覆代赭汤补虚和中,化痰除痞。首诊患者大便不畅,故加用酒大黄、槟榔、厚朴、枳壳等通降胃气,见效明显,遂加用白术与党参配伍,健脾运脾,正合"痞满,脾病也"的病机。

案 刘某,男,29 岁。

工作紧张,胃脘胀痛 1 个月,连及两胁,偶有泛酸,食后加重,嗳气频频,舌淡红,苔薄黄,脉弦。胃镜检查诊断为非萎缩性胃炎。辨证:胃脘痛(肝胃不和)。治法:疏肝和胃。

口服方:党参 10g,旋覆花 10g,代赭石 15g,姜半夏 9g,干姜 3g,草豆蔻 3g,郁金 10g,蒲公英 10g,紫花地丁 10g,百合 10g,乌药 10g,紫苏梗 10g,甘草 5g。

二诊:服用 7 剂后,胃脘胀痛明显减轻,嗳气止,右胁仍胀,舌淡红,边有齿痕,苔薄白,脉弦。

口服方:党参 10g,柴胡 10g,旋覆花 10g,代赭石 15g,姜半夏 9g,草豆蔻 3g,木香 6g,砂仁 3g,郁金 10g,延胡索 10g,香附 10g,莪术 10g,甘草 3g。

三诊:服用 14 剂后。胃脘胀痛缓解,原方去旋覆花、代赭石,7 剂。

按:《沈氏尊生书·胃痛》曰:"胃痛,邪干胃脘病也……惟肝气相乘为尤甚,以木性暴,且正克也。"胃为水谷之腑,"六腑者传化物而不藏",以通为用,以降为顺,只有保持舒展通降之性,才能奏其纳食传导之功。本例患者工作紧张,以胁胀、嗳气为主,乃肝胃不和,治以平肝降逆和胃,以旋覆代赭汤加减。因见薄黄苔,有化热之象,故加蒲公英、紫花地丁清其胃热;二诊时胃气已降,肝气不舒,在原方基础上加疏肝行气止痛药;胃痛连胁,是肝胃不和的主要症状,王老师治疗擅用柴胡、莪术对药,临床屡用屡效。

案 关某,女,41 岁。

因情志不遂,呃逆 6 个月,时发时止,近日仍频,影响休息,胃脘嘈杂,泛酸烧心,大便不畅,舌尖红,苔薄黄,脉弦。胃镜诊断:巴雷特(Barrett)食管,非萎缩性胃炎。辨证:呃逆(肝郁气滞)。治法:疏肝理气,和胃止呃。

口服方:旋覆花 10g,红参 5g,姜半夏 9g,代赭石 15g,厚朴 10g,枳壳 6g,紫苏梗10g,丁香5g,玄参10g,佛手10g,香橼6g,草豆蔻5g,蒲公英10g,紫花地丁10g,甘草5g。

二诊:服用7剂后,呃逆停止,仍泛酸烧心,大便不畅。

口服方:旋覆花10g,代赭石15g,党参10g,丁香5g,姜半夏9g,厚朴6g,枳壳6g,草豆蔻3g,紫苏梗10g,佛手10g,香橼6g,酒大黄6g,槟榔10g,百合10g,乌药10g,甘草5g。

三诊:上方服用7剂,大便通畅,偶有泛酸。原方加黄连5g,吴茱萸10g,续服14剂。嘱患者自服抑酸药,治疗巴雷特食管炎。

按:肝属木,胃属土,木土相克。肝气疏泄条达,胃气和降,此为肝与胃正常升降关系,若肝气失于疏泄,则乘于胃土,以致胃失和降之常,逆气动膈,发为呃逆。正如《古今医统大全·咳逆》曰:"凡有忍气郁结积怒之人,并不得行其志者,多有咳逆之证。"治宜疏肝和胃,降逆止呃,方用仲景旋覆代赭汤加减。旋覆花、代赭石降肝胃之逆气;丁香、佛手、香橼等温胃透膈以平呃逆;红参、甘草大补脾胃元气。红参、代赭石是王老师治疗顽固呃逆的对药,认为顽固性呃逆,非红参大补胃气,代赭石重镇降逆,难以收功,临床治疗呃逆常用此法,多有效验。

案 王某,女,57岁。

2011年3月25日初诊。胃脘疼痛2年余,近期加重,食后饱闷,口苦,泛酸烧心,舌质暗红,苔薄白,脉弦。胃镜检查见胃内有大量胆汁,诊断为胆汁反流性胃炎。辨证:肝胃不和,胆汁上逆。治法:平肝和胃降逆。

口服方:旋覆花10g,代赭石15g,姜半夏10g,草豆蔻10g,党参10g,厚朴10g,枳壳10g,吴茱萸10g,黄连10g,蒲公英10g,紫花地丁10g,丁香5g,甘草5g。

二诊:服药7剂后,胃脘疼痛症状缓解,仍有食后胃脘堵闷感,舌质淡红,苔薄白,脉弦。

口服方:旋覆花10g,代赭石15g,姜半夏10g,草豆蔻10g,党参10g,厚朴10g,枳壳10g,吴茱萸10g,黄连10g,蒲公英10g,紫花地丁10g,丁香5g,佛手10g,香橼10g,紫苏梗10g,莪术10g,甘草5g。

三诊:上方服用7剂后,诸证缓解。原方去吴茱萸、黄连,续服14剂。

按:祖国医学虽然没有胆汁反流性胃炎的病名,但根据其临床症状,当属于中医学"胃痛""痞满""嘈杂""吞酸"等疾病范畴。《灵枢·四时气篇》曰:"邪在胆,逆在胃,胆液泄则口苦,胃气逆则呕苦。"其病位主要在胆、胃,与肝、脾密切相关。胆为六腑之一,宜通宜降,其通借助于肝气疏泄,其降有赖于胃气下行,若情志失常,或湿热内蕴,或饮食不节,或饥饱失常,或久病体虚,或手术创伤,引起肝的疏泄功能失常,脾胃升降失调,胆汁无所制约,当降不降而上逆犯胃,发为本病。气机升降失常、胆汁上逆则是其主要病机,因此,王老师认为通降胆胃是本病的基本治法。此案选旋覆代赭汤加减，旋覆花主降，开结下气；代赭石质重，镇肝降逆；姜半夏、草豆蔻化湿降逆，配厚朴、枳壳，善治中焦气滞湿阻；黄连一味两清肝胃，吴茱萸疏肝解郁，和胃降逆，两药相伍，辛开苦降，肝胃同治；蒲公英、紫花地丁清热降气；丁香温中降逆止痛；党参、甘草补中益气。全方重在疏肝降胃，肝的疏泄功能正常，脾胃升降有序，气机调畅，胆液才能依循常道。

案 台某，男，39 岁。

2011 年 4 月 15 日初诊。胃脘疼痛，以胀为主，饱闷，嗳气，泛酸，舌质暗、有裂纹，苔薄白，脉弦。胃镜检查诊断为慢性浅表性胃炎。辨证：肝胃不和，胃气上逆。治法：平肝和胃，降逆除满。

口服方：旋覆花 10g，代赭石 15g，姜半夏 10g，草豆蔻 5g，干姜 10g，吴茱萸 10g，黄连 10g，党参 10g，木香 10g，蒲公英 10g，砂仁 6g，大枣 5 枚，甘草 6g。

二诊：服药 7 剂后，胃脘疼痛缓解，偶有泛酸，舌红，苔薄白，脉弦。

口服方：旋覆花 10g，代赭石 15g，姜半夏 10g，草豆蔻 5g，干姜 10g，吴茱萸 10g，黄连 10g，党参 10g，木香 10g，蒲公英 10g，砂仁 6g，大枣 5 枚，乌贼骨 10g，瓦楞子 10g，甘草 6g。

三诊：上方服用 14 剂后，胃痛已止，偶有嗳气，大便不畅，舌红，有裂纹，苔薄白，脉弦。

口服方：旋覆花 10g，姜半夏 10g，黄芩 10g，党参 10g，玄参 10g，北沙参 10g，厚朴 10g，枳壳 10g，蒲公英 10g，百合 10g，乌药 10g，乌贼骨 15g，瓦楞子 20g，甘草 5g。续服 7 剂而愈。

按：胃痛伴有脘腹闷胀、嗳气频频的症状，临床称为胀痛，与肝气疏泄失常有密切的关系。《沈氏尊生书·胃痛》曰："胃痛，邪干胃脘病也……惟肝气相乘为尤甚，以木性暴，且正克也。"肝为刚脏，性喜条达，疏通气机；胃为太仓，以通为用，以降为顺。胃气主降，有赖于肝气之条达，若情志不遂，肝失疏泄，横逆犯胃，中焦气机不畅，胃气上逆，则见胃痛，饱胀，嗳气，因此治疗胀痛时要注意调肝，肝的疏泄功能正常，则气机调畅，胃气通顺，正所谓"治肝可以安胃"。调肝之品多属辛散理气药，王老师擅用旋覆代赭汤加减调肝和胃。方中旋覆花味苦辛咸，主降，疏肝降逆；代赭石苦寒质重，镇肝降逆；姜半夏、草豆蔻降逆和胃；木香、砂仁芳香醒脾，善治中焦气滞之证；黄连、吴茱萸清肝疏肝，和胃降逆；干姜温阳健脾；党参、大枣、甘草甘温益气，健脾和胃。二诊时胃痛缓解，仍有泛酸，加乌贼骨、瓦楞子制酸止痛。三诊时胃痛已止，但仍有嗳气，大便不畅，舌有裂纹，故以前方加玄参、北沙参等养阴润燥之品继服。综观全程治疗，调肝理气，和胃降逆的治法贯穿始终，胃和则痛止，气顺则胀消。王老师试验研究证实，旋覆代赭汤具有促进胃肠动力的作用，是治疗胃脘胀痛最有效的方剂。

案 李某,女,46岁。

2011年5月20日初诊。慢性胃炎6年余,近期胃脘胀痛,泛酸烧心,时有反胃,舌质红,苔薄黄,有裂纹,脉弦。近期胃镜诊断为慢性浅表性胃炎。辨证:胃气壅滞,化热伤阴。治法:理气通降,养阴清热。

处方:旋覆花10g,代赭石20g,姜半夏10g,厚朴10g,枳壳10g,干姜5g,郁金10g,佛手10g,香橼10g,紫苏梗10g,党参10g,大枣5枚,黄芩10g,玄参10g,甘草5g。

二诊:服药14剂后,症状缓解,食欲增加,二便正常,舌红,有裂纹,苔薄白,脉弦。

处方:党参10g,旋覆花10g,代赭石20g,姜半夏10g,厚朴10g,枳壳10g,干姜5g,郁金10g,佛手10g,香橼10g,紫苏梗10g,大枣5枚,北沙参10g,石斛10g,玄参10g,甘草5g。

三诊:服上方14剂后,胃痛已止,偶有泛酸,舌质红,苔薄白,脉弦。

处方:百合10g,乌药10g,厚朴10g,姜半夏10g,玄参10g,蒲公英10g,紫花地丁10g,佛手10g,香橼10g,紫苏梗10g,草豆蔻10g,浙贝母10g,郁金10g,半枝莲10g,麦冬10g。

续服14剂。

按:胃为阳明燥土,邪客之多热,易化燥伤阴;胃痛日久不愈,气郁化火,亦灼伤胃阴。胃阴不足,胃失濡润,则胃失和降。治宜养阴清热,和胃降逆。但需注意胃失和降,常夹湿困脾,因此用药不宜过于滋腻,甘凉濡润之剂佐以行气化滞之品最为灵通。首诊处方中玄参清热生津,滋阴润燥;旋覆花、代赭石、姜半夏通降和胃;厚朴、枳壳、紫苏梗行气除胀;佛手、香橼醒脾理气,和中导滞;郁金行气解郁、化瘀止痛;黄芩清泻胃火;干姜温暖中焦,以防黄芩苦寒伤胃;党参、大枣、甘草健脾和胃。二诊时症状缓解,舌有裂纹,加北沙参、石斛滋养胃阴。三诊时胃痛已止,胃阴渐复,然而代赭石、黄芩不宜久服,故去之,处方虽变,治法不变。方中百合养胃阴,清胃热,止胃痛,乌药行气止痛,二药相伍善治胃阴不足之胃痛;玄参、麦冬滋阴生津,兼清胃热;再佐以行气降逆、清热和胃之品,续服14剂,津液来复,胃气通顺,诸证自愈。

案 孙某,男,54岁。

2011年6月3日初诊。慢性胃炎10余年,近1个月胃脘疼痛,食后加重,嘈杂,偶有泛酸烧心,舌红,苔薄黄,脉弦。胃镜检查诊断为糜烂性胃炎。辨证:热毒内蕴,胃气壅滞。治法:清热解毒,理气通降。

口服方:旋覆花10g,代赭石15g,党参10g,姜半夏10g,吴茱萸10g,黄连10g,蒲公英10g,紫花地丁10g,半枝莲10g,郁金10g,浙贝母6g,干姜6g,肉桂

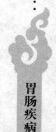

6g,当归 10g,甘草 10g。

二诊:2011 年 6 月 10 日,服药 14 剂后,胃脘疼痛缓解,空腹嘈杂,怕冷,舌质暗,苔薄黄,脉弦。

处方:黄芪 10g,白术 10g,当归 10g,延胡索 10g,吴茱萸 10g,黄连 10g,郁金 10g,浙贝母 10g,乌贼骨 15g,干姜 10g,蒲公英 10g,紫花地丁 10g,百合 10g,乌药 10g,姜半夏 10g,甘草 5g。

三诊:服药 14 剂后,诸证悉除。原方去干姜、延胡索,继服 7 剂。

按:糜烂性胃炎以胃脘疼痛为主症,属于祖国医学"胃痛"的辨证范畴。王老师做过糜烂性胃炎的临床及试验研究,糜烂性胃炎多见黄苔,高达 90%。中医认为"苔之黄者,胃热也",黄苔乃胃热之象。胃中热盛,气机壅滞,胃失和降,发为胃痛。根据糜烂性胃炎以热邪为患,胃气壅滞的病理特点,清降两法要贯穿治疗始终;而且糜烂性胃炎多合并有幽门螺杆菌感染,临床采用清热解毒、理气通降法治疗,十分有效。首诊方中旋覆花辛开苦降,代赭石重镇降逆,二药相伍通降胃气之功甚著;姜半夏味苦,降逆和胃;吴茱萸、黄连疏肝泻肝,清胃降逆;当归、郁金行气活血,开郁止痛;蒲公英、紫花地丁、半枝莲、浙贝母清热解毒;干姜、肉桂温阳,与清热药寒温并用,是为佐药;党参、甘草补益中气。此案既有胃热,又见畏寒,属寒热错杂证,故加干姜、肉桂,寒热互用以调和阴阳。二诊时症状缓解,治疗仍以清降为主,佐以健脾、活血、寒温并用之法,加乌贼骨制酸止痛,百合养阴清热。清降虽是治疗糜烂性胃炎的基本方法,但临证时要细加辨证,权审病机,结合健脾、活血、寒温互用之法。

案 梁某,男,47 岁。

因胃脘痛 5 年余来诊。患者 5 年前无诱因开始出现胃脘疼痛,多为胀痛、灼痛,并时有泛酸、烧心,饮酒后症状明显。自服胃药(不详)后症状反复,并时有倦怠乏力,大便干结不畅,舌质红,苔薄黄,脉沉弦。胃镜诊断为非萎缩性胃炎伴糜烂。幽门螺杆菌阳性。辨证:脾胃湿热。治法:清热解毒。

处方:蒲公英 20g,紫花地丁 20g,黄连 10g,酒大黄 5g,百合 20g,乌药 10g,白芍 20g,丹参 20g,槟榔 10g,乌贼骨 10g,黄芪 10g,香橼 10g,佛手 10g,甘草 5g。

二诊:服用 7 剂后,患者胃脘疼痛明显缓解,但仍时有泛酸,舌红,苔薄黄,脉弦。

处方:黄芪 10g,蒲公英 15g,紫花地丁 15g,酒大黄 5g,百合 20g,乌药 10g,白芍 20g,丹参 20g,槟榔 10g,乌贼骨 10g,香橼 10g,佛手 10g,吴茱萸 6g,黄连 6g,瓦楞子 20g,甘草 5g。

三诊:服用 14 剂后,无胃痛,大便正常,原方去大黄,7 剂。

按:王老师认为幽门螺杆菌相关性胃炎,多表现为胃热,清热解毒为基本治法,方中蒲公英、紫花地丁、黄连清热解毒;患者同时表现有倦怠乏力及脉沉的脾气虚证,故施以黄芪、甘草益气健脾,扶正祛邪;大便干结不畅,腑气不通,以酒大黄、槟榔通腑泻热,百合、乌药润降胃气,理气而不燥;白芍配甘草缓急止痛;丹参一味,活血通络,祛络之瘀;香橼、佛手,疏肝和胃。诸药合用共奏清热解毒、健脾理气、疏肝和胃之效。因幽门螺杆菌是胃黏膜糜烂的重要病因,因此,王老师于方中加酒大黄、黄连、槟榔、蒲公英、紫花地丁等有清除幽门螺杆菌作用的中药,不仅可以使临床症状较快缓解,同时促进胃黏膜糜烂处尽快愈合。该方是由王老师的经验方——蒲黄解毒汤(黄芪、蒲公英、紫花地丁、黄连、酒大黄、百合、乌药、白芍、丹参、槟榔、甘草)化裁而来,王老师曾在动物试验中证实,本方对消炎痛诱发的大鼠胃黏膜糜烂有明显的保护作用。

案 程某,男,58岁。

间断性上腹部胀痛3年,于外院多次行胃镜检查诊断为慢性非萎缩性胃炎、十二指肠炎。曾给予保护胃黏膜、改善胃肠动力药及根治幽门螺杆菌等治疗,但服药期间症状虽可缓解或减轻,一旦停药,或饮食稍有不慎,或精神紧张,或过度劳累后症状即反复发作,缠绵难愈,患者异常痛苦,体重明显下降,心理负担较重,唯恐得了不治之证。症见上腹部胀痛不适,呈隐痛,得温痛减,遇寒加重,面色萎黄,大便时溏,不思饮食,四肢倦怠,体重下降约15kg,泛酸、烧心不明显,舌质淡,苔白,脉细弦。辨证:脾胃虚寒,诸虚不足。治法:温中健脾,燥湿行气。方用黄芪建中汤合厚朴温中汤化裁。

处方:黄芪30g,白芍30g,桂枝15g,炒麦芽30g,厚朴15g,枳壳15g,草豆蔻15g,木香10g,香橼10g,干姜10g,炒白术15g,苍术15g,生姜3片,大枣3枚,甘草10g。

二诊:服用14剂后复诊,腹痛、腹胀减轻,疼痛程度较前有所缓解,自述仍便溏,大便每日2~3次,不成形,无稀水便及脓血便,舌淡,苔薄白,脉细。

处方:黄芪30g,白芍30g,桂枝15g,炒麦芽30g,厚朴15g,枳壳15g,草豆蔻15g,干姜10g,炒白术15g,苍术15g,大枣3枚,淡附片15g,防风15g,甘草10g,14剂。

三诊:上药服后来诊,喜出望外,腹痛、腹胀症状基本缓解,胃纳渐佳,体力渐复,面转红润,大便成形,每日1次,舌脉同前。效不更方,前方再进10剂,嘱避免寒凉生冷,继服附子理中丸3个月,半年后随访,胃痛未再复发。

按:慢性胃炎中医理论认为是由外邪入侵,情志失调,饮食不节,脾胃虚弱等导致中焦气机阻滞,升降失常而形成的一种病理证候。本证脾胃虚弱是由劳倦伤脾、素体肾阳不足、脾胃失于温煦,导致脾胃虚寒,运化失职,病情反复日久,复杂难治。脾为生化之源,主肌肉四肢,脾虚化源不足,气血俱乏则四肢倦怠,面色姜黄;脾主运化而升清阳,胃主受纳而降浊阴,今中虚有寒,升降失职,故大便时溏,不思饮食。现代医学研究其发病机制主要与神经—内分泌—免疫网络调控下出现攻击和防护因子失调有关。王老师认为:大凡慢性胃炎久病多虚,虚劳里急而腹中痛,无论阳虚寒从中生,或外寒直中三阴,皆宗"虚者补之,寒者热之"之旨。凡临床见痛、寒、倦、溏四大主症之虚证,均以黄芪建中或附子理中调理,未见不效。《金匮要略·腹满寒疝宿食病脉证治》云:"腹满时减,复如故,此为寒,当与温药。"《类证治裁·痞满》谓:"脾虚失运,食少虚痞者,温补脾元。"黄芪建中汤出自《金匮要略》曰:"虚劳里急,诸不足,黄芪建中汤主之。"本方具有温中健脾之功效,故取名建中,建中者,有建立中气之意,脾胃居中州,为卫气营血生化之源,中气立则化源足,五脏皆可得养,方中黄芪甘温益气升阳,使阳生阴长,诸虚不足者得益,里急亦除。现临床饴糖不易购得,故以炒麦芽代之。脾脏生理特点,喜燥恶湿,故以厚朴温中汤燥湿行气,方中木香、草豆蔻、干姜之芳香辛烈,入脾行气。白术、苍术伍用,出自《张氏医通》,为王老师所喜用。二药合用,一散一补,一脾一胃,则中焦得健,脾胃纳运如常。《本草崇原》曰:"凡欲补脾,则用白术,凡欲运脾,则用苍术,欲补运相兼,则相兼而用。"二诊中投药见效,但药力不足,故加用辛温大热之要药淡附片,与前方之干姜形成"干姜附子汤",即前人所谓"附子无干姜不温"之说,加强散寒通脉之功,少佐防风,取其辛散升提之功,故大便成形。因患者素体阳虚,需长期调理,故嘱其服用附子理中丸 3 个月,燮理中焦之阳,以断复发之源,体质逐渐恢复。

慢性萎缩性胃炎

案 白某,女,45岁。

上腹部隐痛5年,时轻时重,近1周胃脘隐隐作痛,食后胀满,伴嗳气、泛酸,空腹亦有不适,舌淡红,苔薄白,脉弦。胃镜诊断为萎缩性胃炎。辨证:胃虚气滞。治法:益气和胃,理气活血。

处方:红参5g,代赭石15g,旋覆花10g,姜半夏10g,干姜5g,紫苏梗10g,木香10g,郁金10g,砂仁3g,百合10g,乌药10g,莪术10g,佛手10g,香橼10g,甘草5g。

二诊:服用7剂,上腹部隐痛症状减轻,嗳气、泛酸缓解,自觉口干,舌淡红,苔薄白,脉弦。

处方:红参5g,代赭石15g,旋覆花10g,姜半夏10g,干姜5g,紫苏梗10g,郁金10g,砂仁3g,百合10g,乌药10g,莪术10g,佛手10g,香橼6g,当归10g,甘草5g。

三诊:继服14剂后,症状完全缓解。原方去红参、代赭石,加党参10g,丹参15g,续服14剂。

按:萎缩性胃炎是指不同病因引起的胃黏膜上皮遭受反复损害后,导致胃黏膜固有腺体的萎缩。本病病程缠绵,多以脾胃虚弱为主,虚而夹滞,且久病入络,临床上常有气滞、血瘀之象,故治疗上应以补益脾胃,理气化瘀为主。该患者有上腹隐痛、空腹不适的脾胃虚弱之象,同时具有嗳气、泛酸等胃失和降之证。胃虚气滞较为明显,故予旋覆代赭汤加减,益气和胃降逆,配以紫苏梗、木香、郁金、砂仁、佛手、香橼行气解郁以调畅中焦气机;百合、乌药润胃止痛;莪术活血化瘀。待症状缓解后,二诊、三诊中配以当归、丹参加强补血活血。全方具有益气、降逆、理气、化瘀之功,补而不滞,降而不伐,补泻两法,两相兼顾。

案 徐某,女,58岁。

因胃脘痛10余年,加重半个月来诊。患者胃脘疼痛10余年,病初胃痛隐隐,未介意。以后逐渐加重,近半个月呈烧灼样,情志不遂后尤甚,并时有吞酸、嘈杂,晨起干呕、欲吐,二便如常,舌红,苔薄黄微腻,脉弦滑。胃镜诊断为慢性萎缩性胃炎伴糜烂。幽门螺杆菌阳性。辨证:肝胃郁热,胃失和降。治法:清肝泻

火,降气和胃。

处方:黄连 10g,吴茱萸 10g,白芍 10g,姜半夏 10g,黄芩 6g,砂仁 6g,紫花地丁 10g,蒲公英 10g,乌贼骨 10g,煅瓦楞子 10g,甘草 5g。

患者有幽门螺杆菌感染,中药联合三联疗法根除幽门螺杆菌:泮托拉唑钠 20mg,2 次/日+阿莫西林 1g,3 次/日+甲硝唑 0.4g,3 次/日,连用 7 日。

二诊:中药服用 10 剂后,胃脘疼痛及烧心、嘈杂均减。但仍胃脘隐痛,舌红,苔薄黄,脉弦。

处方:黄连 10g,吴茱萸 10g,白芍 10g,姜半夏 10g,黄芩 6g,砂仁 3g,紫花地丁 10g,蒲公英 10g,乌贼骨 10g,煅瓦楞子 10g,枳壳 10g,延胡索 10g,甘草 5g。

三诊:服用 14 剂,患者偶有胃脘隐痛,无烧心、嘈杂,舌淡红,苔薄黄。

处方:黄连 6g,吴茱萸 10g,白芍 10g,姜半夏 10g,砂仁 3g,紫花地丁 10g,蒲公英 10g,枳壳 10g,延胡索 10g,甘草 5g,百合 10g,乌药 10g,北沙参 10g,甘草 5g。

继服 14 剂,症状完全缓解,幽门螺杆菌检测阴性。

按:左金丸出自《丹溪心法》,原方黄连、吴茱萸 6:1 的配比,主要用于肝郁化火,横逆犯胃,肝胃不和的病症。在本案,二味剂量相同,是取其辛开苦降,肝胃同治,配蒲公英、紫花地丁清热与开郁并重。萎缩性胃炎患者虽然胃酸大多减低,但临床确有不少患者有泛酸症状,王老师认为这可能与胃黏膜屏障功能减弱有关,左金丸配白芍、浙贝母,是他多年治疗烧心泛酸的经验组合。幽门螺杆菌感染是萎缩性胃炎的重要病因,对于萎缩性胃炎合并有幽门螺杆菌感染者,均要积极杀菌治疗。中、西药合用可以做到标本兼治、优势互补,因中药主要以清热化湿解毒为主。方中选黄连、蒲公英、紫花地丁、黄芩等均具有化湿解毒功效,为王老师所喜用,现代药理学研究证实该类药品有不同程度的杀菌或抑菌作用。

案 王某,女,62 岁。

因胃脘满痛多年来诊。刻下患者胃痛隐隐,痞满不适,食少纳呆,肢倦乏力,大便干结,口舌干燥,舌质淡红,苔薄白,脉沉细。胃镜诊断为慢性萎缩性胃炎;病理:萎缩性胃炎伴肠上皮化生。辨证:脾胃虚弱,胃阴不足。治法:健脾益气,养阴和胃。

处方:太子参 10g,北沙参 10g,麦冬 10g,莪术 10g,石斛 10g,丹参 10g,郁金 10g,佛手 10g,枳壳 10g,厚朴 10g,百合 10g,乌药 10g,浙贝母 10g,半枝莲 10g,白花蛇舌草 20g,甘草 5g。

二诊:服用 14 剂后,患者胃脘痞满减轻,仍感乏力,但纳食渐增,大便 2 日一行,无明显口干,舌淡红,苔薄白,脉细。

处方:党参 10g,莪术 10g,石斛 10g,丹参 10g,郁金 10g,佛手 10g,枳壳 10g,

厚朴10g,百合10g,乌药10g,浙贝母10g,半枝莲10g,白花蛇舌草20g,紫苏梗10g,生白术10g,甘草5g。

三诊:上方服用14剂,患者仅于进食后上腹部轻度满闷不适,食欲佳,无乏力。继以上方调整续服以巩固疗效。

按:本例患者脾胃虚弱兼有胃阴不足。脾宜升则健,胃宜降则和。慢性萎缩性胃炎多见气阴两虚之证,又往往伴有气滞、血瘀、郁热。患者胃脘痞满,食少纳呆,舌质红,有裂纹,少津,苔薄黄,均是气阴两虚。脾胃虚弱,纳呆,不宜壅补,因此,给予太子参一味补益脾肺,益气生津,并加入厚朴、枳壳行气,以防壅塞气机;而百合、乌药两味,润降胃气,降气而不伤阴,故为王老师所青睐。患者同时伴有肠上皮化生,它是慢性萎缩性胃炎常见的病理变化,属于癌前病变,有轻、中、重之分,经过治疗,部分可以逆转,大多保持稳定,有极少数经过黏膜内瘤变,发生癌变。王老师治疗肠上皮化生,在辨证的基础上,常用白术、苍术、莪术、薏苡仁、半枝莲、白花蛇舌草,取其健脾燥湿,清热解毒之功,在胃炎症状消除之后要辨病服药,薏苡仁用量要大,一般在30~60g。

案 于某,男,58岁。

患慢性胃炎10余年,近半个月因胃脘痛伴乏力来诊。患者胃脘隐痛,食后尤甚,喜温喜按,肢体困倦无力,形体消瘦,时有呕恶,大便稀溏,夜眠差,舌质淡红,苔白微腻,脉沉。胃镜诊断为慢性萎缩性胃炎;病理:萎缩性胃炎伴中度异型增生。辨证:脾胃虚弱,胃失和降。治法:益气健脾,和降胃气。

处方:红参10g,生薏苡仁30g,炒白术10g,茯苓10g,干姜10g,陈皮10g,旋覆花10g,代赭石20g,姜半夏10g,半枝莲10g,白花蛇舌草20g,甘草10g。

二诊:服药14剂,患者肢体困倦无力及呕恶显著好转,仍胃脘隐痛,大便时干时溏,舌质淡红,苔薄白,脉沉。

处方:红参10g,生薏苡仁30g,炒白术10g,干姜10g,陈皮10g,旋覆花10g,代赭石20g,姜半夏10g,半枝莲10g,白花蛇舌草20g,木香10g,茯苓10g,延胡索10g,白芍10g,甘草5g。

三诊:服药14剂,诸证均减,体重增加,唯多食后胃脘不适,且时有口干、口苦,舌淡红,苔薄白,脉沉。

处方:党参10g,生薏苡仁30g,炒白术10g,干姜10g,陈皮10g,旋覆花10g,代赭石20g,姜半夏10g,半枝莲10g,白花蛇舌草20g,木香6g,茯苓10g,延胡索10g,白芍10g,蒲公英20g,紫花地丁20g,黄芩6g,甘草5g。

四诊:服药14剂,无明显不适。原方加莪术10g,红花10g,继续服用28剂。复查胃镜病理:萎缩性胃炎,无异型增生。

按:王老师认为,慢性萎缩性胃炎,基本病机是虚、滞、热、瘀;虚是脾胃虚弱,

滞是气机壅滞,热是热毒内蕴,瘀是脉络瘀阻。本案是脾胃虚弱,痰湿内阻,故以四君子汤合旋覆代赭汤加减,健脾化痰,升清降浊,补气而不壅滞;胃不和而卧不安,姜半夏、生薏苡仁同用,取半夏秫米之意。慢性萎缩性胃炎伴有中度异型增生,异型增生亦称黏膜内瘤变,属于癌前病变,治疗上除根除幽门螺杆菌外,并无特殊治疗方法。王老师曾对数十例异型增生患者进行治疗前后胃黏膜病理观察,发现炎症诱发的轻度异型增生,经中药清热解毒、活血化瘀治疗,往往可以逆转,常用蒲公英、紫花地丁、半枝莲、白花蛇舌草、莪术、红花、丹参、川芎等,本案在症状缓解后,就酌加蒲公英、紫花地丁、黄芩、莪术、红花等药,经过3个月的系统治疗,异型增生消失。

案 李某,男,61岁。

胃脘痛10余年,病初多为痞满,食后加重。近1年胃脘疼痛明显,时有灼痛,嗳气频繁,大便干结。睡眠差,常有恶梦纷纭,曾服多种养心安神药物而无效,舌质紫暗,苔薄黄,脉弦。胃镜诊断为慢性萎缩性胃炎伴糜烂;病理:慢性萎缩性胃炎伴中度异型增生。诊断:胃脘痛(瘀阻胃络、胃失和降)。治法:活血化瘀,和降胃气。

处方:党参10g,紫苏梗10g,香附10g,丹参10g,莪术10g,延胡索10g,赤芍10g,香橼10g,佛手10g,厚朴10g,乌贼骨10g,半枝莲10g,白花蛇舌草20g,甘草6g。

二诊:服用14剂后,患者仍胃脘刺痛,但无嗳气,夜眠稍安,大便仍干,舌质紫暗,苔薄白,脉弦。

处方:党参10g,紫苏梗10g,香附10g,丹参10g,莪术10g,赤芍10g,香橼10g,佛手10g,厚朴10g,半枝莲10g,白花蛇舌草20g,酒大黄5g,延胡索10g,桃仁10g,红花10g,甘草6g。

三诊:服用14剂后,胃痛缓解,夜眠不实,二便如常。前方去酒大黄,党参易红参10g,14剂。

四诊:无明显不适,睡眠转安,舌质暗,苔薄白,脉弦。

处方:党参10g,紫苏梗10g,香附10g,丹参10g,莪术10g,赤芍10g,香橼10g,佛手10g,厚朴10g,半枝莲10g,白花蛇舌草20g,桃仁10g,红花10g,蒲公英10g,紫花地丁10g,甘草5g。

上方加减服用4个月,复查胃镜、病理:慢性萎缩性胃炎伴轻度异型增生。

按:患者胃炎10年,久病入络,胃镜见胃黏膜萎缩,舌质暗,是瘀血胃痛的辨证要点。瘀血形成之因,一则为气虚,再则为气滞。患者病初痞满,考虑气滞在先,血瘀在后,施治过程中重用理气之品,如紫苏梗、香附、佛手、香橼、厚朴等,气行则血行。二诊大便仍不通畅,遂加用酒大黄,通腑活血。酒大黄是王老师治疗瘀血胃痛的常用药物,认为酒大黄通腑泻热,活血祛瘀,对慢性萎缩性胃炎伴有异型增生者,尤为适宜。但久用行气、活血之剂则难免耗气,因此在后期加红参一味,补脾益气,且安神益智,补泻两法,两相兼顾。萎缩性胃炎合并的异型增生,王老师大都从"虚""瘀"和"毒"三个方面辨治,常选人参、黄芪、山药、白术、薏苡仁健脾;莪术、酒大黄、丹参、红花、山楂、赤芍、三七等活血;白花蛇舌草、半枝莲、蒲公英、紫花地丁、黄芩清热解毒。

案 江某,女,48 岁。

胃脘胀痛 5 年,嗳气频繁,时有恶心、呕吐及泛酸、烧心,烦躁,月经不规律,痛经,大便干结,舌质红,苔黄厚微腻,脉弦滑。胃镜诊断为慢性萎缩性胃炎;病理:慢性萎缩性胃炎伴中度肠上皮化生,幽门螺杆菌检查阳性。辨证:肝气不舒,肝胃郁热。治法:疏肝理气,清热和胃。

处方:旋覆花 10g,代赭石 15g,姜半夏 10g,乌贼骨 10g,黄连 10g,黄芩 6g,厚朴 10g,枳壳 10g,浙贝母 10g,柴胡 10g,白芍 10g,香附 10g,当归 10g,蒲公英 10g,丹参 10g,甘草 5g。

联合三联疗法根除幽门螺杆菌治疗 1 周:泮托拉唑钠 20mg,2 次/日 + 克拉霉素缓释片 0.5g,2 次/日 + 甲硝唑 0.4g,2 次/日。

二诊:服药 14 剂后,患者胃胀减,偶有嗳气,无呕吐、恶心、泛酸、烧心,心烦减轻,大便时干时溏,舌质淡红,苔薄黄,脉弦。

处方:太子参 10g,白术 10g,紫苏梗 10g,香橼 10g,佛手 10g,生薏苡仁 20g,柴胡 10g,白芍 10g,黄芩 10g,莪术 10g,丹参 10g,半枝莲 10g,白花蛇舌草 20g,甘草 5g。

三诊:服药 14 剂,患者无不适,月经规律。以上方加减继服 3 个月,复查胃镜及病理,诊断为慢性胃炎,轻度肠上皮化生。

按:对慢性萎缩性胃炎,王老师多从虚、滞、热、瘀论治,本例肝郁气滞更为明显,胃胀、嗳气、烦躁是辨证的要点。急则治标,首选疏肝理气,以旋覆代赭汤和四逆散加减,症状较快缓解。二诊时加太子参、白术、生薏苡仁、莪术、半枝莲、白花蛇舌草等,是王老师治疗萎缩性胃炎的常用组合药,辨证与辨病相结合,治疗长达 4 月之久。王老师认为,治疗慢性萎缩性胃炎伴有肠上皮化生者,应坚持辨证与辨病相结合,早期进行干预,肠上皮化生才有逆转的可能,本案有气郁化热之象,黄苔是胃热辨证的可靠指标,因此在疏肝理气的同时,也酌加黄芩、蒲公英等清热之品。

案 果某,男,56 岁。

2009 年 11 月 18 日初诊。因胃胀多年来诊。现胃脘胀闷不舒,隐隐作痛,嗳气频频,口舌干燥,舌质红,有裂纹,苔白腻,脉弦。胃镜检查诊断为慢性萎缩性胃炎。辨证:阴虚夹湿,胃失和降。治法:滋阴和胃,理气化痰。

处方:旋覆花10g,代赭石15g,党参10g,姜半夏10g,北沙参10g,麦冬20g,玉竹10g,石斛10g,厚朴6g,枳壳6g,佛手10g,香橼10g,甘草6g。

二诊:服用14剂后,胃脘胀闷明显减轻,偶有嗳气,大便正常,舌红,有裂纹,苔薄白,脉弦。

处方:旋覆花10g,代赭石15g,党参10g,北沙参10g,麦冬20g,玉竹10g,石斛10g,厚朴6g,枳壳6g,佛手10g,香橼10g,百合10g,乌药10g,甘草5g。

三诊:服用14剂,症状缓解,偶有食后作胀,舌红,有裂纹,脉弦。

处方:生地黄10g,北沙参10g,玄参10g,麦冬10g,厚朴6g,枳壳6g,蒲公英10g,紫花地丁10g,百合10g,乌药10g,佛手10g,香橼6g,玉竹10g,三七2g,白及10g,甘草3g。

继服14剂。

按:慢性萎缩性胃炎病机的关键是虚、滞、热、瘀,其中虚可以是气虚,也可以是阴虚。一般认为慢性萎缩性胃炎以阴虚多见,王老师经过大量临床观察,慢性萎缩性胃炎以气虚或气阴两虚者更为多见。其病情演变有个朝伤暮损,日积月深的过程。气虚不能温运,阴虚不能滋荣,易生湿生痰。该患者舌质红,有裂纹,口舌干燥,有胃阴不足之象;胃失濡养,通降失调,又见胀闷嗳气,苔白腻痰湿内阻之象,纯用滋阴,难免碍胃,过用化痰,又恐温燥伤阴,故以北沙参、麦冬、玉竹、石斛补阴益胃生津;旋覆花、代赭石、姜半夏降逆化痰;再辅以香橼、佛手、枳壳调畅气机,酌加党参、甘草顾本补虚。首诊后症状大减,痰湿已退;二诊去姜半夏之燥,加百合、乌药润降胃气;三诊辅以白及和中制酸,三七化瘀通络,症状完全缓解。

消化性溃疡

案 李某,男,69 岁。

胃脘疼痛 7 年,反复发作,秋冬季明显,曾多次胃镜检查为十二指肠溃疡。近期胃脘胀痛,伴嗳气、泛酸、烧心,二便正常,无恶心、呕吐,舌暗红,苔薄黄,脉弦。胃镜检查诊断为十二指肠溃疡瘢痕期,球腔轻度狭窄。辨证:脾胃虚弱,兼有郁热。治法:益气降逆,清热活血。

处方:旋覆花 10g,代赭石 15g,姜半夏 10g,党参 10g,蒲公英 10g,紫花地丁 10g,半枝莲 15g,白花蛇舌草 15g,鱼腥草 15g,红花 10g,厚朴 6g,佛手 10g,香橼 6g,浙贝母 10g,百合 10g,乌药 10g,甘草 6g。

二诊:服用 7 剂后,胃脘胀痛,嗳气症状明显好转,但仍时有泛酸,舌暗,苔薄黄,脉弦。

处方:旋覆花 10g,党参 10g,代赭石 15g,姜半夏 10g,蒲公英 10g,紫花地丁 10g,半枝莲 15g,白花蛇舌草 15g,鱼腥草 15g,红花 10g,厚朴 6g,佛手 10g,香橼 6g,浙贝母 10g,百合 10g,乌药 10g,全蝎 3g,煅瓦楞子 15g,甘草 6g。

三诊:上方服用 14 剂,症状缓解。原方加莪术 10g,继服 14 剂。

按:王老师临床观察十二指肠溃疡多具有空腹痛的特点,以脾胃虚寒证居多。该患者处于十二指肠溃疡瘢痕期,球腔狭窄,疼痛症状不明显,但具有胃脘痞满、嗳气、烧心的特点,证属脾虚夹热夹瘀,故以旋覆代赭汤加减虚实互调,降逆和胃,配蒲公英、紫花地丁、半枝莲、白花蛇舌草、鱼腥草清胃中郁热;浙贝母清热散结;厚朴、佛手、香橼调畅气机;百合、乌药一温一凉,理气而不燥。二诊、三诊时针对球腔狭窄,加用全蝎、莪术破血逐瘀。全方具有益气、清热、理气、活血之功,使脾气得健,胃气得降,瘀热得消,气血畅达,诸证悉除。

案 吴某,男,37 岁。

患者因反复胃脘疼痛 10 余年来诊。患者 10 余年前秋季发病,表现为餐后胃脘隐痛,并有泛酸、烧心、嗳气等症,胃镜诊断为胃溃疡,口服胃药后好转。此后每于秋冬季节交替时即发胃脘疼痛。1 个月前,患者胃脘疼痛加重,并有柏油样黑便,胃镜检查诊断为胃溃疡,住院治疗 1 周,大便转黄后出院。但胃脘仍有疼痛,胀满不适,食欲不振,偶有烧心,怕冷,舌质淡红,苔黄厚,脉滑。辨证:脾胃虚弱,热毒内蕴,寒热错杂。治法:温清并用,辛开苦降。方用半夏泻心汤加减。

处方:红参10g,姜半夏10g,黄芩6g,干姜10g,黄连10g,吴茱萸10g,延胡索10g,枳壳10g,槟榔10g,炙甘草10g。

二诊:患者服用14剂后,畏寒、肢冷已除,痛止,胃脘胀满减轻,舌质淡红,苔薄黄,脉滑。

处方:黄芪10g,姜半夏10g,黄芩6g,干姜10g,黄连10g,吴茱萸10g,延胡索10g,枳壳10g,槟榔10g,党参10g,紫苏梗10g,香附10g,甘草5g。

三诊:服用14剂,诸证皆缓。

处方:姜半夏10g,黄芩10g,黄连5g,吴茱萸10g,党参10g,延胡索10g,枳壳10g,紫苏梗10g,香附10g,甘草6g。

继服14剂,巩固疗效。

按:半夏泻心汤出自张仲景的《伤寒论》,方中重用姜半夏和胃降逆止呕,为全方之君药;黄芩、黄连苦寒泻热,干姜、姜半夏辛温散寒,四药配伍寒热并用,辛开苦降;更佐人参、炙甘草补益脾胃,共奏调和中焦脾胃升降之功。王老师临证擅用该方,认为该方是辛开苦降、寒温并用、攻补兼施、调和脾胃的代表方剂。胃溃疡与十二指肠溃疡不同,后者多表现空腹痛,虚寒明显;胃溃疡则进食后疼痛,舌苔多黄,凸显胃热,或寒热错杂,因此治疗中多攻补兼施、寒热并用。

案 冯某,男,19岁。

胃脘痛2年来诊。患者于2年前开始出现胃脘痛,每于秋冬季发病,表现为空腹痛和夜间痛,喜温喜按,少进温热食物疼痛缓解,并有泛酸、烧心,曾有黑便史。1个月前上述症状反复,恶心呕吐1次,夜间疼痛难以入睡,舌质淡红,苔薄黄,脉弦。胃镜检查见十二指肠球部溃疡;幽门螺杆菌阳性。辨证:脾胃虚弱。治法:温中散寒,佐以清热。方用黄芪建中汤加减。

处方:黄芪30g,白芍10g,桂枝10g,干姜10g,浙贝母10g,黄连10g,吴茱萸10g,蒲公英10g,紫花地丁10g,延胡索10g,大枣5枚,炙甘草10g。

联合根除幽门螺杆菌三联疗法:奥美拉唑10g,2次/日+克拉霉素0.5g,1次/日+甲硝唑0.4g,3次/日,服用7日。

二诊:上方服用14剂后,症状完全缓解,大便干,舌淡红,苔薄白,脉弦。

处方:黄芪30g,白芍10g,桂枝10g,浙贝母10g,黄连10g,吴茱萸10g,蒲公英10g,紫花地丁10g,延胡索10g,大枣5枚,当归10g,甘草10g。

三诊:服用14剂后,无明显不适,上方加减续服14剂。复查胃镜:十二指肠溃疡愈合。

按:本例为一青年男性,病程不长,因患十二指肠溃疡,仍表现空腹痛甚,食后痛缓,喜温喜按脾胃虚寒的特点。王老师临证坚持辨病与辨证相结合,亲自内镜检查逾万例,发现十二指肠溃疡无论新久,大都属于脾胃虚寒之证,这可能与患者禀赋有关,因此治疗十二指肠溃疡,常以黄芪建中汤加减。黄芪、桂枝同用,补虚通阳,甘缓和中,再加蒲公英、紫花地丁,作为对药使用,清热解毒、消肿行滞,虽苦寒,但不伤胃,与黄芪建中汤合用,是治疗十二指肠溃疡的常用配伍。

案 高某,男,42岁。

因胃脘胀痛伴泛酸、烧心3个月来诊。患者于当地医院行胃镜检查诊断为胃小弯上部溃疡,病灶大小约0.9cm×1.6cm,检测幽门螺杆菌(+),曾给予三联疗法,胃痛稍缓解,现为求中医治疗来诊。症见:胃脘疼痛,并有腹胀,食后尤甚,每餐只进少许流食,时时泛酸、烧心,大便干结,神疲乏力,消瘦,舌质淡,苔白厚腻,脉弦滑。辨证:脾胃虚弱,痰浊中阻。治法:益气和胃,降气化痰。

处方:旋覆花15g,代赭石20g,姜半夏15g,党参30g,吴茱萸10g,黄连10g,乌贼骨30g,枳壳15g,厚朴15g,乌药15g,百合15g,丁香15g,草豆蔻15g,蒲公英20g,紫花地丁20g,连翘10g,甘草10g。

二诊:服用14剂后,患者述胃脘疼痛尽消,胃胀亦明显好转,食欲渐佳,大便每日一行,苔腻渐退,舌质淡红,脉弦。但仍述神疲乏力,时有泛酸、烧心。

处方:旋覆花15g,代赭石20g,姜半夏15g,党参30g,吴茱萸10g,黄连10g,乌贼骨30g,枳壳15g,厚朴15g,乌药15g,百合15g,丁香15g,草豆蔻15g,蒲公英20g,紫花地丁20g,薏苡仁30g,茯苓20g,甘草6g。

三诊:上药服用14剂后,诸证皆消。复查胃镜:胃小弯处溃疡已愈合。嘱服用香砂养胃丸2周善后。

按:胃溃疡为临床常见病、多发病,中医辨证属于"胃痛""腹痛""呕吐"范畴。王老师治胃溃疡与治疗十二指肠溃疡不同,善用旋覆代赭汤加味。临床应用此方,抓住胀、痛、得食痛甚之主症,随证加减,无不应手取效,除取其通降之用外,还另有玄机。此病究其病因、病机,为本虚标实,本虚为脾虚,标实为痰浊。《丹溪心法》曰:"郁而生热或素有内热,虚热相搏,或食积痰饮,结于胃而痛。"《景岳全书·心腹痛》曰:"凡三焦痛证……因虫、因火、因痰、因血者多见。"《医学正传》曰:"未有不由痰涎食积郁于中。"《临症指南医案·心痛》曰:"胃痛久而屡发必有凝痰聚瘀。"旋覆代赭汤为《伤寒论》之方,原书用于"伤寒发汗若吐若下,解后心下痞鞕,噫气不除者主之"。元代医学家罗谦甫曰:"以代赭石之重,使之敛浮镇逆,旋覆花之辛,用以宣气涤饮……浊降痞硬可消,清气噫气自除也。"方中党参、茯苓、薏苡仁、姜半夏补脾胃之虚,使脾气健,截治生痰之源,诸药配合,共成降逆化痰,补益脾胃之气,使痰浊得消,中虚得复,则溃疡之疾痊愈。另外王老师常于方中加入乌药、百合二味,百合性味甘平,主入脾胃,降肺胃郁气,胃气和则诸气皆调,配以乌药快气宣通,疏散滞气,温顺胃经逆气。《神农本草经》曰"百合能补中益气",王好古云"乌药理元气",方中二药,扶正降逆;吴茱萸、黄连抑制胃酸分泌;蒲公英、紫花地丁、连翘清解胃热,消除幽门螺杆菌,诸药合用,切中胃溃疡之病机。

案 张某,男,59岁。

患者胃脘部胀痛20余年,近半个月疼痛再发,伴有泛酸、烧心、嗳气、食欲不振,大便正常,口服雷尼替丁、胃舒平等不缓解,3天前,饮食不节,胃脘痛加重,饱闷不舒,口干口苦,黑便,舌红,苔黄腻,脉象细弦,胃镜检查诊断为胃角溃疡。辨证:湿热蕴结,胃气不降。治法:清热化湿,理气和胃。

处方:黄连10g,酒大黄3g,姜半夏10g,藿香10g,佩兰10g,陈皮6g,茯苓10g,丹参10g,延胡索5g,香橼皮10g,佛手5g,蒲公英10g,紫花地丁10g,枳壳10g,甘草5g。

二诊:服用7剂后复诊,患者述胃脘饱胀缓解,黑便消失,腹内舒适,大便正常,知饥能食,唯餐后2小时仍有隐痛,舌淡红,苔薄,脉细。

处方:黄芪10g,酒大黄3g,紫苏梗10g,香附10g,陈皮6g,香橼皮10g,佛手10g,丹参10g,延胡索5g,乌贼骨10g,蒲公英15g,紫花地丁15g,当归10g,甘草5g。

三诊:服用14剂后,患者症状完全缓解,饮食正常,体重有所增加,复查胃镜胃角溃疡愈合。

按:胃脘痛的病机,历来多以脾胃虚寒论治。《素问·举痛论》所述诸痛病因,以寒邪最多,"寒气客于肠胃之间,膜原之下,血不得散,小络急引故痛","寒气客于肠胃,厥逆上出,故痛而呕也"。近代医家也多宗此说,如"胃其为病,伤阴者有之,伤阳者为多。"王老师认为脾胃虚寒说法固然有重要的临床指导价值,但目前应着力研究胃热学说,认为现在的胃病患者多是恣食肥甘,饮酒过度,胃气壅滞,郁而生热,再复进寒凉生冷或外感寒邪,郁闭气机,助热为毒,胃黏膜出现红、肿、热、痛,甚至糜烂、出血。本案虽然病程长达20年,但胃溃疡仍表现湿热之证,舌苔黄腻,胃脘饱闷,缘于胃痛日久,气机不利,湿热中阻而气滞血瘀,治疗上必须全面兼顾。单纯清热化湿或单纯理气化瘀皆不适宜,因湿热与气血瘀滞互为因果、互相影响,初诊以黄连、酒大黄、蒲公英、紫花地丁清热解毒;藿香、佩兰、陈皮、姜半夏祛湿;当归、丹参、延胡索活血止痛;香橼皮、佛手、枳壳理气消胀,收效较快。复诊见湿邪已化,加用黄芪配蒲公英、紫花地丁以托痈解毒,促进溃疡愈合。

案 徐某,男,56岁。

2006年10月就诊。胃脘痛20余年,每年秋冬发作,近1个月痛势加剧,胃脘饱胀,嗳气,食则作痛、伴泛酸烧心,近10天恶心呕吐,体重下降,曾服多种药物,未见好转,来院胃镜检查为胃角3cm巨大溃疡,病理:良性,有中度异型增生。幽门螺杆菌阳性。舌暗红,苔黄腻,脉弦。辨证:湿热蕴结,气滞血瘀,痰浊上逆。治法:清热化湿,和胃降逆。

处方:党参10g,代赭石10g,姜半夏10g,黄连10g,蒲公英20g,紫花地丁20g,厚朴10g,酒大黄5g,干姜10g,甘草5g。

7剂。同时抗幽门螺杆菌三联疗法治疗1周。

二诊:药后痛减,呕吐已止,胃脘仍胀,舌质暗,苔薄黄,脉弦。

处方:生黄芪20g,党参10g,代赭石10g,姜半夏10g,黄连10g,蒲公英20g,紫花地丁20g,厚朴10g,酒大黄5g,干姜10g,当归10g,莪术10g,甘草6g。

三诊:上方服用14剂,症状完全消失,舌质暗,苔薄黄,脉弦。

处方:生黄芪20g,代赭石10g,姜半夏10g,黄连10g,蒲公英20g,紫花地丁20g,厚朴10g,酒大黄5g,干姜10g,当归0g,莪术10g,红花10g,甘草6g。

加减服用2个月,复查胃镜:胃角溃疡完全愈合。

按:本例为胃角巨大溃疡,痛势甚剧,进食则吐,内科治疗有一定难度,有手术指征。患者因为是家中主要劳动力,不愿手术。来诊时恶心呕吐,舌苔黄腻,一派湿热蕴结,痰浊上逆之象,故以旋覆代赭汤补虚祛实,降逆化痰,加酒大黄、黄连、蒲公英、紫花地丁清泄胃热,并用西药三联疗法根除幽门螺杆菌。症状缓解后,考虑溃疡巨大,故加用生黄芪扶正托疮,当归、红花、莪术活血化瘀,坚持治疗长达3个月之久,终获全功。

案 李某,女,55岁。

2011年7月1日初诊。上腹疼痛10余年,有十二指肠溃疡病史。近半个月胃脘疼痛,空腹明显,夜间尤甚,进食可缓解,泛酸烧心不明显,舌质暗,苔薄白,脉弦。胃镜检查诊断为十二指肠溃疡。辨证:脾胃虚寒,胃失温养。治法:温中补虚,缓急止痛。

处方:黄芪30g,白术10g,白芍10g,当归10g,延胡索10g,郁金10g,蒲公英10g,紫花地丁10g,吴茱萸5g,黄连5g,乌贼骨10g,浙贝母10g,大枣6g,炙甘草6g。

并用西药三联疗法根除幽门螺杆菌。

二诊:服药7剂后,胃痛止,时有头晕,恶心,血压正常,可能与三联疗法中甲硝唑副作用有关,前方加天麻10g,葛根10g,姜半夏10g。

三诊,上方服7剂,无胃痛,无头晕恶心,舌淡红,苔薄白,脉弦。

处方:黄芪20g,白术10g,白芍10g,当归10g,郁金10g,蒲公英10g,紫花地丁10g,吴茱萸5g,黄连5g,乌贼骨10g,浙贝母10g,大枣6g,炙甘草6g。

服用 14 剂,复查胃镜为十二指肠溃疡愈合。

按:十二指肠溃疡主要症状是胃脘疼痛,饥饿时明显,进食可缓解,临床称之为饥饿痛,也称空腹痛。饥饿痛也可见于十二指肠炎、胃窦部有明显炎症的慢性胃炎及胃酸偏高者。王老师借鉴叶天士"得食痛甚为实,得食痛缓为虚"的理论,认为饥饿痛是脾胃虚弱的重要辨证依据之一。《金匮要略》曰:"虚劳里急,诸不足,黄芪建中汤主之。"虚者补之,劳者温之,黄芪建中汤用药甘缓,温中补虚,兼能柔肝理脾;佐以当归、郁金行气开郁,黄连、吴茱萸清肝疏肝,盖因中土虚弱,肝木克之,治以培土泄木之法。王老师学贯中西,临证时坚持辨证与辨病相结合。抑酸及杀灭幽门螺杆菌是治疗十二指肠溃疡非常重要的原则,中西药合用,现代药物研究证实,左金丸具有抑制胃酸分泌及胃蛋白酶活性的作用,延胡索、乌贼骨、浙贝母也均具有制酸止痛的功效;黄连及蒲公英、紫花地丁对幽门螺杆菌具有较强的杀灭作用,而且不易产生耐药性。

案 王某,男,46 岁。

上腹部疼痛 1 年余。近 1 个月情志不遂,上腹部疼痛,空腹痛,进食亦痛,嗳气频频,伴泛酸烧心,舌质暗红,苔薄黄,脉弦。胃镜检查诊断为十二指肠溃疡。辨证:肝胃不和。治法:疏肝和胃,佐以清热。

处方:党参 15g,旋覆花 10g,代赭石 10g,姜半夏 10g,吴茱萸 10g,黄连 5g,草豆蔻 15g,木香 15g,干姜 10g,紫苏梗 10g,佛手 10g,香橼 10g,郁金 10g,砂仁 5g,百合 10g,乌药 10g,甘草 5g。

二诊:上方服用 7 剂后,疼痛基本消失,嗳气止,唯泛酸烧心,空腹不适,舌暗,苔薄黄,脉弦。

处方:党参 15g,姜半夏 10g,吴茱萸 10g,黄连 5g,草豆蔻 15g,木香 15g,干姜 10g,紫苏梗 10g,佛手 10g,香橼 10g,郁金 10g,砂仁 5g,百合 10g,乌药 10g,黄芪 10g,白芍 10g,浙贝母 10g,乌贼骨 10g,甘草 5g。

予三联疗法根除幽门螺杆菌 1 周。

三诊:上方服用 14 剂,症状完全缓解,续服 14 剂,复查胃镜为十二指肠溃疡愈合。

按:本案同为十二指肠溃疡,但并无明显虚寒的症状,而表现进食疼痛,嗳气烧心,情志不遂等肝胃不和之证,所以王老师强调临床要辨病与辨证相结合。肝胃不和十二指肠溃疡的发生,多与工作紧张或情志不遂有关,治疗先当疏肝,患者嗳气频频,故用旋覆代赭汤疏肝解郁,和胃降逆,合左金丸、郁金辛开苦降,肝胃不和症状明显改善,但泛酸烧心,空腹痛明显,故三诊中去代赭石之重镇,加黄芪、白芍健脾柔肝,浙贝母、乌贼骨为常用抑酸组合,同时让患者保持心情舒畅,溃疡得以痊愈。

案 刘某,女,70 岁。

2010 年 11 月 17 日初诊。主诉:上腹部疼痛半年,加重半个月。患者半年前无明显诱因出现上腹部疼痛,进食后明显,无明显泛酸、烧心,无呕血、黑便。自服多种"胃药"(具体不详,但含有抗生素)治疗,病情无明显好转。近半个月上述症状加重,伴恶心、呕吐,体重下降约 15kg。11 月 14 日在当地省级医院胃镜检查显示胃角 3.5cm×3cm 深凹陷溃疡,底部覆污秽苔及血痂,周围黏膜呈环堤样隆起,质地硬。局部取材 8 块,病理回报:胃黏膜慢性炎症伴急性炎症反应及坏死,部分腺体肠化局灶腺体轻度非典型增生。胃镜及病理为高度怀疑恶性溃疡,建议手术治疗。因患者冠心病、心功能不全多年,拒绝手术,遂慕名从外地来沈阳请王老师诊治。症见:面色萎黄,神疲纳呆,胃痛甚巨,食则呕吐,舌质红,苔黄腻,脉弦滑。诊断:胃角巨大溃疡(霉菌性可能性大)。辨证:脾胃虚弱,湿热蕴结,痰浊上扰。治法:温中健脾,化痰清热,和降胃气。

处方:旋覆花 10g,代赭石 20g,党参 20g,姜半夏 15g,干姜 10g,蒲公英 20g,紫花地丁 20g,吴茱萸 10g,黄连 10g,郁金 15g,白术 10g,厚朴 10g,莪术 10g,甘草6g。

每日 1 剂,水煎 300ml,每次 100ml,口服,每日 3 次。考虑患者胃部溃疡覆有污秽苔,疑有霉菌感染,故配用氟康唑胶囊 200mg,口服,每日 1 次,首次剂量加倍。

二诊:服中药 7 剂。患者述胃痛大减,隐隐作痛,已无恶心、呕吐,可进半流食,仍肢倦、乏力,舌质暗红,苔黄微腻,脉弦滑。治以益气健脾,清热消痈,佐以活血。

处方:黄芪 30g,党参 10g,白术 10g,丹参 30g,蒲公英 30g,紫花地丁 30g,郁金 15g,枳壳 10g,莪术 10g,黄连 10g,吴茱萸 10g,砂仁 10g,乌贼骨 15g,煅瓦楞子10g,甘草 5g。

停氟康唑胶囊,加三联疗法(克拉霉素缓释片 0.5g,1 次/日 + 甲硝唑片0.4g,3 次/日 + 泮托拉唑钠片 20mg,2 次/日)抗幽门螺杆菌治疗 10 日。

三诊:服中药 14 剂。患者述腹痛缓解,肢倦、乏力也减轻,但进食后痞满,频有嗳气,舌质暗,苔白腻,脉弦。治以理气和胃止痛,为促进溃疡早日愈合,增加活血通络之品。

处方:黄芪 30g,香附 10g,紫苏梗 10g,香橼 10g,佛手 10g,莪术 15g,红花 6g,川芎 10g,蒲公英 30g,紫花地丁 30g,当归 15g,干姜 10g,炙甘草 10g。

继续服用泮托拉唑片 20mg,1 次/日。

四诊:服中药 21 剂。患者已无明显不适,肢倦、乏力均明显好转,食欲可,体重增加 3kg,但时有轻微刺痛,痛处固定不移,舌质淡紫,苔薄白,脉滑。

处方:红花10g,莪术15g,丹参30g,川芎10g,黄芪30g,当归15g,姜半夏10g,柴胡10g,枳壳10g,香附10g,紫苏梗10g,炙甘草10g。

五诊:上方加减服用30剂。患者述无特殊不适,精神、食欲俱佳,舌质淡红,苔薄白,脉滑。嘱其停服药物,择期复查胃镜。2月19日胃镜检查,见胃角弧度存在,可见瘢痕愈合不规则白色瘢痕,质软,蠕动可,胃溃疡治愈。

按:本例初诊时,恶心、呕吐明显,治以温中健脾,化痰清热,和胃降逆,以旋覆代赭汤加减,正所谓标本兼治,重在治标,7剂则呕吐止,并予抗霉菌治疗。转而益气健脾,清热解毒,重用黄芪,生肌托脓,并增加三联疗法抗幽门螺杆菌治疗。因老年人胃溃疡,除胃黏膜屏障功能减弱之外,也与幽门螺杆菌感染有关,所谓急则治标,缓则治本。且溃疡巨大,胃气失和,血运不畅,因此三诊之后,除健脾清热之外,始终兼用通络活血之品,经2个月的精心施治,使胃内巨大溃疡得以痊愈,免受手术之苦。王老师作为名老中医董建华学术思想的传承人,将董老治胃"通降十法"在本案得到了灵活运用和体现。如首诊的旋覆花、代赭石平肝降逆,吴茱萸、黄连辛开苦降;再诊的黄芪、党参辛甘通阳,黄连、枳壳通腑泻热;三诊的香附、紫苏梗降胃导滞,香橼、佛手理气通降;四诊的莪术、川芎化瘀通络,柴胡、枳壳升清降浊等。总之,本案治愈的关键在于:辨病准确,辨证精细,治疗得法,先和胃降逆,重用代赭石;继健脾解毒,重用黄芪;再则化瘀通络,重用莪术,并分别予抗霉菌及幽门螺杆菌治疗,环环紧扣,充分体现了中医精准辨证的法度。

案 某男,43岁。

胸骨后灼烧痛伴吞咽困难3个月余,加重1周。3个月前无明显诱因出现胸骨后烧灼痛,吞咽困难,泛酸、恶心等症,小便正常,大便3日1次,量少,舌尖红,苔黄,脉弦。未经系统治疗,遂来我院就诊。胃镜诊断为食管多发溃疡;病理见溃疡部组织伴上皮及淋巴组织增生。诊断:食管溃疡,非萎缩性胃炎伴糜烂。

处方:党参10g,白术10g,茯苓10g,当归10g,青黛3g,玄参5g,浙贝母10g,川芎10g,莪术10g,红花3g,甘草5g。

7剂,每日1剂,水煎早晚分服。

二诊:服药后,无不良反应。自诉服用上药胸骨后烧灼痛、吞咽困难、泛酸、恶心等症状缓解,可进半流食,小便正常,大便量少,舌质暗,苔薄黄,脉弦。予原方加丹参5g,续服10剂。

三诊:药后患者病情平稳,舌脉同前,续服原方14剂。

四诊:患者面色转华,胸骨后烧灼痛、吞咽困难较前明显改善,泛酸、恶心症状消失,排便正常,舌质暗,苔薄黄,脉弦。改丹参10g,续方25剂。

五诊：体重略有增加，无明显不适，舌尖红，苔薄白，脉弦。续原方25剂。

六诊：复查胃镜见溃疡基本愈合，食管下端可见0.8cm×0.8cm大小溃疡。舌尖红，苔薄白，脉弦。

处方：党参10g，白术10g，薏苡仁10g，丹参10g，红花3g，川芎10g，苦参5g，青黛3g，白及10g，莪术10g，儿茶5g，紫苏梗5g，佛手10g，香橼10g，浙贝母10g，甘草5g。

七诊：服上方25剂后，复查胃镜为食管黏膜瘢痕样改变。

八诊：患者病情明显好转，胸骨后无明显不适、吞咽困难等症状已去，舌尖红，苔薄白，脉弦。续原方25剂。

九诊：无明显不适，舌淡红，苔薄白，脉弦。复查胃镜见溃疡完全愈合。

处方：党参10g，紫苏梗5g，薏苡仁10g，儿茶5g，青黛3g，莪术10g，当归10g，甘草5g。

服上方25剂后停药。随访月余，患者无明显不适。

按：食管溃疡是消化道少见疾病，主要症状为胸骨后疼痛或高位上腹部疼痛，常发生于进食或饮水时，卧位或弯腰时加重，疼痛可以放射至肩胛间区和颈部；吞咽困难也是较常见的症状，与溃疡周围的炎症水肿、食管痉挛有关；慢性溃疡还可由纤维组织增生引起；其他可出现的症状有泛酸、烧心、恶心、呕吐、嗳气、体重下降等。良性食管溃疡西医多见于反流性食管炎，是食管黏膜的侵袭因素与黏膜自身防御修复因素之间失去平衡的结果，属中医"痞满""噎膈"等范畴。《诸病源候论·痞噎病》中指出"荣卫不和，阴阳隔绝，而风邪外入，与卫气相搏，血气壅塞不通，而成痞也"，其主要病机乃为胃失和降，胃气上逆。"脾宜升则健，胃宜降则和"。王老师指出反流性食管炎等，脾胃升降失调是基本病机，食积、湿阻、痰积相因为患，故当以和胃降逆、化湿清热、消食化滞、理气化痰为治疗大法。首诊方中以党参、白术、薏苡仁等健脾益气；茯苓、青黛、玄参等清热化湿；六诊方中以佛手、香橼、紫苏梗等理气和胃，浙贝母、白及等化痰理气，当归、川芎、红花、丹参等活血化瘀。

功能性消化不良

案 金某,男,56 岁。

胃脘隐痛 5 年,时发时止,近半个月嗳气,恶心,欲呕,食欲不振,心烦,失眠,舌暗红,苔薄黄,脉弦。胃镜检查为慢性浅表性胃炎。西医诊断为功能性消化不良。辨证:肝气犯胃。治法:疏肝理气。

处方:柴胡 6g,白芍 10g,桂枝 6g,党参 10g,姜半夏 10g,干姜 5g,木香 6g,郁金 10g,紫苏梗 10g,草豆蔻 5g,龙骨 20g,牡蛎 20g,延胡索 10g,川楝子 10g,甘草 3g。

二诊:服用 7 剂后,腹痛、嗳气症状减轻,食欲增加,失眠好转,舌质暗,苔薄白,脉弦。

处方:柴胡 6g,白芍 10g,桂枝 6g,党参 10g,姜半夏 10g,干姜 5g,郁金 10g,紫苏梗 10g,草豆蔻 5g,龙骨 20g,牡蛎 20g,炒酸枣仁 10g,甘草 3g。

三诊:继服 14 剂后,睡眠转安,胃脘无明显不适。

按:王老师临床上善用柴胡桂枝汤治疗多种内科杂病,包括胃脘痛。柴胡桂枝汤由小柴胡汤合桂枝汤而成,其中小柴胡汤主治"往来寒热,胸胁苦满,默默不欲饮食,心烦喜呕"等症,临床上"但见一证便是,不必悉具",而桂枝汤具有补脾和胃之功,两方合用疏肝解郁,补脾和胃;配木香、郁金行气解郁;紫苏梗、草豆蔻理气燥湿;龙骨、牡蛎重镇安神;延胡索、川楝子行气止痛。全方具有疏肝、理气、燥湿、安神之功,使肝气得疏,胃痛得缓,心神安宁,精神乃治。

案 李某,女,31 岁。

胃脘冷痛 5 年,加重 3 个月,进食生冷加重,烧心,偶有泛酸,恶心,无呕吐,二便正常,舌暗红,苔薄白,脉弦。西医诊断为功能性消化不良。辨证:脾胃虚寒。治法:温中健脾。

处方:高良姜 6g,干姜 3g,丁香 5g,吴茱萸 3g,黄连 3g,香附 10g,砂仁 3g,木香 6g,姜半夏 10g,党参 10g,白术 10g,甘草 3g。

二诊:服用 7 剂后,腹痛减轻,恶心、烧心、泛酸症状缓解,舌淡红,苔薄白,脉弦。

处方:柴胡 6g,白芍 10g,桂枝 6g,党参 10g,姜半夏 10g,干姜 3g,木香 6g,郁金10g,紫苏梗10g,草豆蔻5g,龙骨20g,牡蛎20g,延胡索10g,川楝子10g,甘草3g。

三诊:继服14剂后,诸证悉除。

按:该患者以胃脘冷痛,进食生冷加重等脾胃虚寒证为主,治疗上以高良姜、干姜、丁香温中散寒。泛酸、烧心、恶心及肝火犯胃之象,配以左金丸(吴茱萸、黄连)清肝降逆,温胃止呕,辛开苦降;以香附、砂仁、木香行气温中;姜半夏降逆止呕;党参、白术、甘草益气健脾。全方从温中、健脾、行气入手,巧用辛开苦降,使中寒自除,脾气得复,气机畅达,诸证悉除。

案 乔某,女,58岁。

患者于5年前反复出现上腹部饱胀不适,并时有嗳气、泛酸,无呕吐及黑便,食欲尚可,反复行胃镜检查诊断为轻度浅表性胃炎,先后服用多种质子泵抑制剂,均无明显好转。1周前因家庭矛盾,上述症状加重。症见:患者上腹部饱胀不适,进食后明显,嗳气频频,时有泛酸,善太息,舌质淡红,苔薄黄,脉弦滑。辨证:肝郁气滞,胃失和降。治法:疏肝和胃。

处方:党参15g,陈皮10g,姜半夏10g,白术15g,柴胡10g,郁金10g,白芍10g,香橼10g,佛手10g,栀子10g,甘草6g。

二诊:服用上方14剂后,患者诸证皆除,偶有嗳气,舌淡红,苔薄白,脉弦。

处方:党参10g,陈皮10g,姜半夏10g,白术15g,柴胡10g,郁金10g,白芍10g,香橼10g,佛手10g,香附10g,枳壳10g,甘草6g。

三诊:上方服用14剂后,无不适,以下方巩固疗效。

处方:党参15g,姜半夏10g,白术15g,柴胡10g,白芍10g,香橼10g,佛手10g,香附6g,甘草5g。

按:中医学并无功能性消化不良的病名,但中医的胃脘痛、嗳气、噎气、痞满、呕吐、吞酸、嘈杂等看,无不与功能性消化不良有关。其病位虽在胃,但与肝、脾密切相关。王老师认为,脾虚是其发病的基础,肝郁是其致病的条件,胃气不降是引发症状的原因,因此和降胃气为基本法则,而健脾、疏肝也是重要的治疗手段。本案以柴胡、白芍、郁金疏肝解郁;党参、白术、甘草健脾;姜半夏、香橼、佛手、香附、枳壳和降胃气;肝脾胃兼顾,脾气健、肝气舒,则胃气和顺。

案 王某,48岁,男。

因胃脘不适伴嗳气2年,加重1个月。2年前无明显诱因出现胃脘不舒,嗳气,食后明显,胃镜检查诊断为慢性浅表性胃炎。近1个月胃脘胀满,嗳气频频,偶有呕吐,大便干结,4～5日1次,食欲不振,舌质淡红,苔白微腻,脉滑。辨证:胃气虚弱,痰浊内阻。治法:降逆化痰,益气和胃。

处方:旋覆花10g,代赭石20g,姜半夏10g,党参10g,大枣5枚,厚朴10g,枳

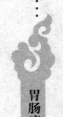

实 10g,酒大黄 5g,生姜 5 片,炙甘草 10g。

二诊:前方服用 14 剂后,患者无胃胀,偶有嗳气,无呕吐,大便 2 日 1 次,舌淡红,苔薄白,脉弦。

处方:旋覆花 10g,代赭石 10g,姜半夏 10g,党参 10g,大枣 5 枚,厚朴 10g,枳实 10g,酒大黄 5g,炙甘草 6g。

三诊:服用 14 剂后,症状缓解。

按:王老师喜用张仲景旋覆代赭汤治疗功能性消化不良,认为该方配伍严谨,是治疗"心下痞硬,嗳气不除"的第一方,此方主治与功能性消化不良十分相似。旋覆花下气消痰,降逆止嗳;代赭石质重而沉降,善镇冲逆;生姜用量宜重,一为和胃降逆以增止呕之效,二为宣散水气以助祛痰之功,三可制约代赭石的寒凉之性,使其镇降气逆而不伐胃;姜半夏祛痰散结,降逆和胃;党参、炙甘草、大枣甘温益气,健脾养胃。全方标本兼顾,补虚祛滞,与功能性消化不良的病机十分契合。因该患者同时有便秘之证,胃与肠均为六腑之一,以通为用,若肠腑不通亦会影响胃气的和降,故加用小承气汤的变方,行气通腑消积,肠腑得通,胃气得降。

案 梁某,女,28 岁。

胃脘不适 2 年,未在意。近半年因工作压力大,胃脘不适加重,表现为胀痛,痛连两胁,进食稍有不慎,即发呕吐。曾 2 次行胃镜检查,未见明显异常,服用气滞胃痛冲剂,疼痛时轻时重。刻下来诊,舌质淡红,苔薄黄,脉弦。辨证:肝气不舒,肝气犯胃。治法:疏肝理气和胃。

处方:柴胡 10g,白芍 10g,枳壳 10g,佛手 10g,香橼 10g,姜半夏 10g,黄芩 10g,竹茹 10g,延胡索 10g,甘草 6g。

并嘱患者注意舒缓工作压力。

二诊:患者服用 14 剂后,胀痛著减,未再呕吐,舌质淡红,苔薄白,脉弦。

处方:柴胡 10g,白芍 10g,枳壳 10g,佛手 10g,香橼 10g,姜半夏 10g,竹茹 10g,延胡索 10g,香附 10g,甘草 5g。

三诊:服用 7 剂后,诸证悉除,以原方 7 剂,巩固疗效。

按:王老师认为功能性消化不良,肝为起病之源,胃为传病之所。肝气郁结在发病过程中起着关键作用。因此治疗上,常用抑木扶土之法,所谓醒胃必先制肝,疏肝即以安胃,对于该类功能性消化不良,王老师常选四逆散加减,方中柴胡既可疏解肝郁,又可升清阳以使郁热外透;芍药养血敛阴,与柴胡相配,一升一敛,使郁热透解而不伤阴;枳壳行气散结,以增强疏畅气机之效;甘草缓急和中,又能调和诸药,与白芍同用,酸甘化阴、缓急止痛。临证王老师常加香附、佛手、香橼理气。因情志不舒是发病的诱因,治疗中除注意疏肝理气外,调节情志的心理疏导常常收到事半功倍的效果。

案 李某,男,43岁。

患者因工作原因,平素饮食不规律,饥饱无常,10余年前即有胃脘不适,近1年来症状加重,以进食后明显,多表现为痞满不舒,饮食量明显减少,时有恶心、干呕,无明显泛酸、烧心,大便时干时溏,舌质淡红,苔薄黄,脉弦。胃镜检查为慢性浅表性胃炎。辨证:脾胃虚弱,胃失和降。治法:健运脾胃,和降胃气。

处方:党参10g,白术10g,茯苓10g,香附10g,紫苏梗10g,陈皮10g,香橼10g,佛手10g,姜半夏10g,甘草6g。

二诊:上方服用14剂后,恶心、干呕尽除,食欲增加,因工作原因,胃脘仍时有饱胀。

处方:党参10g,白术10g,茯苓10g,香附10g,紫苏梗10g,陈皮10g,香橼10g,佛手10g,姜半夏10g,柴胡10g,白芍10g,枳壳10g,甘草5g。

三诊:上方服用14剂后,症状基本缓解,遂以香砂六君汤调治。

按:胃的生理特点集中在一个降字,病理特点集中在一个滞字,因此其治疗集中在一个通字。功能性消化不良,病机不论虚、实、寒、热,胃脘饱胀、嗳气,胃气不降的表现却是共同的,因此通降胃气是必需的手段,务使胃气下行。而肝主疏泄、调节气机,脾胃升降之枢亦赖肝气之条畅,故降胃必疏肝,在治疗中已成定则。本案病程缠绵,脾虚明显,故首诊以健脾和胃为主,方用四君子汤加香苏饮。二诊症状明显减轻,但因工作原因,胃脘时有痞满,原方合四逆散,疏肝和胃,症状缓解。

案 苏某,女,22岁。

胃胀嗳气1年,近2个月加重。刻下患者嗳气频频,食后尤甚,脘腹胀满不适,泛酸、烧心不甚明显,便溏,心烦口干,舌质红,少津,苔薄黄,脉弦。胃镜检查未见异常。诊断为功能性消化不良。辨证:胃阴虚,胃气上逆。治法:滋养胃阴,疏肝理气。

处方:旋覆花10g,代赭石20g,姜半夏10g,党参10g,香附10g,佛手10g,香橼10g,北沙参15g,麦冬10g,百合10g,乌药10g,甘草6g。

二诊:前方服用7剂后,嗳气明显好转,脘腹胀满也有改善,口渴,便溏,每日2～3次,舌质淡红,有裂纹,苔薄,脉弦。

处方:太子参10g,旋覆花10g,代赭石20g,柴胡10g,白芍10g,麦冬15g,北沙参10g,佛手10g,香橼10g,茯苓20g,白术10g,甘草6g。

三诊:胃胀缓解,无嗳气,大便正常,口干,进食稍多时脘腹不适,上方去旋覆花、代赭石,加玉竹10g,7剂,巩固疗效。

按:嗳气,也称"噫气",见于多种胃脘疾病,实证多见于饮食不节、肝气郁结;虚证多见于脾胃虚弱,虚实夹杂。本案嗳气频频,心烦口渴,舌红少津,乃胃阴不足,润降失常,胃气上逆,治疗以旋覆代赭汤、益胃汤、百合乌药散化裁,滋阴养胃,疏肝降气,首诊取效。二诊口渴、便溏,去姜半夏之燥,加茯苓、白术健脾。三诊症状皆平,去旋覆花、代赭石之重镇,加玉竹养其胃阴以资巩固。王老师认为临床嗳气单纯胃阴虚者少见,阴虚往往夹滞,如气滞、食积、夹湿等,本案胃阴不足,又见脾虚夹湿便溏之证,滋阴不可过用滋腻,适当加用健脾运湿之品。

案 沈某,女,51岁。

患者近1年胃脘胀满,连及两胁,嗳气则舒,心烦,失眠,情绪低落,在心理门诊经测试有抑郁症,就诊时胃脘胀满,嗳气频频,失眠,大便正常,泛酸、烧心不明显,舌质暗红,苔薄白,脉弦。诊断:功能性消化不良。辨证:肝胃不和。

处方:旋覆花10g,代赭石15g,柴胡10g,白芍10g,姜半夏10g,干姜5g,大枣5枚,党参10g,厚朴6g,佛手10g,香橼10g,郁金10g,龙骨20g,牡蛎20g,薏苡仁20g,炒酸枣仁30g,甘草5g。

二诊:服药1周后,嗳气明显好转,胃胀减轻,睡眠不实,舌尖红,苔薄白,脉弦。

处方:旋覆花10g,代赭石15g,柴胡10g,白芍10g,姜半夏10g,干姜3g,党参10g,厚朴6g,佛手10g,香橼10g,郁金10g,龙骨20g,牡蛎20g,薏苡仁20g,炒酸枣仁30g,远志10g,合欢皮20g,夜交藤20g,甘草5g。

三诊:上方服2周,无嗳气,胃脘仍胀,睡眠好转,心情较前好转,舌质暗红,苔薄白,脉弦。

处方:红参10g,柴胡10g,白芍10g,姜半夏10g,干姜3g,厚朴6g,佛手10g,香橼10g,郁金10g,龙骨20g,牡蛎20g,薏苡仁20g,炒酸枣仁30g,远志10g,合欢皮20g,夜交藤15g,丹参20g,红花10g,甘草6g。

四诊:服用2周后,胃胀已止,近日因家中有事,又出现失眠,胃脘胀饱,舌质暗,苔薄黄,脉弦。

处方:旋覆花10g,代赭石15g,红参6g,姜半夏10g,薏苡仁20g,厚朴6g,枳壳6g,柴胡10g,黄芩10g,珍珠母10g,龙骨30g,牡蛎20g,琥珀粉5g,甘草5g。

五诊:服用2周,症状基本缓解,但患者情绪不好时即胃脘饱胀,心烦,以原方配用圣约翰草(植物药)抗抑郁,加减服用2个月余,病情稳定。

按:功能性消化不良多为七情致病和饮食不节所致,其病位在肝、脾、胃、肠,肝胃不和之证凸显。脾胃同属中焦,为气机升降之枢,但有赖肝气条达,本案首诊时,胃不和,卧不安,以旋覆代赭汤、四逆散、半夏秫米汤加减,胃胀、嗳气明显好转;四诊时舌质偏暗,加用活血之品,症状改善,但患者情志不遂,病有反复,加用代赭石、龙骨、牡蛎、珍珠母、琥珀粉等重镇安神之品,睡眠转安,胃脘和降,并适当配用抗抑郁药,病情得以控制。王老师观察功能性消化不良患者,确有部分患者患有抑郁症,值得注意,对此类患者,除疏肝解郁外,还须安神,常用代赭石、龙骨、牡蛎、珍珠母、琥珀粉、远志、郁金等。

案 贾某,男,44岁。

2011年3月7日初诊。胃脘胀满1年余,胃镜检查为慢性浅表性胃炎,间断服用胃药,时好时坏。近1个月胃脘痞满,食欲不振,便溏,每日2~3次,舌质暗,苔薄白根腻,脉弦。有高血压病史。辨证:脾虚湿盛。治法:健脾化湿,理气和胃。

处方:党参10g,炒白术20g,苍术20g,薏苡仁30g,陈皮10g,姜半夏10g,防风10g,干姜10g,肉桂10g,葛根10g,山楂10g,焦山楂10g,车前子10g,神曲10g,甘草5g。

二诊:服用7剂后,脘腹痞满缓解,大便每日1~2次,基本成形,食欲不振,舌暗红,苔薄白,脉弦。

处方:党参10g,炒白术20g,苍术20g,薏苡仁30g,陈皮10g,姜半夏10g,防风10g,干姜10g,肉桂10g,山楂10g,焦山楂10g,莪术10g,车前子10g,神曲10g,麦芽10g,木香10g,甘草5g。

三诊:上方服用7剂后,无明显不适,舌淡红,苔薄白,脉弦,原方续服7剂。

按:脾喜燥恶湿,脾失健运,水谷不化,胃失和降,故患者胃脘痞满,纳谷不馨,便溏,这是功能性消化不良常见的证型。方以党参、炒白术、薏苡仁健脾;姜半夏、苍术、陈皮燥湿;葛根、防风升阳;肉桂、干姜、山楂、焦山楂、车前子温中止泄,是王老师治疗脾虚泄泻的常用组合;全方组方严谨,健脾化湿,升清降浊,临床疗效显著可靠。

案 孙某,女,41岁。

胃脘胀痛1年余,时轻时重,每于情志不遂时症状加重,口苦,大便不畅,舌质暗红,苔薄白,脉弦。胃镜检查为慢性浅表性胃炎。西医诊断为功能性消化不良。辨证:肝胃不和。治法:疏肝和胃降逆。

处方:柴胡10g,白芍10g,青皮10g,黄芩10g,栀子10g,延胡索10g,川楝子10g,酒大黄5g,厚朴10g,枳壳10g,砂仁5g,甘草5g。

二诊:上方服7剂,胀满减轻,上腹部有灼热感,大便不畅,舌暗红,苔薄白,脉弦。

处方:柴胡10g,白芍10g,青皮10g,黄芩10g,栀子10g,酒大黄5g,厚朴10g,枳壳10g,砂仁5g,姜半夏10g,吴茱萸10g,黄连10g,蒲公英10g,紫花地丁10g,甘草5g。

三诊:上方服7剂,胃胀缓解,大便通畅,舌淡红,苔薄白,脉弦。原方去黄连、黄芩,加郁金10g,治疗3周,诸证缓解。

按:肝为起病之源,胃为传病之所。五脏中以肝与脾胃关系最为突出。脾胃气机升降赖于肝气疏泄条达。王老师认为功能性消化不良,肝郁必参与其中。沈金鳌《杂病源流犀烛》云"胃痛。邪干胃脘病也。胃禀冲和之气。多气多血。血壮者邪不能干。虚则着而为病。偏寒偏热。水停食积。皆与真气相搏而痛。惟肝气相乘为尤甚",故在治疗上调肝以治胃。此患者肝气旺,胃气逆,肝木横克中焦,方中柴胡疏肝解郁;青皮行气和胃;白芍抑肝止痛;延胡索、川楝子,行气活血止痛;栀子清利肝火;厚朴、枳壳、砂仁理气导滞,除胀满;黄芩、酒大黄清利湿热。二诊患者腹胀减轻,上腹灼热、大便不畅,乃郁久化热,湿热并重,气机不畅,至上腹灼热,大便不畅,治疗上加蒲公英、紫花地丁、黄连、姜半夏意在行气、利湿、祛痰热。三诊热退,去苦寒之黄连、黄芩,加郁金。诊疗过程健脾降胃不忘调肝,疏泄得宜,气得升降,诸证悉平。

案 陈某,女,45岁。

胃脘胀痛1年余,近日因情志不遂,胃脘胀痛,痛引两胁,每因恼怒痛发更甚,频频嗳气,痛经,舌质暗红,苔黄,脉弦滑。辨证:木郁克土,胃失顺降。治法:疏肝理气,泻热降逆。

处方:柴胡10g,枳壳10g,青皮10g,陈皮10g,赤芍10g,白芍10g,黄连10g,吴茱萸10g,蒲黄10g,五灵脂10g,甘草5g。

二诊:上方服7剂后,脘部胀闷好转,仍有疼痛,食欲不振,舌淡红,苔薄黄,脉弦。

处方:柴胡10g,枳壳10g,青皮10g,陈皮10g,赤芍10g,白芍10g,黄连10g,吴茱萸10g,莪术10g,砂仁5g,乌药10g,百合10g。

三诊:上方服用10剂,因恼怒痛胀复作,舌质暗红,苔薄黄,脉弦。

处方:柴胡10g,黄芩6g,白芍10g,当归10g,川芎10g,红花10g,郁金10g,桃仁10g,青皮10g,枳壳10g,木香10g,延胡索10g,川楝子10g,甘草5g。

四诊:上方服用7剂,胃脘痛胀缓解,饮食增加。原方加减再续14剂,病情稳定,月经来时无腹痛。

按:患者情志不畅,肝失条达,横逆犯胃,气机受阻,表现为胃脘胀痛,攻窜两胁,遇怒加剧。《素问·六元正纪大论》谓:"木郁之发……故民病胃脘当心而痛,上支两胁,膈咽不通,食饮不下。"风木偏胜,肝胃失和,王老师认为肝郁克胃型的胃脘痛治疗上应以疏肝和胃,调理气机为主。首诊以四逆散合左金丸加减,症状有改善,鉴于患者长期情志不遂,气有不调,血有所瘀,舌质暗,痛经便见端倪,王老师遂改用血府逐瘀汤加减,在疏肝调气的基础上,加强活血化瘀,痛胀缓解。王老师治疗功能性消化不良,若疏肝调气屡用无效,常以血府逐瘀汤加减治疗,往往取效。

案 冯某,女,49岁。

频发嗳气1年余,几乎天天发生,十分苦恼,泛酸烧心不明显,便干,腹胀,舌质淡红,舌苔薄白,脉弦。胃镜检查为慢性浅表性胃炎。西医诊断为功能性消化不良。经多种中西药治疗,均无改善,经人推荐,请王老师诊治。辨证:肝胃不和,胃气上逆。治法:疏肝理气,和胃降逆。

处方:红参10g,旋覆花10g,代赭石30g,姜半夏10g,厚朴6g,丁香6g,紫苏梗10g,草豆蔻5g,干姜5g,酒大黄6g,佛手10g,香橼10g,大枣5枚,甘草3g。

二诊:上方服7剂后,嗳气明显好转,大便通畅,但胃脘仍有堵闷感,舌淡红,苔白,脉弦。

处方:红参5g,旋覆花10g,代赭石20g,姜半夏10g,枳壳6g,厚朴6g,陈皮6g,砂仁3g,青皮6g,丁香5g,紫苏梗10g,草豆蔻5g,火麻仁10g,佛手10g,香橼6g,大枣6枚,甘草3g。

三诊:偶有嗳气,大便不畅。原方加当归10g,槟榔10g,10剂。药后无明显不适,遂以麻仁滋脾丸善后。

按:肝郁气滞,胃失合降为嗳气的主要病机。治宜疏肝解郁,降逆和胃。《伤寒论》第161条:"伤寒发汗,若吐若下,解后心下痞硬,噫气不除者,旋覆代赭汤主之。"本例为顽固性嗳气,绵绵不休,首诊以红参、代赭石补虚降逆,酒大黄、厚朴通降胃气,效如桴鼓。王老师擅用旋覆代赭汤加减治疗功能性消化不良,临证加减变化灵活。肝郁明显者,合四逆散;夹热者,合左金丸;苔腻者,加藿香、砂仁、苍术;便干者,加酒大黄、厚朴;便溏者加白术、苍术、肉桂;对顽固性嗳气,王老师重用代赭石30g以上,不用党参而用红参,认为非红参大补胃气,代赭石重镇降逆,难以收功。

肠易激综合征

案 王某,女,58岁。

腹痛、腹泻3年,每日排便3~4次,小腹冷痛,下肢凉,晨起肠鸣,舌淡红,苔薄白,脉细弱。肠镜检查未见明显异常。西医诊断:腹泻型肠易激综合征。辨证:脾胃虚寒。治法:健脾温中。

处方:党参10g,炒白术10g,干姜5g,肉桂10g,防风10g,葛根15g,木香6g,陈皮6g,川芎6g,当归10g,小茴香6g,白芍10g,甘草3g。

二诊:服用7剂后,腹痛减轻,每日排便1~2次,怕冷减轻,舌淡红,苔薄白。

处方:党参10g,炒白术10g,干姜5g,肉桂10g,防风10g,葛根15g,淡附片6g,补骨脂10g,木香6g,陈皮6g,川芎6g,当归10g,小茴香6g,白芍10g,甘草3g。

三诊:服用14剂后,大便正常,腹痛缓解。

按:肠易激综合征,包括腹泻型、便秘型、腹泻便秘交替型,临床以腹泻型最为常见,其特点是腹泻伴有腹痛,病情反复。"泄泻之本,无不由脾胃",王老师认为该病与脾肾关系最为密切,脾肾两虚为发病之根本。方中以党参、炒白术、肉桂、干姜健脾温中;防风祛风胜湿止泻;葛根升阳止泻;木香、陈皮理气运脾止泻;小茴香理气和胃散寒;白芍、甘草缓急止痛。久病多瘀,治疗上常用川芎、当归以活血化瘀。再诊加淡附片、补骨脂温补肾阳,治病求本。

案 王某,女,42岁。

慢性泄泻近10年,每于劳累及情志不遂病情发作或加重,经多次肠镜检查均未见异常,虽经多方治疗,病情时好时坏。半个月前,复因情志不遂再发泄泻,大便溏薄,每日4~5次,兼有嗳气纳呆,胸胁闷胀,泻前腹痛、腹胀不适,泻后痛缓,面色萎黄,神疲肢倦,夜寐不安,舌胖,质淡红,舌苔白,脉沉弦。西医诊断:腹泻型肠易激综合征。辨证:肝郁脾虚。治法:疏肝健脾。

处方:柴胡15g,香附10g,白芍10g,党参15g,炒白术15g,苍术10g,茯苓10g,陈皮6g,防风10g,酸枣仁10g,甘草10g。

二诊:前方服用7剂后,大便次数减少,每日2~3次,仍有胁腹作胀,嗳气不减,舌淡红,苔薄白,脉弦。

处方：柴胡15g，香附10g，白芍10g，党参15g，炒白术15g，苍术10g，茯苓10g，陈皮6g，防风10g，酸枣仁10g，香橼10g，佛手10g，鸡内金10g，甘草5g。

三诊：前方继服7剂，胁腹胀满改善，无嗳气，胃纳可，仍便溏，每日1~2次，舌质淡红，有齿痕，苔薄白，脉滑。原方加干姜10g，肉桂10g。

四诊：大便成形，每日1~2次，无腹痛。前方去香橼、佛手，加山药20g，茯苓改为20g，继服7剂。药后大便正常，食欲好转，夜寐转安，精神渐佳。继服25剂后，病情稳定，随访半年，未复发。

按：患者素体脾虚，"形体劳役则脾病"，加之情志不遂，肝郁犯脾，故每遇劳累及情志不遂而发作或加重。患者此次发病仍以情志不遂为诱因，治疗当以疏肝为主，选柴胡、香附疏肝解郁，配伍防风增强了疏肝气、解肝郁的疗效；白芍，酸以敛肝，防疏泄太过；患者素体脾虚，方中选党参、炒白术、甘草益气健脾以复脾运，配伍茯苓健脾化湿，陈皮理气醒脾燥湿，并用解郁安神之酸枣仁，全方疏肝健脾，通阳化湿，首诊7剂即获良效。但二诊时患者胁腹作胀好转不显，乃气机不畅，故加香橼、佛手等理气和胃之品，服后胁腹胀满改善，但仍有便溏，三诊加干姜、肉桂温中健脾，化湿助运而收全功。整个诊治过程，法随证立，方从法出，药随证变，环环紧扣，使脾健、肝疏、泻止。

案 赵某，女，58岁。

4年前因饮食不洁患急性痢疾，治疗后，痢止，泻不止，并有腹部隐痛不适，大便稀糊状，食后即泻，每日3~4次，发作频繁，少有缓解期，常于饮食不当或受寒后症状加重。4年间行3次结肠镜和粪便检查均未见明显异常，曾服西药效果不显。初诊时，餐后腹痛即泻，泻后痛缓，便溏，夹有黏液，时有脱肛，纳呆食少，消瘦倦怠，舌质淡，苔白稍腻，脉滑。西医诊断：腹泻型肠易激综合征。辨证：脾虚湿盛。治法：健脾化湿。方用参苓白术散加减。

处方：太子参10g，炒白术10g，茯苓10g，薏苡仁20g，山药10g，苍术10g，陈皮6g，升麻10g，甘草5g。

服药期间嘱患者注意调摄饮食，食谱中剔除可能诱发加重腹泻的食物。

二诊：前方服用14剂，患者大便次数减少，每日1~2次，黏液亦少，腹部隐隐作痛，脱肛仍时有发生，纳谷不馨，舌质淡红，苔薄白，脉沉。

处方：太子参10g，炒白术10g，茯苓10g，薏苡仁20g，山药10g，苍术10g，陈皮6g，升麻10g，砂仁5g（后下），焦山楂10g，柴胡10g，葛根10g，甘草5g。

三诊：再服14剂，患者大便基本成形，无黏液，每日1~2次，脱肛偶有发生，食纳佳。嘱其守方继服。

四诊：服用7剂时（正值秋冬交替天气转冷之时），患者复诊，述前日饮凉啤酒后腹泻反复，畏寒肢冷，舌淡红，苔薄白，脉弦。治宜健脾温中化湿。

处方:党参15g,炒白术10g,茯苓10g,薏苡仁20g,山药10g,苍术10g,陈皮6g,升麻10g,砂仁5g(后下),焦山楂10g,柴胡10g,葛根10g,炮姜10g,淡附片10g,甘草5g。

五诊:服用7剂后,大便成形,无特殊不适。予健脾善后。

处方:党参10g,炒白术10g,茯苓10g,薏苡仁10g,山药10g,陈皮6g,甘草5g。

间断服用,半年随访无复发。

按:患者曾因饮食不洁,脾胃受伤,脾虚失于运化,则水湿内生,清浊相混,发为泄泻,故首诊方选补而不滞的参苓白术散加减,以健脾祛湿升阳,但在服用14剂后,患者仍时有脱肛发生,故加柴胡、葛根增强升阳之力;患者在服药期间,进食寒凉酒醴,再伤脾胃,畏寒肢冷,故加炮姜、淡附片温中散寒。王老师认为温中之品,可启动脾阳,醒脾燥湿,使中焦脾土阳气升发,则水谷精微得升,水湿得化,泄泻自止。本案治疗过程中,注意饮食调控,剔除食谱中不耐受食物也是治疗关键,防止复发。

案 张某,男,53岁。

腹痛、腹泻10余年,每日4~5次,时有腹胀,服西药便数虽减,但停药即复发,多于进食不慎而反复。近1年,患者每晨4~5点许即脐周作痛,肠鸣即泻,泻后痛减,大便多为溏便,夹有不消化食物,腰腹畏寒,疲乏无力,舌淡红,苔白,脉沉。肠镜检查未见异常。西医诊断:腹泻型肠易激综合征。辨证:脾肾阳虚。治法:健脾化湿,温肾助阳。

处方:补骨脂10g,肉豆蔻10g,吴茱萸10g,茯苓15g,炒白术10g,苍术10g,山药10g,薏苡仁10g,五味子10g,淡附片10g,干姜10g,肉桂6g,炙甘草10g。

二诊:服用7剂后,诸证减轻,仍有晨泻,每日3~4次,大便不成形,舌淡红,苔薄白,脉弦。

处方:补骨脂10g,肉豆蔻10g,吴茱萸10g,茯苓15g,炒白术15g,苍术10g,山药10g,薏苡仁20g,五味子10g,淡附片20g,干姜10g,肉桂10g,炙甘草10g。

三诊:服用14剂后,大便基本成形,每日晨起排便2次,无明显畏寒、肢冷,但每于受寒或饮冷后腹泻反复,但很快缓解。

处方:补骨脂10g,肉豆蔻10g,茯苓15g,炒白术10g,山药10g,干姜10g,肉桂10g,薏苡仁10g,炙甘草10g。

加减共服28剂,病情稳定。随访半年无复发,临床痊愈。

按:患者素体脾胃虚弱。脾失运化,水谷不分,混杂而下,发为泄泻。病久迁延不愈,脾阳受损,伤及肾阳,脾肾两虚。"肾者,胃之关也。"肾主二阴而司开合,肾虚则下焦不固,故在黎明将交阳分之时则泄泻。命门火衰不能温运脾土,脾阳更虚,故泄泻绵延不愈,治宜健脾化湿,温肾助阳。以四神丸温肾暖脾,但患者病程 10 年,中寒内盛,故加辛热回阳、温阳散寒、补阳益火的淡附片,附子辛热燥烈,走而不守,"乃除寒湿之圣药"(《本草纲目》);辛甘性热、散寒止痛、温中补阳的肉桂,肉桂甘热浑厚,能走能守,偏暖下焦而温肾阳,更能助相火归元以摄无根之火。7 剂后即见成效,但有晨泻,故增大淡附片剂量,泻止。王老师治疗久泻,若健脾燥湿无效,多加淡附片、肉桂、干姜,温补肾阳,淡附片用量多在 10 ~ 30g,依病情而定。

案 刘某,男,42 岁。

慢性泄泻 10 余年,粪质稀溏,便急,便前腹痛、肠鸣,便后缓解,晨起症状明显,每日必泻,多为 2 次,每遇饮冷啤酒、情志不舒即可发作或加重,结肠镜检查未见异常。平素喜热饮,四肢不温,舌质淡红,苔薄白,脉弦。辨证:肝郁脾虚。治法:疏肝,健脾,温肾。

处方:炒白术 10g,茯苓 15g,陈皮 6g,白芍 20g,防风 10g,党参 15g,山药 15g,炮姜 10g,补骨脂 30g,肉桂 10g,黄连 10g,甘草 10g。

嘱患者服药期间注意避免饮冷,并注意调摄情志。

二诊:服用 14 剂后,患者述肢冷明显改善,无明显便急,舌淡红,苔薄白,脉弦。

处方:炒白术 15g,茯苓 15g,陈皮 6g,白芍 20g,防风 10g,党参 15g,山药 15g,炮姜 10g,补骨脂 20g,肉桂 10g,黄连 6g,甘草 5g。14 剂。

三诊:大便变稠,日行 1 次,便前腹痛、肠鸣也明显改善,无四肢不温。去黄连,补骨脂改为 15g,白芍改为 10g,继续服用 4 周。患者无不适,病告痊愈。

按:本案泄泻的特点是形寒肢冷,并与情志有关,乃脾虚肝乘,肾阳温运不及。方中炒白术、茯苓、陈皮、山药、党参、甘草甘温入脾,益气健脾祛湿;白芍、陈皮、防风抑肝升阳;炮姜、肉桂、补骨脂既能温补肾阳,又能温脾止泻,配黄连取其燥湿清热之功效,又与补骨脂、肉桂、炮姜等热药合用起反佐作用而清泻肝火,和胃降逆,坚肠止泻。全方肝、脾、肾三脏同调、温清并用、标本兼顾。

案 梅某,女,46 岁,公司职员。

慢性泄泻 5 年余,时轻时重,稍有饮食不慎即加重,结肠镜检查提示大致正常肠黏膜。2 个月前心情烦郁不解,泄泻加重。来诊时述大便时溏时稀,夹有黏液,泻后不爽,每日 4 ~ 5 次,经期症状明显,伴有腹胀肠鸣,隐隐作痛,喜温喜按,夜眠不佳,舌质淡红,苔薄微腻,脉沉弦。西医诊断:腹泻型肠易激综合征。辨证:肝郁脾虚,肾阳不足。治法:疏肝,健脾,温肾。

处方:炒白术 10g,白扁豆 15g,茯苓 10g,白芍 10g,陈皮 6g,柴胡 10g,香附 10g,五味子 10g,酸枣仁 10g,肉桂 5g,炮姜 10g,甘草 5g。

嘱患者要怡情畅神。

二诊:14剂后,患者大便转稠,腹痛减轻,泻后不爽及腹胀状缓解不显,睡眠仍多梦,舌淡红,苔,腻,脉弦。前方减白扁豆,加黄连10g,木香10g。

三诊:再服14剂后,每日仍溏便1~2次,无明显腹痛、腹胀,夜间睡眠佳。继服14剂后,诸证悉除。

按:患者素体脾胃虚弱,加之情志不遂,肝郁犯脾,脾失运化而发本病。肝藏血、主疏泄,"女子以肝为先天",故经期症状明显。治以调肝、健脾为主。该方炒白术、白扁豆、茯苓、陈皮健脾益气祛湿;白芍养血柔肝;柴胡、香附疏肝,配合炒白术、茯苓使运化有权;五味子、酸枣仁解郁安神;患者脉沉、腹痛喜温喜按,故加辛热之肉桂、炮姜引火归元。该方肝脾肾同调,而各有偏重,故起效较著。而二诊时大便泻后不爽,结合腻苔,故加黄连一味,清热燥湿,配木香调气,以通为补,后重自除,黄连配合肉桂,乃交泰丸,交通心肾,促进睡眠。

案 冯某,男,36岁,公务员。

患者于5年前1次不洁饮食后,即反复出现腹泻,每于进食特定食物后发作,发作时腹泻呈水样便,便前有腹痛,无脓血便,无发热,连续便2~3天,症状即可缓解。近1年来,患者常有腹泻发作,进食特殊食物后症状尤为明显,先后2次行结肠镜检查未见明显异常。遂来诊。近日腹泻每日2~3次,肢困体倦,食欲不振,舌质淡红,苔薄白,脉弦。西医诊断:腹泻型肠易激综合征。辨证:脾虚湿盛。治法:健脾除湿。

处方:太子参10g,炒白术10g,苍术10g,薏苡仁20g,茯苓20g,肉桂6g,炮姜6g,山药10g,葛根10g,甘草6g。

并嘱患者进行食物不耐受检测,依据检测结果,调整饮食。

二诊:患者服用14剂后,腹泻明显好转,无口渴,有时乏力,舌淡红,苔薄白,脉弦。

处方:党参10g,炒白术10g,苍术10g,薏苡仁20g,茯苓20g,肉桂6g,炮姜6g,山药10g,葛根10g,焦山楂10g,甘草6g。

三诊:服用14剂后,诸证悉除。续方7剂以巩固疗效。

按:肠易激综合征患者,常合并有食物不耐受,依据其发病原因和症状,可归结为脾胃虚弱,运化失职,治疗以健脾为主,四君子汤最为常用。首诊用太子参,取其清补,与山药合用,是王老师常用的补脾药对,益气健脾,养阴生津,本案患者腹泻而口渴,用之最宜,方中以葛根升清,肉桂温阳,以助脾气健运之力。

案 韩某,男,47岁。公司高层管理人员。

大便稀溏多年,每日3~4次,无腹痛,无脓血,去年查结肠镜未见明显异常,近日因公司事情繁劳,腹泻加重,每日3次以上,且有腹胀,情绪激动时症状明显,平素善太息,口苦,舌质红,苔薄黄、中有裂纹,脉弦。西医诊断:腹泻型肠易激综合征。辨证:肝脾不和,内有郁热。治法:疏肝健脾清热。

处方:党参10g,白术10g,苍术10g,薏苡仁10g,茯苓10g,鱼腥草10g,葛根10g,防风10g,白芍10g,陈皮10g,甘草6g。

并嘱患者注意调节情志。

二诊:前方服用10剂后,腹泻、腹痛症状明显缓解,但夜眠差,舌质红,苔薄黄,脉弦。

处方:柴胡10g,白芍10g,白术15g,薏苡仁10g,茯苓10g,黄连10g,川芎10g,牡丹皮10g,栀子10g,陈皮10g,酸枣仁20g,五味子10g,甘草10g。

三诊:患者诸证悉平。继以前方7剂巩固疗效。

按:本例肠易激综合征,中医证属肝郁脾虚夹热,辨证分析,脾虚为本,郁热为标。湿为阴邪,易伤阳气,临证忌用苦寒,王老师常用葛根、鱼腥草,稍加清解,顾护脾胃。肠易激综合征难以回避的因素就是情志因素。常为情志因素所诱发,也可因情志因素而加重或好转。王老师临床施治中喜用痛泻要方加减疏肝解郁之品,同时注意心理疏导,因人施治。

案 林某,女,70岁。

2008年11月26日初诊。口干苦、便溏、腹痛2年余,无脓血,嗳气食少,舌淡红,苔薄白、有裂纹,脉弦数。结肠镜检查未见异常。西医诊断:腹泻型肠易激综合征。辨证:脾虚湿困,胃阴不足。治法:健脾燥湿,兼顾胃阴。

处方:白术10g,白芍10g,防风10g,石斛10g,麦冬10g,玉竹10g,葛根10g,山药10g,扁豆15g,北沙参10g,茯苓10g,百合10g,乌药10g,甘草5g。

二诊:上方服用14剂后,口干、口苦、腹痛症状明显缓解,仍便溏,胃脘胀满,舌淡红,苔薄白,脉弦。

处方:党参10g,白芍20g,白术10g,苍术10g,肉桂3g,干姜3g,黄连3g,陈皮6g,山药10g,焦山楂10g,五味子6g,百合10g,乌药10g,佛手10g,香橼10g,甘草5g。

三诊:上方服14剂,大便正常,无口干。续方7剂以巩固疗效。

按:泄泻是临床常见病、多发病,主要症状是排便次数增多,粪质稀溏或完谷不化,甚如水样。忧郁恼怒,精神紧张,木郁不达,横逆犯脾,脾失健运,气机升降失常,是本病的主要病机。《医方考》云:"泻责之脾,痛责之肝;肝责之实,脾责之虚,脾虚肝实,故令痛泻。"其特点是泻必腹痛,王老师喜用痛泻要方加减治疗肝气乘脾型泄泻。但本例既有腹痛泄泻肝郁乘脾,脾虚湿困之证,又有口干,舌裂,嗳气食少,胃阴不足,胃气不降之象,过用燥湿,胃阴更伤,过用滋阴,湿浊难除。方中白术苦甘而温,补脾燥湿以治土虚;白芍养血柔肝,缓急止痛;茯苓、山药、扁豆健脾补虚,渗湿止泻;防风具有生散之性,与白术、白芍相伍,散肝郁,舒脾气,且燥湿,又为脾经引经药;乌药味辛行散,入脾而宽中,故能行气止痛,与百合合用,温而不燥;配北沙参、麦冬、石斛、玉竹滋养胃阴,清润不腻;山药、扁豆、葛根健脾而不燥;全方辨证精准,丝丝入扣。二诊患者胃阴来复,湿邪未尽,加用苍术、干姜、肉桂,温中燥湿,健脾理气,泄泻自愈。

案 王某,男,42岁。

2009年12月14日初诊。患者泄泻5年余,饮食生冷食物或受凉后易发,肠鸣,泄泻重时每日4～6次,大便不爽,无脓血,舌质红,苔薄黄,脉弦。肠镜检查未见异常。西医诊断:腹泻型肠易激综合征。辨证:脾肾阳虚。治法:温补脾肾。

处方:淡附片6g,干姜6g,肉桂3g,炒白术10g,木香6g,黄连5g,茯苓10g,苍术10g,防风10g,白芍10g,陈皮6g,五味子6g,炙甘草6g。7剂。

二诊:患者大便次数减少,仍便溏,舌脉同前。

处方:淡附片12g,干姜6g,肉桂3g,炒白术20g,木香6g,黄连5g,茯苓10g,苍术15g,防风10g,白芍10g,陈皮6g,五味子6g,炙甘草6g。14剂。

三诊:患者大便成形,每日1次,病情趋于稳定,舌质红,苔薄白,脉弦。

处方:淡附片12g,党参10g,干姜5g,肉桂5g,炒白术10g,苍术10g,防风10g,山楂10g,白芍10g,乌梅10g,甘草5g。

间断服用,随访半年,患者大便成形,无腹痛。

按:泄泻是以排便次数增多,粪质稀薄或完谷不化,甚至泻出如水样为特征的病症。《黄帝内经》对本病的病因病机有较全面的论述,认为风、寒、热侵袭以及饮食、起居、情志失宜,均可引起泄泻。泄泻的外因虽有风、寒、暑、湿、食之不同,但湿是基本病因,故有"无湿不成泻"之说。慢性泄泻虽然多有虚寒的表现,但正虚邪恋的病情经常出现,因此王老师不主张早用、纯用收涩之剂,而注意清理。即使运用补法,也注重健脾温阳,调畅气机,使之补而不腻,涩而不滞。该例首诊苔薄黄,大便不爽,故在温补中加木香调气,少量黄连清理,大便正常后,即以健脾温中固本。

案 刘某,男,27岁。

患者腹泻3年余,每天排便5～6次,大便不成形,夹有黏液,伴肠鸣,偶有下腹部疼痛,便后缓解,腹部喜暖喜按,体形偏瘦。舌淡红,苔薄腻,脉弦。肠镜检查未见异常。西医诊断:腹泻型肠易激综合征。辨证:脾虚湿盛。治法:健脾化湿止泻。

处方:党参15g,炒白术10g,苍术10g,肉桂10g,山药10g,扁豆10g,麦芽10g,神曲10g,焦山楂10g,砂仁6g,茯苓10g,炮姜10g,甘草6g。7剂。

二诊:腹泻明显减轻,每天2~3次,舌淡红,苔薄白,脉弦。

处方:党参10g,白术10g,苍术10g,肉桂10g,山药10g,扁豆10g,麦芽10g,神曲10g,焦山楂10g,砂仁6g,茯苓10g,炮姜10g,甘草6g。

上方加减治疗月余,疗效巩固。

按:患者腹泻多年,素体脾气虚弱,运化失职,湿浊不化。"泄泻之本,无不由于脾胃",所以脾虚为此病的主要病机。湿为病理产物,但脾喜燥恶湿,湿又为致病之因。王老师认为以腹泻型肠易激综合征,治疗上应以健脾燥湿为主,健脾时要少用补气药,以免阻碍气机,加重胀痛;而多用运脾药,方中炒白术、苍术、茯苓、山药、扁豆运脾即补脾,运则建,行则补,补而不滞;肉桂、炮姜温肾助阳;麦芽、神曲、焦山楂消食导滞,消补兼施。

案 吴某,女,54岁。

便秘、腹泻交替1年。近期每日大便3~4次,腹泻4~5天后,又2~3天大便1次,多与情志不调有关。现溏便,无脓血,腹痛,舌暗红,苔薄白,脉弦。西医诊断:肠易激综合征。辨证:肝脾不调,脾失健运。治法:疏肝理气运脾。

处方:党参10g,柴胡15g,白芍15g,白术10g,苍术6g,防风10g,当归15g,陈皮15g,山药15g,茯苓15g,木香10g,川芎15g,甘草10g。

二诊:服药14剂,便已调,舌淡红,苔薄白,脉弦。

处方:党参10g,柴胡15g,白芍15g,白术10g,苍术5g,防风10g,当归15g,陈皮15g,山药15g,茯苓15g,木香10g,川芎15g,神曲10g,麦芽10g,甘草6g。

三诊:病情稳定,嘱其保持心情舒畅,注意饮食调摄,原方续服7剂。

按:《景岳全书》云:"凡遇怒气便作泄泻者,必先以怒时挟食,致伤脾胃,故但有所犯,即随触而发,此肝脾二脏之病也。盖以肝木克土,脾气受伤而然。"本案患者为肝脾不调,以痛泻要方加减疏肝健脾。方中白术、苍术健脾补中,燥湿止泻;陈皮理气和中,助白术健脾祛湿;防风散肝舒脾,调畅气机;柴胡、木香疏肝理气;白芍缓急止痛;党参益气健脾;茯苓淡渗利湿。因患者腹泻、便秘交替,不宜过燥,故苍术用量较小,并加当归养血润燥。对于腹泻、便秘交替患者,王老师治疗重在疏肝运脾,腹泻时,止泻不宜过燥,便秘时,润肠不宜滋腻,贵在调和,用药轻灵。

案 张某,男,17岁。

腹痛,食欲差,便溏2年。每天排不成形便2~3次,泻后痛减,舌尖红,苔薄白,脉弦。西医诊断:肠易激综合征。中医诊断:泄泻(寒热错杂)。治法:疏肝健脾,佐以清热。

处方:党参10g,炒白术10g,苍术10g,鱼腥草15g,干姜5g,葛根15g,木香6g,防风10g,薏苡仁10g,山楂10g,焦山楂10g,神曲10g,麦芽15g,甘草5g。

二诊:上方14剂,腹泻症状好转,偶有右下腹胀痛,舌淡红,苔薄白。

处方:柴胡6g,白芍10g,防风10g,陈皮6g,青皮6g,山楂10g,白术10g,苍术10g,茯苓10g,木香6g,鱼腥草15g,甘草5g。

三诊:上方14剂,泻止,无明显不适,遂以参苓白术散善后。

按:《灵枢·师传》谓:"胃中寒、肠中热则胀而且泄;胃中热、肠中寒则疾饥,小腹痛胀。"此患者即是在脾虚的基础上,出现了脾、胃、肠寒热错杂的症状。王老师以补脾益胃为主,辅以辛开苦降,起到平调寒热、调理阴阳的作用。首诊中以四君子汤为基础方,补益脾气,以干姜和鱼腥草平调寒热,并加山楂、焦山楂、神曲、麦芽消食和胃。二诊患者病情好转,以腹胀为主,故用疏肝行气药加茯苓健脾渗湿止泄。

案 陈某,男,59岁。

腹痛、腹泻1年。每天排不成形便2～4次,大便不爽,无脓血,腹胀,舌尖红,苔薄白,脉弦。肠镜检查未见异常。西医诊断:肠易激综合征。中医诊断:泄泻(肝脾不调)。治法:疏肝理脾。

处方:柴胡6g,白芍10g,青皮6g,防风10g,炒白术10g,焦山楂10g,木香6g,陈皮10g,厚朴6g,枳壳6g,乌梅10g,干姜5g,甘草5g。7剂。

二诊:腹痛、腹泻好转,舌淡红,苔薄白,脉沉。

处方:党参10g,柴胡6g,白芍10g,青皮6g,防风10g,炒白术10g,焦山楂10g,木香6g,陈皮10g,厚朴6g,枳壳6g,乌梅10g,干姜5g,甘草5g,14剂。

三诊:无腹痛,大便正常。原方续服7剂。

按:肝脾不调,病变部位涉及脾、胃、大肠,与肝的关系密切。叶天士在《临证指南医案》曰:"脾宜升则健,胃宜降则和。"肝的疏泄功能正常,是脾胃正常升降的关键。王老师治疗肝脾不调之肠易激综合征,以疏肝理脾为主,用药以柴胡、枳壳、白芍、甘草、炒白术、陈皮、防风等频次最多,即四逆散、痛泻要方为主加减。本例腹泻而大便不爽,湿阻气滞,故加木香、厚朴、枳壳调畅气机。

案 叶某,男,42岁。

便溏年余,每日3～5次,无脓血,便前腹痛,纳差,畏寒,乏力,偶有胃胀,舌淡红,苔薄白,脉弦。胃镜检查为浅表性胃炎,肠镜检查正常。西医诊断:肠易激综合征。中医诊断:泄泻(脾胃虚弱)。治法:健脾温中和胃。

处方:党参10g,炒白术10g,苍术10g,薏苡仁10g,茯苓10g,干姜3g,肉桂3g,陈皮6g,防风10g,山楂10g,焦山楂10g,木香6g,五味子6g,甘草5g。7剂。

二诊:便溏好转,食欲增加,但仍每日2～3次,怕冷,余症同前,舌质淡红,苔薄白,脉弦。

处方:党参10g,炒白术10g,茯苓10g,干姜3g,肉桂3g,陈皮6g,防风10g,山楂10g,焦山楂10g,甘草3g,木香6g,淡附片6g,乌梅10g,甘草5g。7剂。

三诊:大便每日1~2次,时成形,舌淡红,苔薄白,脉弦。

处方:党参10g,淡附片12g,干姜6g,炮姜6g,山楂10g,焦山楂10g,炒白术20g,苍术20g,肉桂3g,补骨脂10g,车前子10g,茯苓10g,甘草5g。

四诊:服上方14剂,症状完全缓解。

按:脾虚湿盛是本案泄泻的主要病机,脾虚久泻不愈,伤及肾阳而致脾肾阳虚,不能温煦脾土,泄泻不止。首诊以党参、炒白术、茯苓、甘草补脾胃之气,且茯苓、白术、薏苡仁既可健脾补其虚,又能渗湿而止泻;防风、木香、陈皮行气止痛;车前子渗湿止泻,所谓"利小便所以实大便";干姜、肉桂温补脾肾;五味子敛阴止泻。二诊患者仍有怕冷,王老师认为乃温阳药物不足,故加淡附片、补骨脂温阳散寒,干姜、炮姜同用,温而不燥。在治疗上掌握先后缓急,抓住祛湿运脾之关键,泄泻之苦去也。

案 李某,女,68岁。2011年6月17日初诊。

腹痛、腹泻1年余,多为溏便,时夹黏液,无脓血,怕冷,舌质红,苔薄白,脉沉。肠镜检查未见异常。西医诊断:肠易激综合征。辨证:脾肾阳虚,运化无权,清浊不分。治法:温阳健脾,化湿止泻。

处方:党参10g,炒白术10g,茯苓10g,苍术10g,肉桂10g,干姜10g,淡附片10g,鱼腥草10g,山楂10g,焦山楂10g,车前子10g,木香10g,甘草6g。

二诊:服药7剂后,时有腹部隐痛,大便时干时溏,舌脉同前。

处方:淡附片20g,干姜10g,肉桂10g,白芍30g,炒白术20g,苍术20g,鱼腥草10g,山楂10g,焦山楂10g,车前子10g,木香10g,炙甘草10g。

三诊:服药7剂后,大便次数减少,偶成形,左下腹隐痛,舌淡红,苔薄白,脉弦。

处方:党参20g,白术10g,苍术10g,淡附片20g,干姜10g,肉桂10g,白芍30g,川芎10g,当归10g,柴胡10g,延胡索10g,川楝子10g,木香10g,甘草6g。

四诊:服药7剂后,大便成形,少腹隐痛,舌质暗,苔薄白,脉弦。前方加小茴香10g,红花10g,继服7剂,症平。

按:泄泻之病,责之于脾,如《景岳全书》曰:"泄泻之本,无不由于脾胃。"慢性泄泻与肝、肾两脏功能失调也有密切的联系。脾胃升降有赖于肝气之条达;脾阳健运有赖于肾阳的温煦。若肝气不舒,横逆克脾,脾失健运,升降失调;或肾阳不足,命门火衰,不能助脾腐熟水谷,皆可成泻。王老师治疗慢性泄泻以健脾为核心,注重脾肝肾同调,如处方中党参、炒白术、茯苓健脾化湿;白芍养血柔肝止痛;柴胡配延胡索、川楝子疏肝解郁,行气止痛;干姜、肉桂、淡附片温补脾肾阳气,以助脾腐熟水谷。临证时除健脾化湿,调理肝肾之外,尚可依据病情佐以淡

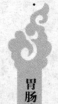

渗、升提等治泻之法,如鱼腥草、车前子通利水道,利小便以实大便;柴胡、葛根升阳,鼓舞胃气上腾,以风胜湿。此外,慢性泄泻虚实夹杂的病情很常见,在治疗时应注意疏利,如苍术健脾运湿;山楂生用消食化积,行气止痛,炒用兼能止泻;木香行气止痛,健脾消食止泻。

泄　泻

案 高某,男,32岁。

便溏5年,每日排便3~5次,无腹痛、脓血便,饮食尚可,舌红,有裂纹,苔薄黄,脉弦。辨证:脾虚夹湿。治法:健脾化湿。

处方:党参10g,白术20g,苍术10g,薏苡仁15g,肉桂5g,干姜5g,焦山楂10g,山楂10g,车前子10g,补骨脂10g,防风10g,鱼腥草10g,甘草5g。

二诊:服药7剂,大便成形,舌红,有裂纹,苔薄黄,脉弦。

处方:党参10g,白术15g,苍术10g,薏苡仁15g,肉桂3g,干姜3g,焦山楂10g,山楂10g,车前子10g,补骨脂10g,白芍10g,金银花10g,鱼腥草10g,甘草5g。

三诊:服药7剂后,病情稳定,排便正常。原方去干姜、肉桂,继服7剂。

按:本案泄泻5年之久,多为溏便,脾虚为本。全方以党参、白术益气健脾;薏苡仁健脾利湿止泻,白术配苍术健脾燥湿;防风祛风胜湿;肉桂、干姜温补中阳;焦山楂、山楂、车前子、补骨脂为王老师临床治疗泄泻的经验组合;全方温脾化湿、清肠利小便。患者舌红,有裂纹,苔黄兼有湿从热化之象,故首诊配以鱼腥草清肠止泻。二诊泻止,虑燥湿伤阴,去干姜、肉桂,加金银花清热坚肠。

案 李某,女,61岁。

便溏6年,加重15天。每日大便3~4次,无腹痛、便血,舌暗红,苔薄黄,脉弦。既往有结肠息肉电切术病史,有高血压病、高脂血症、糖尿病病史2年。辨证:脾虚湿盛。治法:健脾燥湿。

处方:葛根15g,白术10g,苍术10g,茯苓10g,山药10g,薏苡仁45g,泽泻10g,山楂10g,焦山楂10g,车前子10g,补骨脂10g,黄连6g,菊花10g,干姜3g,甘草3g。

二诊:服药14剂,大便每日1~2次,有时成形,血压时高时低,舌暗红,苔薄黄,脉弦。

处方:葛根15g,白术10g,苍术10g,茯苓10g,山药10g,薏苡仁45g,泽泻10g,山楂10g,焦山楂10g,车前子10g,补骨脂10g,黄连6g,菊花10g,干姜3g,黄芩10g,甘草3g。

三诊：服药 14 剂，大便正常，血压不稳定。原方去黄连，加夏枯草 10g，续服 14 剂。

按：本案泄泻以脾虚为主并夹有湿邪，故治疗上常从补脾入手，并配以利湿之品。病久常为虚实夹杂，故处方温清并用。方中以葛根升阳止泻；白术配苍术健脾燥湿止泻；茯苓、泽泻、山药、薏苡仁健脾利湿止泻；焦山楂、山楂、车前子、补骨脂四药相配具有收敛止泻、温脾止泻、利小便实大便之效。患者有高血压、糖尿病史，故方中伍用葛根、山药、黄连、菊花、夏枯草具有降压、降糖作用的清热燥湿药，是辨证与辨病相结合的组方。

案 韩某，女，45 岁。

便溏多年，每日 2～3 次，反复发作。近 10 天加重，腹痛，黏液便，有时水样，无脓血，面色萎黄，神疲倦怠，舌质暗红，苔薄白，脉弦。辨证：脾肾阳虚。治法：补脾益气，温肾助阳。

处方：淡附片 10g，肉桂 10g，干姜 10g，白芍 10g，白术 10g，苍术 10g，神曲 10g，党参 10g，防风 10g，黄连 10g，五味子 10g，甘草 6g。

二诊：上方服 7 剂，患者偶有腹痛，便不畅，有时成形，纳差，舌质淡红，苔薄白，脉数。

处方：淡附片 10g，肉桂 10g，干姜 10g，白芍 10g，白术 10g，苍术 10g，神曲 10g，党参 10g，防风 10g，黄连 10g，五味子 10g，小茴香 10g，川芎 10g，木香 10g，甘草 6g。

三诊：上方服 14 剂，腹痛消失，排便规律，每日 1 次，大便成形，舌质淡，苔薄白，脉弦。服用原方 7 剂巩固疗效。

按：患者长期便溏，阳气不足。火不生土，脾失温煦，水谷不化，并走肠间，故而便溏。王老师认为，脾为后天之本，肾为先天之本，二者生理上相互依存，病理上相互影响，脾之健运、化生精微，须借助肾阳的温煦，肾在中焦脾胃的升清降浊中也起着非常重要作用，如《医门棒喝》云："脾胃之能生者，实由肾中元阳之鼓舞，而元阳以固密为贵，其所以能固者，又赖脾胃生化阴精以涵育耳。"又如《景岳全书》中所云："盖肾为胃关，开窍于二阴，所以二便之开闭皆肾脏之所主，今肾中阳气不足，则命门火衰，而阴寒独盛，故于子丑五更之后，当阳气未复，阴气盛极之时，即令人洞泄不止也。"王老师认为，泄泻日久不愈则应问责于脾肾之阳气。方以肉桂、干姜、淡附片温补脾肾之阳；白芍抑肝、止痛；党参、白术、苍术健脾燥湿；防风胜湿止痛；黄连清热利湿；五味子收敛固涩、养阴生津以防大量温阳除湿之品伤及阴液。二诊患者便溏症状缓解，仍偶有腹痛，乃气机不利，便而不畅，治疗上加川芎、木香理气止痛，小茴香理气散寒，开胃进食，此乃补而不滞，中气行，腹气通，便乃调。

案 刘某,女,16岁。

左侧腹部疼痛,腹胀,便溏,有黏液,无脓血,每日3～4次,怕冷,舌质暗,苔薄黄,脉细弦。肠镜示:慢性结肠炎,直肠散在糜烂出血点。辨证:脾虚泄泻,寒热错杂。治法:健脾燥湿,佐以清热。

处方:党参10g,炒白术20g,苍术10g,肉桂3g,炮姜6g,鱼腥草15g,防风10g,川芎6g,白芍10g,山楂10g,焦山楂10g,黄连5g,甘草5g。

二诊:服7剂,腹痛缓解,大便每日2次,仍不成形,舌淡红,苔薄黄,脉弦。

处方:党参10g,炒白术20g,苍术10g,肉桂3g,炮姜6g,鱼腥草15g,防风10g,川芎6g,白芍10g,山楂10g,焦山楂10g,黄连5g,葛根10g,木香6g,甘草5g。

三诊:服14剂,大便每日1～2次,基本成形,原方加减续服14剂,症状完全缓解。

按:慢性结肠炎是肠镜检查诊断,内科学并无此病名,但临床确有一类患者,腹泻有黏液,无脓血,不属于溃疡性结肠炎,也不属于肠易激综合征,其特点是腹泻无脓血便,但肠镜检查发现结肠黏膜有散在糜烂和出血点,王老师针对此类证候,主要健脾为法,佐以清热,寒热并用,多以参苓白术散合痛泻要方加黄连、鱼腥草、焦山楂,随证加减。

案 尹某,女,66岁。

因腹泻1年余来诊。现肠鸣,腹泻,每日3～4次,晨起必泻,伴腹痛,泻后痛减,便无脓血,手足凉,舌淡红,脉沉弦,苔薄白。肠镜示:慢性结肠炎。中医诊断:泄泻(脾肾阳虚)。治法:温阳祛寒,抑肝扶脾,固肠止泻。

处方:淡附片6g,肉桂5g,干姜5g,炒白术20g,苍术10g,白芍10g,防风10g,陈皮6g,五味子6g,青皮6g,草豆蔻5g,鱼腥草15g,党参10g,木香6g,甘草5g。

二诊:上方14剂,大便次数减少,但晨起便溏,舌淡红,苔薄白,脉弦。

处方:淡附片10g,肉桂5g,干姜10g,炒白术20g,苍术10g,白芍10g,防风10g,陈皮6g,五味子6g,青皮6g,草豆蔻5g,鱼腥草15g,党参10g,木香10g,甘草5g。

三诊:上方7剂,大便正常,偶有泛酸烧心,舌淡红,苔薄白,脉弦。

处方:淡附片10g,肉桂10g,干姜10g,吴茱萸10g,黄连3g,白术10g,乌贼骨10g,瓦楞子10g,木香6g,苍术10g,甘草5g。

四诊:无腹泻,无泛酸烧心,舌淡红,苔薄白,脉弦。以首诊方加减巩固疗效。

按:慢性腹泻多在上午,晨起更为多见,这与阴盛阳微有关,治疗一定要温补脾肾之阳,处方以附子理中丸合四神丸加减,温阳祛寒,抑肝扶脾,固肠止泻,方中分别配伍黄连、鱼腥草。在辨证的基础上,针对肠黏膜的散在糜烂,王老师临床治疗胃肠病,总是将辨证与内镜所见结合起来,显著提高了疗效。

案 张某,男,65岁。

结肠癌术后2个月,腹泻每日5~7次,无脓血,腹痛不明显,不发热,经抗生素治疗1周,腹泻不缓解,舌淡红,苔薄白,脉弦。辩证:脾虚泄泻。治法:抑肝健脾燥湿。

处方:党参20g,炒白术20g,苍术10g,薏苡仁10g,干姜10g,肉桂10g,山药10g,防风10g,白芍20g,甘草6g。

二诊:上方服7剂,腹泻明显好转,每日3~4次,大便偶成形,舌淡红,苔薄白。

处方:党参20g,炒白术20g,苍术10g,薏苡仁20g,干姜10g,肉桂10g,山药10g,防风10g,白芍20g,焦山楂10g,车前子10g,甘草6g。

三诊:上方服7剂,腹泻缓解,大便每日1~2次,成形。原方加减月余,病情稳定。

按:结肠癌术后腹泻十分常见,除少数由于应用抗生素菌群失调外,多与胃肠功能紊乱有关。王老师认为属于中医肝郁脾虚,以抑肝健脾燥湿论治,方以党参、炒白术、薏苡仁、苍术健脾燥湿,白芍、防风抑肝,干姜、肉桂温中,多能随手取效,有时加车前子,利小便,实大便。

案 赵某,男,71岁。

结肠癌术后1个月,腹泻每日10次,水样便,伴腹胀,服抗生素治疗后,每日仍6~8次,怕冷,请王老师会诊。症见:消瘦,舌质淡红,苔白腻,脉细弦。辨证:脾虚泄泻。治法:健脾燥湿。

处方:红参10g,姜半夏10g,薏苡仁30g,砂仁5g,木香10g,炒白术20g,苍术10g,茯苓10g,白芍10g,干姜10g,甘草6g。

二诊:上方服7剂,仍腹泻,每日3~5次,怕冷,舌淡红,苔薄白,脉弦。

处方:红参10g,姜半夏10g,薏苡仁30g,砂仁5g,木香10g,炒白术20g,苍术10g,茯苓10g,白芍10g,干姜10g,淡附片10g,肉桂10g,补骨脂10g,甘草6g。7剂。

三诊:药后腹泻明显好转,每日2~3次,偶成形。原方加焦山楂10g,车前子10g。

四诊:药后大便每日1~2次,成形。原方红参改党参15g,续服14剂。

按:本案亦为结肠癌术后,但高龄体弱,脾虚泄泻,故以红参补元气;炒白术、苍术、茯苓、薏苡仁健脾燥湿,腹泻好转;但怕冷不减,故加淡附片、肉桂、补骨脂温肾助阳,药后泻止,可见附子"乃除寒湿之圣药",其名不虚。

案 张某,女,38 岁。

因尿路感染口服抗生素半月余,遂出现腹泻,每日 5～7 次,水样便,大便常规正常,菌群比例失调,给予肠道益生菌治疗 1 周,腹泻略见好转,但仍然每日 3～4 次,舌质淡红,苔薄黄,脉弦。辨证:脾虚泄泻。治法:健脾燥湿,佐以清热。

处方:党参 10g,炒白术 10g,苍术 10g,肉桂 10g,干姜 10g,薏苡仁 15g,黄连 6g,鱼腥草 10g,白芍 10g,木香 6g,甘草 5g。

二诊:上方服 7 剂,大便每日 2～3 次,舌淡红,苔薄黄,脉弦。

处方:党参 10g,炒白术 10g,苍术 10g,肉桂 10g,干姜 10g,薏苡仁 15g,黄连 6g,鱼腥草 10g,白芍 10g,木香 6g,焦山楂 10g,葛根 10g,甘草 5g。

三诊:上方服 10 剂,泻止,以参苓白术散巩固半个月。

按:抗生素使用时间过长,或剂量过大,或广谱抗生素,发生肠道菌群失调引起腹泻者,临床也十分常见,本例口服抗生素半个月,出现腹泻,与菌群失调有关。其腹泻特点是溏便,属脾虚泄泻,全方以健脾燥湿为主,佐以清热,王老师治疗菌群失调腹泻,常用小量黄连、鱼腥草清热坚肠。

案 刘某,男,8 岁。

家居农村,腹泻 1 年余,每日 2～3 次,夹不消化食物,不思饮食,消瘦,因腹泻体弱,至今未上学,慕名请王老师会诊。症见患儿消瘦,面色不华,皮肤干燥,舌质淡红,苔白,脉细。辨证:脾虚胃弱,运化失职。治法:益气,健脾,化湿。

处方:太子参 10g,炒白术 10g,苍术 5g,薏苡仁 10g,砂仁 3g,神曲 10g,茯苓 10g,麦芽 10g,山药 10g,扁豆 10g,焦山楂 10g,木香 5g,甘草 5g。

二诊:上方服 1 个月,大便正常,偶有腹胀,舌淡红,苔薄白,脉细。

处方:党参 10g,炒白术 10g,苍术 5g,薏苡仁 10g,砂仁 3g,神曲 10g,茯苓 10g,麦芽 10g,山药 10g,扁豆 10g,焦山楂 10g,木香 5g,甘草 5g。

三诊:上方服用 1 个月,体重增加,偶有大便不成形。原方加黄芪 10g。加减服用半年,大便正常,饮食正常,体重增加 5kg,已上学。

按:本案患儿禀赋不足,脾虚运化失常,长期腹泻,纳食不馨,消瘦,发育迟缓,多方治疗不见效果,王老师认真分析病情,认为患儿脾虚胃弱,不能企图速效,只能缓图;不能呆补,只能运补。全方以太子参、炒白术、苍术、薏苡仁、茯苓、山药、扁豆健脾运脾;木香、砂仁理气;神曲、焦山楂、麦芽消食和胃;全方补而不滞,气机灵动,待脾运恢复之后,又改黄芪、党参同用,培补后天,以后天养先天,患儿顽疾得以康复,诊治过程确有董建华院士遣方用药之遗风。

案 马某,女,66 岁。

慢性腹泻 3 年余,大便不成形,每日 3～4 次,口干,舌淡红,少津,苔薄黄,脉细弦。辨证:脾虚泄泻,胃阴不足。治法:健脾化湿,兼养胃阴。

处方:党参 10g,炒白术 10g,茯苓 10g,苍术 6g,葛根 15g,白芍 10g,炮姜 10g,鱼腥草 15g,山楂 10g,焦山楂 10g,麦冬 10g,北沙参 10g,乌梅 10g,五味子 6g,甘草 5g。

二诊:服药 7 剂后,症状好转,大便基本成形,每日 2~3 次,舌淡红,苔薄黄,脉细弦。

处方:党参 10g,炒白术 20g,茯苓 10g,苍术 10g,葛根 15g,白芍 10g,炮姜 6g,山楂 10g,焦山楂 10g,麦冬 10g,乌梅 10g,五味子 6g,山药 10g,甘草 5g。

三诊:偶有便溏,舌淡红,苔薄白,脉细。

处方:党参 10g,炒白术 20g,茯苓 10g,苍术 10g,葛根 10g,白芍 10g,炮姜 6g,山楂 10g,焦山楂 10g,麦冬 10g,乌梅 10g,五味子 6g,山药 10g,肉桂 10g,黄连 5g,甘草 5g。

上方加减服用月余,症状缓解。

按:前贤有"无湿不成泻"之说,湿盛困脾,或脾虚生湿,脾胃运化功能失调,小肠分清泌浊功能失司是泄泻的主要病机。但湿邪困脾,清浊不分,部分患者会有胃阴不足的证候,本例患者口渴,舌红而少津,显有胃阴不足之象,故在健脾化湿的基础上,加北沙参、麦冬、乌梅、五味子滋养胃阴,但润而不腻,不碍祛湿。患者以脾虚为主,脾喜燥恶湿,三诊胃阴来复,遂以健运为主,治疗主次分明。

便　秘

郑某,女,32 岁。

便秘 5 年,3～4 天排便 1 次,如羊屎状,偶有鲜血,无脓血,腹胀,便后乏力,月经先期,舌淡红,苔薄白,脉细弦。辨证:气血两虚。治法:补气养血。

处方:黄芪 10g,当归 20g,熟地黄 10g,桃仁 10g,玄参 10g,酒大黄 6g,厚朴6g,枳壳 10g,槟榔 10g,肉苁蓉 10g,菟丝子 10g,甘草 5g。

二诊:服药 7 剂后,1～2 天左右排便 1 次,腹胀减轻,便软成形,舌淡红,苔薄白,脉弦。

处方:黄芪 10g,当归 20g,熟地黄 10g,桃仁 10g,玄参 10g,厚朴 6g,枳壳 10g,槟榔 10g,肉苁蓉 10g,菟丝子 10g,火麻仁 10g,郁李仁 10g,甘草 5g。

三诊:服药 14 剂,腹胀消失,1～2 天排便 1 次,便软成形。

处方:当归 10g,生地黄 10g,玄参 20g,火麻仁 10g,柏子仁 10g,郁李仁 10g,厚朴 10g,槟榔 10g。7 剂。

按:便秘有气、血、阴、阳虚损之不同,临床当辨证施治。大便秘结不通,当用下法,本案长期便秘,月经过多,气血两虚,不应一味使用峻下,以免伤及正气,而应以缓下、润下为主。方中以黄芪补气健脾;当归、熟地黄补血养血;玄参滋阴润燥,以增水行舟;桃仁、肉苁蓉润肠通便;酒大黄、槟榔祛除肠道积滞;厚朴、枳壳行气破结;菟丝子温阳助气,制药物之寒凉,又寓阳中求阴。后期调理则以润肠通便为主。

房某,男,40 岁。

因便秘数月来诊。自述无明显诱因便秘,3～4 日 1 次,每每虚坐努责。导致辗转反侧,终日不安。刻下来诊,纳食无味,烦躁不安,舌质淡红,苔薄白,脉沉而有力。辨证:腑实结滞,壅塞谷道,传导不利。治法:补气升提,通腑导滞。

处方:黄芪 20g,升麻 10g,党参 10g,当归 10g,厚朴 10g,枳壳 10g,酒大黄10g,郁李仁 10g,木香 10g,槟榔 10g,陈皮 10g,生白术 15g,甘草 5g。7 剂。

二诊:服药后大便每日一解,烦躁不安亦缓,舌淡红,苔薄白,脉弦。

处方:黄芪 20g,升麻 10g,党参 10g,当归 10g,厚朴 10g,枳壳 10g,酒大黄 6g,火麻仁 10g,郁李仁 10g,木香 10g,槟榔 10g,陈皮 10g,生白术 15g,甘草 5g。

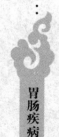

7剂。

三诊：大便每日1次，无明显不适，舌淡红，苔薄黄，脉弦。

处方：升麻10g，当归10g，厚朴10g，枳壳10g，郁李仁10g，火麻仁10g，木香10g，槟榔10g，陈皮10g，生白术15g，甘草5g。7剂。

按：便秘之证，有虚实之分、寒热之别。本例既有虚坐努责的虚证表现，又有脉沉而有力的实证表现，故治疗当虚实兼顾，但观其全方，恰是"提壶揭盖法"的体现。"提壶揭盖"之法最早出自朱丹溪的医案："一人小便不通……此积痰在肺。肺为上焦，膀胱为下焦，上焦闭则下焦塞。如滴水之器，必上窍通而后下窍之水出焉。以药大吐之，病如失。"另又在《丹溪心法》论治小便不通时具体阐述了该法："气虚用参、芪、升麻等，先服后吐，或参、芪药中探吐之；血虚四物汤先服后吐，或芎归汤中探吐亦可；痰多二陈汤先服后吐，以上皆用探吐。若痰气闭塞，二陈汤加木通、香附探吐之。"可见"提壶揭盖"一法，朱氏本意是专为探吐而设，但王老师认为病位上之"盖"，除可指"华盖"之肺，还可泛指"上焦"，下焦除可指膀胱，还可指肠腑。而揭盖之目的主要是开启、升提气机，周身之气为一整体，启上焦之塞则下焦气机自顺，因此王老师除常将该法应用于癃闭、水肿、淋证等证，在便秘的治疗中也常有体现。本案的方中黄芪、升麻、党参补气以升提，欲降先升；厚朴、枳壳气雄横扩，宽肠以动膈，使糟粕离孤，内应既绝；木香行气，槟榔破积，陈皮宽中和胃，生白术健脾化痞通便；郁李仁润燥，酒大黄攻下通便。虚实兼顾、升降同施，盖揭气通。

案 王某，女，66岁。

2009年12月16日初诊。患者便秘年余，3～4日大便1次，干结难下，无脓血，舌质淡红，苔薄白少津，脉细弦。肠镜检查正常。辨证：气阴两虚。治法：润肠通便。

处方：当归15g，火麻仁20g，桃仁10g，肉苁蓉10g，厚朴6g，枳壳6g，槟榔10g，酒大黄6g，甘草5g。

二诊：上方服7剂，大便已通而不畅，舌淡红，苔薄白，脉细。

处方：当归20g，酒大黄5g，火麻仁10g，桃仁10g，肉苁蓉10g，厚朴10g，枳实6g，槟榔10g，莱菔子10g，甘草5g。

三诊：上方服7剂，大便正常。原方去酒大黄，加柏子仁10g，玄参10g。加减服用2周，随访半年，患者未再出现便秘。

按：老年便秘，多为气虚津亏，推动无力所致，故老年性便秘，不宜久用泻药，愈泻愈虚，肠之蠕动迟缓，宜用润肠通便。本案便秘年余，干结难下，方以当归、火麻仁、肉苁蓉、桃仁润肠通便治其本，酒大黄、枳壳、厚朴宽肠下气治其标，正常排便后，即去酒大黄，加柏子仁、玄参养阴和营，理气通便。

案 王某,女,53 岁。

2009 年 12 月 16 日初诊。便秘 3 个月,腹中冷痛,手足不温,无脓血,夜尿频,舌淡红,苔白,脉沉。肠镜检查未见异常。辨证:阳虚,阴寒凝结。治法:温肾益精,润肠通便。方用济川煎加减。

处方:当归 10g,肉苁蓉 10g,枳壳 6g,火麻仁 10g,菟丝子 20g,桃仁 10g,厚朴 6g,槟榔 10g,酒大黄 6g,甘草 5g。

二诊:服用 14 剂后,大便已通,手足不温、腹中冷痛症状明显好转,舌淡红,苔薄白,脉沉。

处方:当归 10g,肉苁蓉 20g,枳壳 10g,火麻仁 10g,菟丝子 20g,桃仁 10g,厚朴 6g,槟榔 10g,酒大黄 6g,小茴香 10g,甘草 5g。

三诊:服用 7 剂后,大便正常,无腹中冷痛,舌淡红,苔薄白,原方继服 14 剂。

按:《黄帝内经》中指出大小便的病变与肾的关系密切,如《素问·金匮真言论》云:"北方色黑,入通于肾,开窍于二阴。"王老师认为患者中医辨证为肾虚便秘,中老年人,肾阳渐虚,精津不足,开阖失司,肠道失其濡润,导致大便秘结;肾虚温化失职,膀胱气化不利,故小便清长;舌淡,苔白,脉沉,为阳虚征象。治宜温肾益精,润肠通便。正如《景岳全书·秘结》曰:"盖阳结者,邪有余,宜攻宜泻者也;阴结者,正不足,宜补宜滋者也。"方中选用肉苁蓉、菟丝子为君,味甘能补,质润滋养,咸以入肾,温补肾阳,可润肠通便;火麻仁、酒大黄、桃仁润肠通便;当归养血润肠;厚朴、枳壳宽肠下气,消积导滞;槟榔辛散苦泄,入胃肠经,善行胃肠之气,兼能缓泻通便;酒大黄泻下力较弱,活血作用较好,生大黄泻下力强,易伤正气。王老师治疗阳虚便秘,喜用肉苁蓉、菟丝子,二者平补阴阳,润肠通便,温而不燥,十分好用。

案 王某,女,63 岁。2009 年 12 月 16 日来诊。

患者便秘 2 年余,无脓血,口服多种通便中成药治疗,便秘越来越重,肠镜未见占位病变。近日胸闷,大便每 2~3 日 1 次,大便干结,舌质淡红,苔薄白,脉弦。辨证:气阴两虚,气机失调。治法:润肠理气。

处方:肉苁蓉 30g,当归 20g,火麻仁 20g,桃仁 10g,郁李仁 15g,桔梗 5g,枳壳 10g,厚朴 10g,莱菔子 10g,薤白 10g,升麻 5g,牛膝 10g,丹参 12g,全瓜蒌 10g,甘草 5g。

二诊:上方服用 14 剂,大便已通,胸闷减轻,舌淡红,苔薄白,脉弦。

处方:黄芪 10g,肉苁蓉 20g,当归 15g,火麻仁 10g,桃仁 10g,郁李仁 10g,枳壳 10g,厚朴 10g,莱菔子 10g,薤白 10g,升麻 5g,牛膝 10g,丹参 20g,全瓜蒌 10g,甘草 5g。14 剂。

三诊:患者每日均排便,无胸闷,舌淡红,苔薄白,脉弦。

处方：肉苁蓉20g，当归10g，火麻仁10g，桃仁10g，郁李仁10g，枳壳10g，厚朴10g，莱菔子10g，牛膝10g，丹参20g，全瓜蒌10g，甘草5g。14剂。

嘱其养成排便习惯，注意膳食调养，随访半年，患者病情稳定，未再出现便秘。

按：老年人顽固性便秘属于功能性便秘，是非全身性疾病或肠道疾病所引起的原发性持续性便秘。便秘是人体阴阳、脏腑、气血、情志失调而引起粪便滞留于肠间，患者常有粪便干结、排便困难，其中程度较重、持续时间较长且久治不愈的便秘属于顽固性便秘。顽固性便秘常发生于老年人，本案患者便秘2年余，久用泻药，愈泻愈虚，治疗宜润肠理气，通畅气机。方中肉苁蓉用量30g，益肾润肠；当归养血润燥，增强滑肠通便之力；火麻仁偏走大肠血分，郁李仁偏走大肠气分，二药合用一气一血，相互为用，通便之力增强；桃仁活血，润肠通便；枳壳、桔梗二药参合，一上一下，一升一降，通畅气机，行气消胀散痞的力量增强；患者胸闷，阳气不达，故用全瓜蒌、薤白通阳行气，散结止痛，润肠通便，全方温阳调气，润肠通便，适于老年便秘属气阴两虚者。

案 李某，男，66岁。

患脑梗死，半身不遂，长期便秘，曾长期服用大黄、芦荟、番泻叶等泻药，开始有效，逐渐失效，近半年需用开塞露肛注方能排便，粪便呈球状，腹胀，肛门口疼痛，舌红少津，苔薄黄，脉弦。辨证：肠燥便秘。治法：润肠通便。

处方：当归10g，熟地黄10g，肉苁蓉10g，玄参20g，桃仁10g，柏子仁10g，制首乌10g，火麻仁10g，郁李仁10g，厚朴10g，枳壳10g，槟榔10g，甘草5g。

二诊：上方服7剂，仍不能自行排便，无便意，需用半支开塞露刺激，排条形软便，舌淡红，苔薄黄，脉弦。

处方：黄芪10g，酒大黄10g，当归20g，熟地黄20g，肉苁蓉10g，玄参20g，桃仁10g，柏子仁10g，制首乌10g，火麻仁10g，郁李仁10g，厚朴10g，枳壳10g，槟榔10g，甘草5g。

三诊：上方服7剂，症状同前，原方加生白术60g，枳实10g。

四诊：上方服7剂，能自行排便，条形软便，无肛周疼痛。原方去酒大黄，加菟丝子20g，加减服用，无便秘。

按：本案患者脑梗死，半身不遂，活动不便，长期便秘，久服泻药，以至无自主排便，依赖开塞露。首诊即选用大队润肠通便之品，但仍无便意，遂加小量酒大黄，亦未见效，遂加枳术丸，白术用量多达60g。枳术丸出自《内外伤辨惑论》，主治脾虚气滞，王老师常用于多方治疗无效的便秘患者。白术生用通便，炒用止泻，小剂量止泻，大剂量通便，王老师治疗便秘，生白术用量多在30g以上。

案 张某,78 岁。

长期便秘,一般 3 ~ 5 天排便 1 次,成球状,近 12 天一直未排便,满腹胀满,疼痛,呻吟不止,低热,腹部平片诊断为不全肠梗阻,肠内大量粪块、积气,收入院。症见:患者痛苦病容,腹膨隆,舌红,苔黄腻,脉弦有力。中医诊断:便秘(湿热蕴结,腑气不通)。治法:滋阴增液,泻热通便。方用增液承气汤加减。

处方:玄参20g,生地黄20g,火麻仁10g,当归10g,大黄10g,芒硝5g(冲),厚朴10g,枳实10g,槟榔10g,甘草5g。

二诊:上方服 1 剂,2 小时后出现腹痛,遂便出粪块、粪水两便盆,腹胀大减,体温正常,梗阻解除,舌红,苔薄黄,脉弦。

处方:玄参20g,生地黄20g,火麻仁10g,当归10g,大黄10g,厚朴10g,枳实10g,槟榔10g,甘草5g。

三诊:上方服 2 剂,又排出一些粪块,腹软,可进食,舌红,苔薄白,脉弦。

处方:当归10g,桃仁10g,火麻仁10g,郁李仁10g,肉苁蓉20g,厚朴10g,枳壳10g,玄参20g,甘草5g。

四诊:上方服 7 剂,大便每日 1 次,软便,康复出院,遂以麻仁滋脾丸调服。

按:本案高龄便秘,并出现粪块性肠梗阻,因有高血压、冠心病史,病情十分笃重,需急下存阴。方以玄参、当归、火麻仁、生地黄滋阴增液润肠;大黄、芒硝、厚朴、枳实软坚润燥,泻热通便,使阴液得复,热结得下,一剂病除。王老师认为,患者虽为高龄,但脉弦而有力,此时只能峻下,以救阴液,乃釜底抽薪,急下存阴之法,梗阻解除后改为润下通腑,后以丸药缓图,轻重缓急,治有次第。

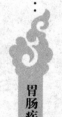

胃食管反流

案 刘某,女,40 岁。

患者因胸骨后疼痛伴有咽部不适 3 个月来诊。患者 3 个月前无明显诱因出现胸骨后疼痛,咽部不适,时有咳嗽,无咯痰,进食后明显,大便干,曾服用咽炎片无好转。心电图和胸片检查均未见异常。来诊后行胃镜检查诊断:反流性食管炎。舌质淡红,苔薄黄,脉弦。辨证:湿热内蕴,胃失和降。治法:和胃降逆,清热化痰。

处方:旋覆花 10g,代赭石 20g,姜半夏 10g,党参 10g,厚朴 10g,吴茱萸 10g,黄连 10g,佛手 10g,香橼 10g,酒大黄 10g,大枣 6 枚,甘草 5g。

二诊:服用 14 剂后,大便通畅,咽部不适也有好转,唯胸骨后疼痛缓解不显,舌淡红,苔薄白,脉弦细。

处方:旋覆花 10g,代赭石 20g,姜半夏 10g,厚朴 10g,黄连 10g,浙贝母 10g,佛手 10g,延胡索 10g,白芍 10g,大枣 6 枚,甘草 5g。

建议患者加用抑酸药。

三诊:患者大便正常,胸骨后疼痛明显好转,仍有轻微咽部不适,舌淡红,苔薄黄,脉弦细。

处方:旋覆花 10g,代赭石 15g,姜半夏 10g,浙贝母 15g,厚朴 10g,佛手 10g,香橼 10g,白及 10g,玄参 10g,麦冬 10g,石斛 10g,大枣 6 枚,甘草 5g。

四诊:上方服 10 剂,症状缓解,遂以饮食调养。

按:反流性食管炎,属中医"反胃""泛酸""胸痹"等范畴,虽病位在食管,但与胃相连,因此治疗上与胃病的治疗甚为相似,亦须以通为用,以降为顺。王老师治疗反流性食管炎,喜用张仲景旋覆代赭汤,随证加减。反流性食管炎主要症状是胸骨后疼痛,也有因反流回食管的胃液被吸入呼吸道导致咽炎,甚至哮喘。当遇见久治不效的呼吸道疾病,同时有泛酸、烧心或反食等症状时,要考虑反流性食管炎的可能。本例曾长期按咽炎,气管炎治疗无效,以和胃降逆法治疗,反流、胸痛、咽痛症状很快缓解。

案 詹某,女性,31 岁。

间断胸骨后烧灼痛 3 年,加重伴泛酸、烧心、恶心 1 周,胃镜检查诊断:反流性食管炎。舌淡红,苔薄白、根腻,脉弦。辨证:痰浊内生,胃失和降。治法:理气化痰,和胃降逆。

处方:旋覆花10g,代赭石20g,姜半夏10g,黄连6g,煅瓦楞子10g,枳实10g,佛手10g,香橼皮10g,党参10g,全瓜蒌10g,干姜10g,大枣5枚,砂仁3g,甘草5g。

二诊:服药1周后,无恶心,泛酸、烧心、胸骨后烧灼等有所减轻。腹胀,大便不畅,舌淡红,苔薄白,脉弦。

处方:旋覆花10g,代赭石20g,姜半夏10g,黄连6g,煅瓦楞子10g,枳实10g,佛手10g,香橼皮10g,党参10g,全瓜蒌10g,厚朴10g,酒大黄5g,大枣5枚,砂仁3g,甘草5g。

三诊:服用7剂,泛酸、烧心明显改善,腹胀缓解,排便正常,舌淡红,苔薄白,脉弦。

处方:代赭石15g,党参10g,干姜10g,生白术10g,海螵蛸10g,煅瓦楞子10g,厚朴10g,枳实10g,大枣5枚,甘草5g。14剂。

按:脾胃升降失调是胃食管反流基本病机,食积、湿阻、痰积相因为患。王老师认为,本病可因热因寒、因虚因实,但无论哪种病因,其根本在于脾失健运,升降失司,胃气上逆。调畅气机,通降胃气乃治疗之大法,只有胃气和降,出入有序,胃气才不致挟食浊上逆食管而发病。本例以胸骨后疼痛,泛酸,烧心,恶心为主症,乃痰湿阻滞,胃气上逆,故以旋覆代赭汤、小陷胸汤合方,和胃化痰,降逆止呕。二诊大便不畅,更加酒大黄、厚朴与枳实合用,乃小承气汤,以通降胃气。

案 赵某,男,67岁。

胸骨后疼痛3年,多在夜间发作,有堵闷感,在当地长期按冠心病心绞痛治疗,但一直不见好转,多次检查心电图正常,偶有吞酸,嗳气。舌淡红,苔薄黄,脉弦。胃镜检查食管未见异常。辨证:痰气交阻,胃失和降。治法:健脾化痰,和胃降逆。

处方:党参10g,旋覆花10g,代赭石30g,姜半夏10g,黄连10g,吴茱萸10g,厚朴10g,佛手10g,紫苏梗10g,砂仁5g,干姜10g,大枣5枚,甘草5g。

睡前服奥美拉唑20mg。

二诊:上方服7剂,胸痛症状完全缓解,偶有嗳气,舌淡红,苔薄黄,脉弦。

处方:党参10g,旋覆花10g,代赭石20g,姜半夏10g,黄连5g,吴茱萸10g,厚朴10g,佛手10g,紫苏梗10g,砂仁3g,干姜10g,大枣5枚,甘草5g。7剂。

三诊:服药后无不适,舌淡红,苔薄白,脉弦。

处方:党参10g,旋覆花10g,代赭石20g,姜半夏10g,厚朴10g,佛手10g,紫苏梗10g,砂仁3g,干姜10g,大枣5枚,甘草5g。

以上方加减服用月余,间断服用奥美拉唑,病情稳定。

按:老年胃食管反流胸骨后疼痛,极易和冠心病心绞痛混淆,鉴别要点是,胃食管反流病心电图正常,服用质子泵抑制剂有效,可临床诊断胃食管反流,进一步可做胃镜检查,但也有胃镜阴性者。本例胃镜检查食管未见异常,王老师根据临床经验,患者夜间平卧易于反流,故总是夜间发作,心电图多次正常,故考虑胃食管反流,试用奥美拉唑,疼痛缓解,遂以旋覆代赭汤加减治疗月余,恢复如常,不仅消除了症状,而且解除了多年冠心病的心理负担。

案 刘某,男,46 岁。

胸骨后疼痛,泛酸、烧心 1 年余,胃镜诊断巴雷特(Barrett)食管,服用奥美拉唑等,症状有改善,近期嗳气,胸骨后烧灼感,大便不畅,舌红少津,苔薄黄,脉弦。辨证:胃阴不足,胃失和降。治法:滋阴和胃。

处方:党参 10g,旋覆花 10g,代赭石 20g,姜半夏 10g,玄参 20g,北沙参 20g,麦冬 30g,百合 10g,乌药 10g,酒大黄 5g,石斛 10g,蒲公英 20g,紫花地丁 20g,半枝莲 15g,佛手 10g,香橼 10g,白及 10g,甘草 5g。

二诊:上方服用 14 剂,大便通畅,嗳气止,仍有烧心,舌红,苔薄黄,脉弦。

处方:党参 10g,旋覆花 10g,代赭石 20g,姜半夏 10g,玄参 20g,北沙参 20g,麦冬 30g,百合 10g,乌药 10g,酒大黄 5g,石斛 10g,蒲公英 20g,紫花地丁 20g,半枝莲 15g,佛手 10g,香橼 10g,浙贝母 10g,乌贼骨 10g,瓦楞子 10g,甘草 5g。

三诊:上方服用 14 剂,症状缓解,以上方加减服用 3 个月,病情稳定。

按:巴雷特食管是指食管的鳞状上皮被化生的柱状上皮所替代,食管下段黏膜上出现岛状或舌形的红斑,是反流性食管炎的并发症,为食管癌的癌前病变之一。西医主要是抑酸或内镜介入治疗,但疗效均不理想,王老师根据临床观察,认为巴雷特食管的中医病机主要是湿热内蕴,胃失和降,以旋覆代赭汤为基本方,加蒲公英、紫花地丁、半枝莲清热解毒;佛手、香橼理气;姜半夏化痰;北沙参、麦冬、石斛滋养胃阴。本案表现胃阴不足,故以旋覆代赭汤加养阴清热之品,症状消失后,仍辨病治疗 3 月余,巩固疗效。

胃相关性淋巴瘤

案 巩某,女,76 岁。2008 年 9 月 9 日初诊。

患者主诉上腹部胀痛伴恶心呕吐,身体消瘦 3 个月入院。患者入院前 3 个月无明显诱因出现上腹部胀痛,疼痛无放射,伴嗳气,恶心呕吐,呕吐物为胃内容物,食欲不振,伴身体消瘦,体重下降约 15kg,在我院行胃镜检查:胃角、胃窦见多个直径约 0.5cm×1cm 的盘状溃疡,底覆黄白苔,周围黏膜略隆起,活检病理及免疫组化诊断为胃相关性淋巴瘤(B 细胞来源);双肾及肾上腺 CT、MRI 检查提示占位性病变,性质未定;进一步诊治入院。入科后采取 CHOP 方案化疗(盐酸多柔比星脂质体注射液 + 地塞米松 + 环磷酰胺 + 长春新碱),并予抗幽门螺杆菌三联疗法 1 周。患者手足心热,失眠,口干,腰酸,神疲体倦,脘腹胀满,大便溏,有时恶心,纳少,舌质淡红,苔黄腻,脉弦细。西医诊断:胃黏膜相关性淋巴瘤。辨证:脾肾两虚,痰热蕴结。治法:益气补肾,健脾化痰,软坚散结。

处方:生黄芪 20g,红参 12g,姜半夏 10g,陈皮 10g,茯苓 10g,炒白术 20g,女贞子 30g,菟丝子 30g,枸杞子 30g,炙山甲 10g,生麦芽 20g,山药 20g,白花蛇舌草 15g,肉桂 6g,淫羊藿 12g,甘草 6g。7 剂。

二诊:患者上腹部胀痛明显好转,恶心呕吐止,舌淡红,苔薄白,脉细。

处方:生黄芪 20g,红参 10g,姜半夏 10g,陈皮 10g,竹茹 10g,砂仁 5g,茯苓 10g,炒白术 20g,女贞子 30g,菟丝子 30g,枸杞子 30g,炙山甲 10g,生麦芽 20g,山药 20g,白花蛇舌草 15g,肉桂 6g,淫羊藿 12g,甘草 6g。7 剂。

三诊:胃脘胀痛完全缓解,食欲增加,体重增加 5kg,舌淡红,苔薄白,脉细弦。

处方:生黄芪 20g,红参 10g,姜半夏 10g,陈皮 10g,砂仁 5g,茯苓 10g,炒白术 20g,女贞子 30g,菟丝子 30g,枸杞子 30g,生麦芽 20g,山药 20g,白花蛇舌草 15g,肉桂 6g,淫羊藿 12g,甘草 6g。14 剂。

四诊:患者无不适,饮食正常,体重增加 8kg,复查胃镜:胃多发溃疡均愈合,CT 示:双肾及肾上腺病变消失,考虑原占位性病变为淋巴瘤转移。化疗后转移灶亦消失。随访 1 年,患者精神状态尚可,无腹痛腹胀,无恶心呕吐,无泛酸烧心,无呕血黑便,无周身乏力,每日户外正常锻炼,饮食正常,体重恢复至患病前。

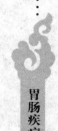

按：本病属于中医"恶核""失荣""阴疽""痰核""石疽""积聚"等范畴。《外科正宗》曰"又忧郁伤肝，思虑伤脾，积想在心，所愿不得达者，致经络痞涩，聚结成络核"；《景岳全书·积聚》云"凡脾肾不足及虚弱失调之人，多有积聚之病。盖脾虚则中焦不运，肾虚则下焦不化，正气不行则邪滞得以居之"；《灵枢·九针论》曰："四时八风之客于经络之中，为瘤病者也。"据此认为本病的发生乃脏腑内虚，正气不足；或因外感邪气，或因七情内伤，饮食失宜导致脏腑功能失调，脾虚不运，水津不化，聚湿生痰，痰湿凝聚，互结经络或脏腑而成，因肾为先天之本，主藏精生髓；脾为后天之本，气血生化之源，脾肾两亏亦是本病反复发作和缠绵不愈的根本原因。本案为高龄女性，来诊时体重已下降15kg，恶心呕吐，身体十分虚弱，王老师在给予患者化疗及抗幽门螺杆菌治疗的同时，运用中药扶正固本、消痰散结、活血通络之法，临床症状较快缓解，未出现化疗的明显毒副反应，王老师治疗本例患者的中医思路，不是针对肿瘤，而是扶正固本，健脾化痰，活血化瘀，软坚散结，促使脏腑生理功能恢复，提高抵抗肿瘤的能力。

嗜酸细胞性胃肠炎

案 徐某,女,53岁。

患者主诉上腹部疼痛伴恶心,大便不成形20余天,于2010年6月14日入院。于外院化验:白细胞16.49×10^9/L,嗜酸性粒细胞0.08。诊断胃肠炎,静脉滴注庆大霉素及环丙沙星2天后症状无明显改善。6月10日因腹痛、腹泻加重,就诊于我院门诊,化验血液:白细胞19.4×10^9/L,嗜酸性粒细胞0.451,血清淀粉酶、脂肪酶正常;6月14日行胃镜检查示胃窦黏膜可见红斑,幽门前区散在片状糜烂,十二指肠球部黏膜见红斑,为进一步诊治收入我科。查体:上腹部压痛,舌红,苔薄黄,脉弦。腹部超声未见异常。入科后复查白细胞19.1×10^9/L,嗜酸性粒细胞0.471,行骨髓穿刺检查提示嗜酸粒细胞明显增高,但未见幼稚粒细胞,排除嗜酸粒细胞增多为主的白血病,再次行胃镜及病理检查提示胃体、胃窦黏膜慢性炎症(固有膜内见少量嗜酸粒细胞)。诊断为嗜酸粒细胞增多相关性胃、十二指肠炎。辨证:湿热蕴结,气滞血瘀。治法:清热祛湿,行气活血。

处方:黄芪30g,蒲公英15g,紫花地丁15g,百合15g,乌药15g,浙贝母15g,黄连10g,丹参20g,莪术10g,白及10g,厚朴10g,枳实10g,肉桂10g,甘草10g。7剂。

二诊:腹痛、腹胀缓解,未出现恶心、呕吐,饮食正常,偶有溏便,舌淡红,苔薄黄,脉弦。

处方:黄芪30g,蒲公英15g,紫花地丁15g,百合10g,乌药10g,薏苡仁20g,浙贝母15g,白术10g,黄连5g,丹参20g,莪术10g,白及10g,厚朴10g,枳实10g,肉桂10g,甘草10g。7剂。

三诊:无不适,大便正常,舌淡红,苔薄白,脉弦。

处方:黄芪20g,蒲公英15g,紫花地丁15g,百合10g,乌药10g,浙贝母15g,薏苡仁20g,黄连5g,丹参20g,莪术10g,厚朴10g,枳实10g,肉桂10g,甘草10g。14剂。

按:嗜酸细胞性胃肠炎是一种少见病,临床以上腹部痉挛性疼痛,伴有恶心、呕吐、发热为主要表现,病理组织学特点包括黏膜基质大量嗜酸性粒细胞和淋巴细胞浸润,治疗以控制过敏性食物源为前提,解痉及制酸药无效,可给予糖皮质

激素、色甘酸二钠等药物口服。王老师认为，本案患者无明显食物及药物过敏史，但发病突然，症状典型；病理显示黏膜基质内有大量嗜酸性粒细胞浸润，诊断明确；观其舌红，苔黄腻、脉弦，加之内镜下黏膜广泛糜烂、充血，辨证为湿热蕴结，气滞血瘀。首诊方中蒲公英、紫花地丁、浙贝母、黄连清热解毒；厚朴、枳实、乌药通腑泻热、促进胃肠蠕动；黄芪、肉桂、百合健中和胃。二诊方中加白术、薏苡仁健脾燥湿；丹参、莪术、白及活血化瘀生肌，改善肠黏膜供血。全程组方缜密，切中病机，故能在短期内收到显效，最终得以治愈。

案 齐某，男，56岁。

腹痛、恶心呕吐5天。患者5天前饮食生冷，遂出现胃脘疼痛，恶心呕吐，继则出现全腹疼痛，胀气，无腹泻，阵发性绞痛，排气痛减，不发热，胃镜见胃黏膜大片糜烂；腹部平片示：不全肠梗阻；超声显示：胆囊肿大；肝脏磁共振显示：多发占位性病变；血常规、便常规、尿常规、肝功能、肾功能正常，经抗生素治疗，腹痛无好转，请王老师会诊。患者体胖，皮肤有湿疹，舌红，苔薄黄，脉弦。根据患者发病突然，与饮食有关，恶心呕吐，胃黏膜糜烂，临床考虑嗜酸细胞性胃肠炎，侵及肝胆系统。辨证：脾胃湿热，气机受阻。治法：疏肝利胆，清热燥湿。

处方：柴胡10g，白芍30g，莪术10g，栀子10g，白术10g，苍术10g，黄芩10g，厚朴10g，枳壳10g，鱼腥草20g，姜半夏10g，甘草10g。7剂。

泼尼松10mg，口服，每日3次。

二诊：腹痛明显减轻，仍有腹胀，舌淡红，苔薄黄，脉弦。

处方：柴胡10g，白芍30g，莪术10g，栀子10g，白术10g，苍术10g，黄芩10g，厚朴10g，枳壳10g，鱼腥草20g，姜半夏10g，防风10g，木香10g，酒大黄5g，甘草10g。14剂。

嘱患者每周减泼尼松5mg。

三诊：无腹痛，饮食、大便正常，舌淡红，苔薄白，脉弦。

处方：柴胡10g，白芍30g，莪术10g，栀子10g，白术10g，苍术10g，黄芩10g，厚朴10g，枳壳10g，鱼腥草20g，姜半夏10g，防风10g，木香10g，薏苡仁20g，蝉蜕10g，甘草10g。14剂。

四诊：无不适，泼尼松已减至5mg，舌淡红，苔薄白，脉弦。

处方：柴胡10g，白芍20g，莪术10g，白术10g，苍术10g，黄芩10g，厚朴10g，枳壳10g，鱼腥草20g，姜半夏10g，防风10g，木香10g，薏苡仁20g，蝉蜕10g，甘草10g。14剂，停服泼尼松。

五诊：患者无不适，复查磁共振胆囊大小正常，肝脏原占位病变大部吸收。停药观察1个月，无不适，随访半年无复发。

按：嗜酸细胞性胃肠炎临床少见，累及肝胆则更为罕见。本案患者血常规嗜酸细胞不高,诊断较为困难。王老师根据患者发病突然,有胃肠道反应,胃黏膜大片糜烂,恶心呕吐,腹痛,且与饮食有关,考虑为嗜酸细胞性胃肠炎侵及肝胆系统,舌红,苔黄,中医辨证乃脾胃湿热,气机受阻,王老师治疗治疗嗜酸细胞性胃肠炎,健脾燥湿乃基本之法,予柴胡、白芍、栀子、莪术疏肝利胆,黄芩、姜半夏、鱼腥草、白术、苍术、薏苡仁清热燥湿;厚朴、枳壳、酒大黄、木香理气通腑,加减治疗2月余,不仅症状完全缓解,且胆囊大小恢复正常,肝脏病变基本吸收。

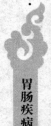

放射性直肠炎

案 孟某,女,62 岁。

2011 年 4 月 15 日初诊。子宫癌术后放射治疗后,近 3 个月反复出现便血,腹痛,大便 2 日 1 次,舌质暗,苔薄黄,脉弦。辨证:热盛肉腐,络破血溢。治法:清热,解毒,化瘀。

处方:黄芪 10g,当归 10g,酒大黄 10g,川芎 10g,红花 10g,栀子 10g,生地黄 10g,升麻 10g,地榆 10g,黄芩 10g,桃仁 10g,鱼腥草 10g,丹参 10g,莪术 10g,三七粉 3g,甘草 6g。

二诊:服药 14 剂,便血止,大便不畅,舌质暗,苔薄白,脉弦。

处方:黄芪 10g,当归 10g,酒大黄 10g,川芎 10g,红花 10g,栀子 10g,生地黄 10g,升麻 10g,地榆 10g,黄芩 10g,桃仁 10g,鱼腥草 10g,丹参 10g,莪术 10g,三七粉 3g,厚朴 10g,甘草 6g。14 剂。

三诊:无便血,但大便不畅,舌淡红,苔薄白,脉弦。

处方:黄芪 20g,当归 20g,酒大黄 10g,川芎 10g,红花 10g,栀子 10g,生地黄 10g,升麻 10g,地榆 10g,黄芩 10g,桃仁 10g,鱼腥草 10g,丹参 30g,莪术 10g,三七粉 g,厚朴 10g,枳壳 10g,甘草 6g。14 剂。

四诊:无便血,大便通畅,偶有腹痛,舌淡红,苔薄白,脉细弦。

处方:黄芪 20g,当归 20g,川芎 10g,红花 10g,栀子 10g,生地黄 10g,白芍 10g,桃仁 10g,鱼腥草 10g,丹参 30g,莪术 10g,厚朴 10g,枳壳 10g,甘草 6g。14 剂。

按:放射性肠炎是腹腔、盆腔的恶性肿瘤经放射治疗引起的肠道并发症,常在放疗结束后半年开始发病,其中病位以直肠最为多见。中医学认为放射治疗,局部充血、糜烂、溃疡,属于热毒之邪,热毒蕴结,耗伤正气;热盛肉腐,络破血溢是主要病机,因此本病属本虚标实,虚实夹杂之证。扶正祛邪是治疗本病的基本原则,扶正主要是补中益气,升阳举陷;祛邪主要是清热、凉血、止血、化瘀,依证而定。本案腹痛,便血,舌质暗,苔黄,乃热毒伤及肠络,治疗健脾益气与清热化瘀相结合。以黄芪健脾益气;升麻升阳举陷;黄芩、栀子、鱼腥草等清热解毒;红花、桃仁、当归、川芎、丹参、莪术、三七活血化瘀;地榆凉血止血;酒大黄泻下通便。放射性直肠炎要保持大便通畅,但要避免进食纤维素含量过高的食物,以减少对肠壁的刺激。

案 张某,男,48 岁。

直肠癌术后放疗,4 个月后出现便血,多为鲜血,排便困难,腹痛,结肠镜检查见直肠吻合口僵硬狭窄,环周糜烂渗血;病理未见肿瘤细胞,诊断放射性肠炎。症见消瘦,舌淡红,苔薄白,脉沉弦。辨证:热毒内蕴,气滞血瘀。治法:清热解毒,理气活血

口服方:黄芪 20g,当归 20g,川芎 10g,桃仁 10g,红花 10g,三七 3g,丹参 30g,黄芩 10g,栀子 10g,地榆 10g,厚朴 10g,酒大黄 5g,鱼腥草 10g,莪术 10g,甘草 5g。14 剂。

二诊:药后便血明显减少,但排便困难,舌淡红,苔薄白,脉弦。

口服方:黄芪 20g,当归 20g,川芎 10g,桃仁 10g,红花 10g,三七 3g,丹参 30g,黄芩 10g,栀子 10g,地榆 10g,厚朴 10g,酒大黄 5g,鱼腥草 10g,莪术 10g,火麻仁 10g,甘草 5g。14 剂。

三诊:排便不畅,便后有鲜血,舌淡红,苔薄白,脉弦。原方加槟榔 10g,枳壳 10g,加中药保留灌肠。

灌肠方:黄连 10g,黄芩 10g,黄柏 10g,儿茶 10g,苦参 10g,白及 10g,三七 3g,槐花 10g,地榆 10g,甘草 5g。水煎至 100ml,每晚 1 次,14 剂。

四诊:无便血,排便较前好转,患者要求停口服药,继续灌肠,灌肠方加乳香 10g,没药 10g。

五诊:无便血,可排细条状便,便前有时腹痛,患者坚持灌肠 3 个月,偶有便血。复查肠镜示:吻合口仍狭窄,糜烂较前明显好转。对吻合口狭窄进行球囊扩张,继续灌肠。

按:本案放射性肠炎,以肠腔狭窄,排便困难为主,故治疗重在活血化瘀。首诊以桃红四物汤加丹参、莪术、酒大黄;佐以黄芩、栀子、鱼腥草清热;三七、地榆止血。患者便血较快控制,但排便不畅,故再诊时加火麻仁、槟榔、枳壳理气润肠通便,最后以清热解毒燥湿之剂灌肠,病情缓解。王老师认为治疗放射性肠炎,应内治与外治结合,辨证与辨病结合,标本结合,不求速效,只可缓图。

心脑血管疾病

失 眠

案 徐某,男,30岁,司机。

性格急躁易怒,近日车祸后出现失眠。近半个月来自觉心中烦热,夜卧不安,恶梦纷繁,伴口苦口干,舌尖红,苔薄黄,脉弦带数。中医诊断:不寐(心火内炽,神浮不安)。治法:清心安神。

处方:栀子15g,百合15g,茯苓15g,酸枣仁20g,莲子心10g,生地黄10g,黄连10g,牡丹皮10g,柴胡10g,白芍20g,生甘草5g。

二诊:上方服用7剂,睡眠转佳,但夜梦仍多,口苦口干改善不显,舌红,苔薄黄,脉弦。

处方:栀子15g,百合15g,茯苓15g,酸枣仁30g,莲子心10g,生地黄10g,黄连10g,牡丹皮10g,柴胡10g,白芍20g,玄参30g,珍珠母20g,琥珀3g(冲),甘草5g。

三诊:上方服14剂,患者夜梦减少,睡眠转佳,口干口苦也明显好转,舌红,苔薄黄,脉弦。

处方:栀子10g,百合30g,茯苓15g,酸枣仁30g,莲子心10g,生地黄10g,黄连6g,牡丹皮10g,柴胡10g,白芍20g,玄参30g,珍珠母20g,琥珀粉3g(冲),甘草5g。7剂。

按:七情不遂,五志过极,则心火内炽,神浮不安。情志活动属于"神"的范畴,应为"心主神明"的内涵之一,即心神在神志活动中起着主导作用。所谓"忧动于心则肺应,思动于心则脾应,怒动于心则肝应,恐动于心则肾应,此所以五志惟心所使也"。本案病由情志因素而诱发,症状除见失眠之外,尚有急躁易怒、口苦口干之肝失疏泄之证状。故治疗上宜清、宜散,以清内郁之火。首诊以四逆散合酸枣仁汤加减,加清心之栀子、莲子心、黄连、百合,取效后二诊时酌加玄参、珍珠母、琥珀粉滋阴潜阳，重镇安神。

案 樊某，男，54岁，公务员。

长期失眠，近日加重，伴心烦，入睡困难，时有眩晕，腰膝酸软，夜间睡时将手足伸出被外始感舒适，并有口干欲饮，舌尖红，苔薄黄，脉弦细。中医诊断：不寐（心肾阴虚，心肾不交）。治法：养阴安神。

处方：黄连10g，阿胶10g，黄芩10g，酸枣仁30g，白芍10g，生地黄15g，夜交藤20g，合欢皮20g，甘草6g。

二诊：服用14剂，烦热已除，夜寐得安，唯觉口干，口渴，舌红，苔薄黄，脉弦。

处方：黄连10g，黄芩10g，酸枣仁30g，白芍10g，生地黄15g，夜交藤20g，合欢皮20g，麦冬20g，玄参30g，五味子10g，甘草6g。

三诊：上方服14剂，无不适，睡眠好，舌淡红，苔薄白。以天王补心丹巩固疗效。

按：素体阴虚，或热病伤阴，或劳倦过度，肾阴耗伤，肾水不能上济于心；或忧思不解，暗耗心阴，均可使心火独亢，心火下灼肾水，心肾不交，水火失济即可导致失眠，临证治疗多选黄连阿胶汤加减。但王老师认为肝藏血，肾藏精，肝肾同源，肾阴不足常伴肝之阴血的不足，因此针对阴虚失眠，常选酸枣仁汤与黄连阿胶汤合方，其中酸枣仁一味尤为王老师所青睐，认为酸枣仁甘平，归心肝之经，有益阴、养心、安神之效，擅治阴血不足之失眠，治疗不寐，用量宜大，一般在30g以上。

案 郭某，男，68岁。

患者长期从事人力资源管理工作，失眠多年，入睡困难或睡后易醒，每天睡眠不超过4小时，并经常借助安定等药，伴健忘，心悸，神疲乏力，纳呆，舌质淡红，苔薄白，脉沉弱。中医诊断：不寐（心脾两虚）。治法：益气健脾安神。

处方：黄芪30g，太子参10g，白术20g，茯苓20g，陈皮10g，远志15g，大枣5枚，木香10g，酸枣仁12g，制首乌20g，龙骨20g，牡蛎20g，甘草6g。

二诊：前方服14剂，食欲增加，心悸、乏力明显好转，睡眠时好时差，舌淡红，苔薄白，脉沉。

处方：黄芪30g，太子参10g，白术20g，茯苓20g，陈皮10g，远志15g，大枣8枚，木香10g，酸枣仁12g，制首乌20g，龙骨20g，牡蛎20g，姜半夏15g，薏苡仁30g，甘草6g。

三诊：前方服14剂，睡眠转安，以归脾汤调理。

按：劳倦思虑伤及心脾，心伤则营血暗耗，脾伤则化源不足，水谷精微不能滋养心窍而致失眠，此类患者往往以中老年多见，尤其在脑力劳动者中多见，失眠多较顽固，治疗时间较长，正如《类证治裁》云"思虑伤脾，脾血亏损，经年不寐"，故宜慢慢调理,不可过用苦寒,亦不可多用滋补,以归脾汤治之最为适用。本案先以归脾汤合酸枣仁汤加减治疗,睡眠时好时差,遂加半夏秫米（薏苡仁代）汤,得以收效。王老师经验,治疗不寐,姜半夏用量要大,一般在15～20g,有镇静安神之功。

案 邹某,女,63岁。

因消化性溃疡大出血后,出现失眠,夜眠不实,稍有声音即醒,醒后不易再睡。并时有眩晕、心悸,面色不华,唇甲色淡,舌质淡,脉弦细。中医诊断:不寐(心血不足,神失所养)。治法:养血安神。

处方:黄芪20g,当归10g,酸枣仁20g,川芎10g,知母10g,茯苓10g,白芍15g,制首乌10g,阿胶10g(烊),熟地黄10g,甘草10g。

并嘱患者补充铁剂。

二诊:上方服14剂,诸证大减,唯眩晕未除,时有心悸,舌淡,苔薄白,脉细。

处方:黄芪20g,当归10g,酸枣仁20g,川芎10g,知母10g,茯苓10g,白芍15g,制首乌10g,阿胶10g(烊),熟地黄10g,天麻10g,龙骨20g,牡蛎20g,柏子仁10g,甘草6g。

三诊:上方服7剂,夜眠转佳,眩晕、心悸尽除,面色转润,舌质淡红,苔薄白,脉细。以四物汤合酸枣仁汤巩固治疗4周。

按:心主血脉,脾主统血,肝藏血,肾藏精,精化为血。思虑过度,营血暗耗;情志内郁,脾失健运,肝失所藏;或素体虚弱,久病体亏,肾阴不足,精亏血少;或因病失血,气血耗伤,均可使心血不足,神失所养,而发失眠。本案有急性失血史,血属阴,阴亏血少,神浮于外,因此失血后失眠患者,除有虚烦不寐,尚有头晕、心悸之证状。以当归补血汤(当归、黄芪)补气生血,酸枣仁汤加当白芍、阿胶、制首乌等养血安神。归脾汤也是王老师治疗血虚失眠常用之方。

案 高某,女,48岁。

近期因工作调动,情志不遂,出现失眠,胸闷胁痛,有时呈针刺样,经期后期量少,经行腹痛,血色紫暗有血块,舌质暗,苔薄白,脉弦。中医诊断:不寐(瘀血阻络,神失所养)。治法:活血安神。

处方:当归20g,生地黄15g,红花10g,桃仁10g,川芎10g,丹参30g,牛膝15g,桔梗10g,夜交藤15g,合欢皮20g,甘草5g。

二诊:服药14剂后,睡眠好转,但仍时有胸胁闷痛,经期延后,舌暗,苔薄白,脉弦。

处方:当归20g,生地黄15g,红花10g,桃仁10g,川芎10g,丹参30g,牛膝15g,桔梗10g,夜交藤15g,合欢皮20g,香附10g,柴胡10g,酸枣仁20g,甘草6g。

三诊:服14剂后,无胸胁闷痛,睡眠好,月经已至,舌暗,苔薄白,脉弦。

处方:当归 20g,生地黄 15g,红花 10g,桃仁 10g,川芎 10g,丹参 30g,茯苓 20g,夜交藤 15g,合欢皮 20g,香附 10g,柴胡 10g,酸枣仁 30g,甘草 6g。14 剂。

按:王清任云:"夜不安者,将卧则起,坐未稳又欲睡,一夜无宁刻,重者满床乱滚,此乃血府血瘀……"可见古人早已有血瘀可致失眠之说。情志抑郁,气滞血瘀,或素体气虚,血运不畅,阻滞心脉,心神失养,而致失眠,治宜活血化瘀,瘀去神安。舌暗是血瘀的辨证要点,不一定面面悉俱。本案兼有月经后期,痛经,以血府逐瘀汤合酸枣仁汤治之,睡眠转安,月经亦正常。

案 徐某,男,48 岁。
半年前开始出现胃脘胀满不适,伴有恶心、早饱、嗳气。近期因多次暴饮暴食后上述症状加重,伴夜眠差,辗转难以入睡,睡后夜梦繁多,易醒,舌质淡红,苔白,脉弦滑。中医诊断:不寐(胃气失和,扰及心神)。治法:和胃安神。

处方:旋覆花 10g,代赭石 20g,木香 10g,姜半夏 15g,薏苡仁 30g,紫苏梗 10g,莱菔子 10g,茯苓 10g,陈皮 10g,酸枣仁 15g,合欢皮 15g,甘草 5g。

二诊:上方服 7 剂,胃脘胀满不适及恶心、嗳气等症缓解,睡眠也明显好转。唯觉时时胸闷,善太息,舌质淡红,苔薄白,脉弦。

处方:旋覆花 10g,代赭石 20g,木香 10g,姜半夏 15g,薏苡仁 30g,紫苏梗 10g,莱菔子 10g,茯苓 10g,陈皮 10g,酸枣仁 15g,合欢皮 15g,佛手 10g,香橼 10g,柴胡 10g,白芍 10g,甘草 5g。

三诊:上方服 14 剂,睡眠转安,偶有胃胀。

处方:姜半夏 10g,薏苡仁 20g,紫苏梗 10g,酸枣仁 20g,茯苓 15g,佛手 10g,香橼 10g,陈皮 10g,甘草 5g。7 剂。

按:饮食不节,肠胃受伤,宿食停滞,酿为痰热,壅积于中,胃气不和,致脏腑气机升降失调,阴阳不循其道,阳气不得入于阴,心神不宁则失眠,也就是《素问·逆调论》所谓"不得卧而息有音者,是阳明之逆也……阳明逆不得从其道,故不得卧也""胃不和则卧不安"。治疗上着重和胃,佐以安神,以半夏秫米汤为首选,但脾胃一虚,肝气乘脾,治疗同时要抑肝扶脾,本案二诊加柴胡、白芍、佛手、香橼,其意在此。

案 王某,女,35 岁。
因失眠、心悸 4 个月来诊。曾行多种化验检查,均无明显异常,心电图示:窦性心动过速。症见:已 3 日无眠,面色苍白,神疲乏力,胸闷气短,食欲不振,体重明显下降,月经 50 日未行,量少色淡,舌质淡,苔薄白,脉沉细。中医诊断:不寐(阴血不足,虚烦不眠)。治法:养血安神,宁心定志。方用五参饮合酸枣仁汤加味。

处方:红参 10g,苦参 20g,丹参 20g,玄参 20g,北沙参 20g,炒酸枣仁 30g,茯苓20g,知母15g,川芎15g,煅龙骨30g,煅牡蛎30g,琥珀粉3g(冲服),合欢皮20g,夜交藤20g,炙甘草10g。

二诊:上药服10剂,述每夜睡眠3小时左右,睡眠不实,时有恶梦,心悸好转,精神状态转佳,胃纳渐开,乏力气短亦有所缓解,舌淡红,苔薄白,脉沉。

处方:红参10g,苦参12g,丹参20g,玄参30g,北沙参20g,炒酸枣仁30g,茯苓20g,知母15g,川芎15g,煅龙骨30g,煅牡蛎30g,琥珀粉3g(冲服),合欢皮20g,夜交藤20g,炙甘草10g。14剂。

三诊:患者精神状态佳,睡眠已正常,刻下正值经期,量色正常,偶有心悸,时有乏力,舌淡红,苔薄白,脉和缓。

处方:红参10g,苦参12g,丹参20g,玄参30g,北沙参20g,炒酸枣仁30g,茯苓20g,知母15g,川芎10g,琥珀粉3g(冲服),合欢皮20g,夜交藤20g,大枣6枚,炙甘草10g。再进10剂收功。

按:中医学认为不寐与心脾肝肾之阴血不足,脑海失养关系最为密切,其病机以阳盛阴衰,阴阳失交为主。该患者素体虚弱,加之减肥节食,气血生成之源减少,日久成疾。心藏神,心血不足,血不养心,故心神不安,心悸、不寐;心气不足,故胸闷气短;脾失所养,脾胃失和,食少纳呆,神疲乏力。治疗注意调整脏腑阴阳气血,以"补其不足、调其虚实"为总则。该患为阴血不足,故治疗以补益心脾为主,使气血调和,阴阳平衡,脏腑功能恢复正常,神有居舍,则不寐可愈。王老师治疗此证以五参汤合用酸枣仁汤化裁,临床收效颇多。方中红参养心安神;丹参滋补心血,古有"一味丹参功同四物"之说;苦参现代药理研究能抗快速心律失常;玄参《日华子本草》曰"补虚劳损,心惊烦躁";北沙参滋补脾胃之阴,使脾胃健,气血生化有源;酸枣仁汤为张仲景《金匮要略》之方,原方主治"虚劳虚烦不得眠",尤怡曰:"魂不藏故不得眠,酸枣仁补肝敛气,宜以为君。"煅龙骨、煅牡蛎合参,治神经衰弱诸证,确有镇静安眠之功,正如张锡纯曰:"人身阳之精为魂,阴之精为魄,龙骨为天地之元阳所生能安魂,牡蛎为水之真阳结成故能强魄。"配琥珀粉安五脏,定魂魄;合欢皮、夜交藤安神解郁,入脾补阴,入心缓气,令五脏调和,神气舒畅。诸药合用,共收养血安神之功。

案 白某,女,49岁。2011年3月初诊。

睡眠不实20余年,平素伴有心悸,腹胀,食欲不振,便溏,舌暗红,少津,苔薄白,脉细。中医诊断:不寐(气阴两虚)。治法:健脾滋阴,和胃安神。

处方:炒酸枣仁10g,玄参20g,枸杞子10g,姜半夏10g,茯苓10g,白术10g,薏苡仁10g,合欢皮15g,夜交藤15g,五味子10g,麦冬15g,龙骨15g,牡蛎15g,黄精10g,丹参10g,山楂10g,甘草5g。

二诊:服用7剂,睡眠好转,大便正常,仍有腹胀,舌暗红,苔薄黄,脉弦。

处方:炒酸枣仁20g,玄参20g,枸杞子10g,姜半夏10g,茯苓10g,白术10g,薏苡仁10g,合欢皮15g,夜交藤15g,五味子10g,麦冬15g,龙骨15g,牡蛎15g,黄精10g,丹参10g,焦山楂10g,厚朴10g,枳壳10g,甘草5g。

三诊:服用14剂,患者睡眠转安,腹胀缓解,偶有心悸,舌淡红,苔薄白,脉细。

处方:炒酸枣仁20g,玄参20g,枸杞子10g,姜半夏10g,茯苓10g,白术10g,薏苡仁10g,合欢皮15g,夜交藤15g,五味子10g,麦冬30g,龙骨20g,牡蛎20g,黄精10g,丹参20g,焦山楂10g,厚朴10g,甘草5g。继服14剂。

按:不寐的病因很多,外感六淫、内伤七情、饮食劳倦都可成为失眠之病因。本案失眠日久,气阴两虚,既有腹胀、便溏之证状,又有舌红少津阴虚之象,王老师将生脉散、酸枣仁汤、半夏秫米汤巧妙组合,健脾滋阴,和胃安神,切中病机,用之自然有效。临证时,王老师善于根据辨证将古方、成方有机组合,灵活化裁,也是组方的一大特色。

案 孙某,女,43岁。2010年3月10日初诊。

患者自述平日操劳过度,心神交瘁,久之酿成失眠,历经医治无效,近日因劳累后失眠加重,至今已3日彻夜失眠,白日头痛,心烦,便秘,四肢胀痛,口苦,舌质暗红、有瘀点,苔薄黄,脉弦。中医诊断:不寐(肝郁血瘀)。治法:疏肝活血安神。方用血府逐瘀汤加减。

处方:柴胡10g,决明子10g,赤芍20g,川芎20g,当归10g,桃仁10g,厚朴10g,红花10g,地龙10g,黄芩10g,枳壳10g,牛膝10g,桔梗6g,龙骨20g,牡蛎20g,甘草5g。

二诊:上方服10剂,头痛好转,四肢胀痛减轻,可以入睡,但易醒,仍口苦心烦,舌暗,苔薄黄,脉弦。

处方:柴胡10g,决明子10g,赤芍20g,川芎18g,当归10g,桃仁10g,厚朴10g,红花10g,地龙10g,枳壳6g,牛膝10g,桔梗6g,龙骨20g,牡蛎20g,夏枯草10g,栀子10g,生地黄10g,生甘草6g。

三诊:上方服7剂,睡眠好转。原方去桔梗,加酸枣仁30g。加减服用月余巩固疗效。

按:不寐,多为情志所伤。该患者长期顽固性不寐,临床多方治疗效果不佳,忧思日久,暗耗心阴,舌质偏暗有瘀斑,内有瘀血之象,王老师依据古训"顽疾多瘀血",从瘀论治,选用血府逐瘀汤加清心泻火、重镇安神药而取效。对于顽固性失眠,他法治疗无效时,选用血府逐瘀汤加减治疗,有时会收到意外的疗效。

案 商某,女,55岁。

2008年5月28日初诊。患者述近日情志不遂,失眠心悸,虚烦不安,头目眩晕,咽干口燥,口舌生疮,大便正常,舌尖红,苔薄黄,脉弦细。中医诊断:不寐(阴虚内热)。治法:疏肝养阴、清热除烦。方用酸枣仁汤为主方化裁。

处方:生地黄10g,地骨皮10g,酸枣仁20g,川芎6g,知母10g,百合30g,琥珀粉3g,合欢皮10g,夜交藤15g,北沙参20g,天麻10g,菊花10g,枸杞子10g,茯苓10g,生甘草5g。

二诊:上方服7剂,眩晕止,睡眠好转,仍口干,舌尖红,苔薄黄,脉弦。

处方:生地黄10g,地骨皮10g,酸枣仁30g,川芎6g,知母10g,百合30g,麦冬30g,琥珀粉3g,合欢皮15g,夜交藤15g,北沙参20g,天麻10g,菊花10g,枸杞子10g,茯苓10g,生甘草5g。

三诊:上方7剂,睡眠转安,舌淡红,苔薄白,脉弦。

处方:生地黄10g,地骨皮10g,酸枣仁20g,川芎6g,知母10g,百合30g,麦冬30g,合欢皮15g,夜交藤15g,北沙参20g,菊花10g,龙骨20g,牡蛎20g,枸杞子10g,茯苓10g,生甘草5g。14剂。

按:《金匮要略》记载:"虚劳虚烦不得眠,酸枣仁汤主之。"王老师依其多年的从医经验,喜用经方。本方重用酸枣仁养血补肝,宁心安神;百合、知母、北沙参、生地黄养心安神,苦寒质润,滋阴清热,佐以川芎之辛散,调肝血而疏肝气,调畅气机,酸收与辛散并用,相反相成;甘草生用,和中缓急,调和诸药,与茯苓相伍可健脾和中,与酸枣仁酸甘合化以养肝阴;另加合欢皮、夜交藤等交通心神;菊花、天麻、枸杞子清肝明目;诸药相伍,共奏疏肝养阴,清热除烦之功。

案 刘某,女,51岁。
因失眠半年余来诊,夜间易醒,醒后不易入睡,伴有头晕,精神萎靡,记忆力下降,多梦,盗汗,二便正常,舌质淡红,苔薄白,脉弦。中医诊断:不寐(阴虚阳亢,心肝失养)。治法:滋阴养血,清热除烦。方用酸枣仁汤加减。

处方:炒酸枣仁20g,知母10g,茯苓10g,川芎6g,合欢皮10g,夜交藤15g,五味子6g,黄连3g,龙骨20g,牡蛎20g,琥珀粉3g,丹参30g,百合20g,甘草5g。7剂。

二诊:患者睡眠时间延长,但仍盗汗,头晕,舌淡红,苔薄白,脉弦。

处方:炒酸枣仁30g,知母10g,茯苓10g,川芎6g,合欢皮10g,夜交藤15g,五味子10g,龙骨20g,牡蛎20g,琥珀粉3g,丹参30g,百合20g,生地黄10g,地骨皮10g,甘草5g。7剂。

三诊:患者睡眠转安,无夜间惊醒及盗汗,头晕症状消失,二便正常,舌质淡红,苔薄白,脉弦。

处方:炒酸酸枣仁20g,知母10g,茯苓10g,川芎6g,合欢皮10g,夜交藤15g,五味子10g,龙骨20g,牡蛎20g,丹参30g,百合20g,生地黄10g,地骨皮10g,甘草

5g。14剂。

按：患者中年女性，素体阴虚，心肝失于濡养，心血虚则记忆力下降、夜间多梦；肝血虚头晕、精神萎靡。《黄帝内经》云"阳气尽，阴气盛，则目瞑；阴气尽而阳气盛，则寤矣"，王老师认为阴阳失调是失眠的关键，"卫气不得入于阴，常留于阳，留于阳则阳气满，阳气满则阳跷盛，不得入于阴则阴气虚，故目不瞑矣"，所以在失眠的治疗上应着重于调和阴阳。方中炒酸枣仁养心阴，益肝血，清肝胆虚热而宁心安神；黄连苦寒，善于清心热，泻心火，可清心安神；知母有滋阴降火之功；合欢皮、夜交藤二药配伍，补肝宁心，养心安神，治失眠之力增强；龙骨、牡蛎、琥珀粉，育阴潜阳，镇静安神；丹参通利血脉，滋养心血；五味子、百合敛阴润燥。二诊患者症状好转，仍盗汗、头晕，乃阴虚之典型征象，故增加酸枣仁、五味子用量，并加生地黄、地骨皮滋阴抑阳。

案 白某，男，42岁。
睡眠不实月余，口干咽干，大便不畅，舌红，苔薄黄，脉弦。中医诊断：不寐（阴虚内热）。治法：养阴清热安神。

处方：玄参20g，北沙参10g，麦冬10g，天花粉10g，地骨皮10g，火麻仁10g，菊花10g，黄芩10g，百合10g，乌药10g，厚朴10g，知母10g，甘草5g。7剂。

二诊：夜眠转安，大便通，但时有胸闷腹胀，口干，舌红，苔薄黄，脉弦。

处方：西洋参10g，玄参10g，北沙参10g，麦冬10g，百合10g，乌药10g，紫苏梗10g，全瓜蒌10g，姜半夏10g，薏苡仁20g，黄连5g，生白术10g，厚朴6g，甘草5g。7剂。

三诊：睡眠好，无口干，舌淡红，苔薄黄，脉弦。

处方：玄参30g，北沙参20g，麦冬30g，百合10g，乌药10g，紫苏梗10g，姜半夏9g，薏苡仁20g，黄连5g，生白术10g，厚朴6g，甘草5g。7剂。

按：《医效秘传·不得眠》云："夜以阴为主，阴气盛则目闭而安卧，若阴虚为阳所胜，则终夜烦扰而不眠也。"不寐总属阳盛阴衰，阴阳失交。本案正如《景岳全书·不寐》所云："真阴精血不足，阴阳不交而神有不安其室耳。"首诊以滋阴清热安神为主，二诊口干、腹胀，加滋阴和胃消导药。综观前后用药，首诊西洋参、玄参、北沙参养阴生津；天花粉、地骨皮、菊花、黄芩、知母、百合清心安神；二诊生白术、姜半夏、薏苡仁、乌药健脾和胃；全瓜蒌、厚朴宽胸散结。王老师主要采用调整脏腑、气血、阴阳平衡为主，并嘱患者消除精神紧张，静心少欲，心养胜于药养。

案 艾某，女，58岁。
2011年4月22日初诊。近1个月睡眠不实，时有心烦，腹胀，忽冷忽热，汗出，易惊恐，舌质暗，苔薄白，脉弦。中医诊断：不寐（肝气郁结，心神不宁）。

治法:疏肝解郁,养心安神。

处方:柴胡 10g,桂枝 10g,黄芩 10g,白芍 10g,姜半夏 10g,干姜 10g,白术 10g,龙骨 10g,牡蛎 10g,茯苓 10g,川芎 10g,党参 10g,合欢皮 10g,夜交藤 10g,琥珀粉 3g,五味子 10g,炒酸枣仁 10g,甘草 6g。

二诊:服药 7 剂后,睡眠略有改善,偶心烦,舌胖,苔薄白,脉弦。

处方:柴胡 10g,桂枝 10g,黄芩 10g,白芍 10g,姜半夏 10g,薏苡仁 30g,干姜 10g,白术 10g,龙骨 20g,牡蛎 20g,茯苓 10g,川芎 10g,党参 10g,合欢皮 10g,夜交藤 10g,琥珀粉 3g,五味子 10g,炒酸枣仁 20g,甘草 6g。

三诊:无汗出,睡眠好,偶有腹胀,舌淡红,苔薄白,脉弦。

处方:柴胡 10g,桂枝 10g,黄芩 10g,白芍 10g,姜半夏 10g,薏苡仁 30g,干姜 10g,白术 10g,厚朴 10g,龙骨 20g,牡蛎 20g,茯苓 10g,川芎 10g,党参 10g,合欢皮 10g,夜交藤 10g,炒酸枣仁 20g,甘草 6g。7 剂。

按:本案患者失眠,心烦,忽冷忽热,腹胀,乃肝郁脾虚,阴阳失调。肝主疏泄,性喜条达,肝气郁结,枢机不利,内扰心神,发为本病。此证老年女性最为多见,治在疏肝解郁,调节阴阳,王老师善用柴胡桂枝龙骨牡蛎汤加减,若肝郁化火,加夏枯草、玄参、栀子;阳亢者,加生地黄、龙齿、珍珠;失眠重者可酌加琥珀粉、代赭石等重镇安神药,在失眠的症状控制后,应逐渐减量或停用,依证从本缓图。

头 痛

高某,男性,66 岁。

因间断性头痛 5 年,加重 2 年来诊。既往高血压病史 16 年,口服降血压药,血压控制尚可,但时常头痛。症见:头痛剧烈,以前额部及双侧颞部为主,伴失眠多梦,咽干,口苦,舌质红,苔薄黄,脉弦滑。血压:110/70mmHg(1mmHg = 0.133 3kPa)。辨证:肝肾阴虚,肝阳上亢。治法:滋阴潜阳,平肝熄风。

处方:钩藤 10g,天麻 10g,生地黄 10g,玄参 15g,夏枯草 10g,菊花 10g,丹参 10g,葛根 20g,川牛膝 20g,枸杞子 10g,菟丝子 10g,生龙骨 20g,生牡蛎 20g,石决明 20g,甘草 5g。

二诊:口服 10 剂,头痛症状明显减轻,仍失眠、烦躁,测血压:140/95mmHg。舌质淡红,苔薄黄,脉弦。

处方:钩藤 10g,天麻 10g,生地黄 10g,玄参 15g,夏枯草 10g,菊花 10g,丹参 10g,葛根 20g,川牛膝 10g,枸杞子 10g,菟丝子 10g,生龙骨 20g,生牡蛎 20g,石决明 20g,栀子 10g,夜交藤 20g,琥珀粉 3g(冲服),甘草 5g。

三诊:口服 10 剂,头痛完全缓解,睡眠欠佳,时有心烦,大便通畅,舌质淡,苔薄黄,脉弦细。

处方:钩藤 10g,天麻 10g,生地黄 10g,玄参 15g,夏枯草 10g,黄芩 10g,菊花 10g,丹参 10g,葛根 10g,川牛膝 20g,枸杞子 10g,生龙骨 20g,生牡蛎 20g,石决明 20g,栀子 15g,夜交藤 20g,甘草 5g。继服 7 剂。

按:老年患者,素体肝肾阴虚,肝阳偏亢,风阳上扰,以致头痛、眩晕;肝阳偏亢影响神志,故不寐多梦;肝阴不足,致咽干,口苦,大便干燥。《素问·五脏生成论》曰:"头痛巅疾,下虚上实,过在足少阴、巨阳,甚则入肾。"治宜滋补肝肾,平肝潜阳,王老师善用天麻钩藤饮合增液汤加减治疗此类病症,收效颇佳;重用川牛膝引血下行,滋补肝肾;枸杞子、菟丝子、熟地黄滋阴补肾;钩藤、天麻、夏枯草、菊花、生龙骨、生牡蛎、石决明平肝潜阳;丹参、葛根二药现代药理研究均有扩张脑血管、改善脑供血、降血压之效。二诊中患者头痛缓解,仍失眠多梦,心烦易怒,乃肝经余热未清,热扰心神,躁扰不宁,在治疗上加栀子,栀子豉汤出自《伤寒论》,用于伤寒汗、吐、下后,虚烦不得眠,反复颠倒,心中懊恼者,其清三焦之

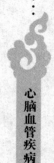

热,从小便排出,并能清肝明目。综观此头痛一症,为本虚标实,本虚为肝肾不足,不能制约肝阳,水不涵木,导致肝阳上亢;肝经热盛表现为头痛、咽干、口苦等标实之证状,治疗遵循"标本兼治"的原则。"病在上,治诸下"《素问》,亦取"壮水之主,以制阳光"之意,避免头痛医头,见痛止痛的思路,着眼于从整体出发,以辨证论治为主体,对人体功能进行整体调节。

案 王某,女,50岁。

高血压病史6年,血压最高180/100mmHg,口服硝苯地平控释片治疗,血压控制尚可。近半个月,因工作压力大,患者出现头昏胀痛,以两侧为主,伴心烦,易怒,夜寐欠安,口苦,咽干,目涩,视物模糊,舌红苔黄,脉弦数。中医诊断:肝阳头痛。治法:平肝潜阳熄风。方用天麻钩藤饮加减。

处方:天麻10g,钩藤10g,石决明20g,夏枯草10g,杜仲10g,牛膝10g,桑寄生15g,黄芩10g,生地黄10g,夜交藤15g,合欢皮10g,泽泻10g,益母草10g,生甘草5g。7剂。

二诊:患者头痛症状明显减轻,睡眠渐佳;但仍目涩,视物模糊,舌红,苔薄黄,脉弦。

处方:钩藤10g,天麻10g,生地黄10g,玄参15g,夏枯草10g,菊花10g,丹参10g,葛根20g,川牛膝10g,枸杞子10g,菟丝子10g,生龙骨20g,生牡蛎20g,石决明20g,生地黄10g,菊花10g,决明子10g,甘草5g。

三诊:患者头痛缓解,血压平稳,舌淡红,苔薄白,脉弦。原方加石斛20g。7剂。

按:天麻钩藤饮是中医治疗阳亢头痛的经典方剂之一。原方出自《杂病证治新义》,其方证为肝肾不足,肝阳偏亢,火热上扰之证。方中天麻、钩藤平肝熄风,《本草纲目》云:天麻为治风之神药;石决明性味咸平,功能平肝潜阳,除热明目,与天麻、钩藤合用,加强平肝熄风之力;川牛膝引血下行,黄芩清热泻火,使肝经之热不致上扰;益母草活血利水;杜仲、桑寄生补益肝肾;夜交藤、茯神安神定志。实为专治肝阳偏亢、风火上扰之良方,王老师临床应用治疗阳亢头痛,常加决明子、菊花、夏枯草,疗效更好。

案 杨某,女,52岁。

以双侧头痛3周来诊。患者近3周来反复出现双侧头部太阳穴处胀痛或跳痛,疼痛剧烈时可伴有恶心、欲吐,多以情绪紧张为诱因。大便干结,口苦,夜眠不安,舌淡红,苔薄黄,脉弦细。既往有类似病史。中医诊断:肝郁化热。治法:疏肝解郁清热。

处方:柴胡10g,黄芩10g,枳壳10g,陈皮10g,姜半夏10g,酒大黄10g,草决明10g,川芎15g,白芍15g,菊花10g,藁本10g,夜交藤10g,甘草5g。

二诊:服用14剂后,患者头痛稍缓,大便通畅,无口苦,但夜眠难安,舌质淡红,苔薄白,脉弦。

处方:柴胡10g,陈皮10g,姜半夏10g,草决明10g,川芎15g,白芍15g,黄芩10g,延胡索10g,甘草10g,五味子10g,夜交藤15g,琥珀粉3g。

三诊:服14剂,头痛止,大便正常,唯睡眠仍差,表现为多梦易醒,舌质红,苔薄黄,脉弦细。前方去牛膝、草决明,加柏子仁10g,酸枣仁20g,知母10g。继服14剂后,诸证皆除。

按:中医将偏头痛归属"头痛""头风"范畴,其发病主要涉及肝、脾、肾三脏。但王老师认为,偏头痛的发作多与情志有关,与肝的关系尤为密切。或肝阴不足,肝阳偏亢;或肝气郁滞,久郁化火,上扰清空,皆可导致偏头痛发生,因"胆足少阳之脉,起于目锐眦,上抵头角,下耳后,循颈……其支者从耳后入耳中,出走耳前,至目锐眦后",肝胆互为表里,因此,对肝郁之偏头痛,王老师喜用小柴胡汤加减。柴胡疏肝解郁,疏达经气;黄芩清泻邪热;白芍和营止痛,临床王老师常将白芍与川芎合用,用量宜大,各在20g以上,认为川芎乃治头痛之圣药,直达巅顶,虑其用量较大,故用等量白芍治其燥,疗效确切。

案 王某,女性,44岁。

2005年5月23日来诊。患者因间断头痛半年,加重2天来诊,头痛以前额痛为主,时有眼花,怕风,近来神疲,纳差,舌暗,苔薄白,脉细弱。头颅CT检查未见异常,诊断为血管神经性头痛。辨证:血虚兼瘀,头目失养。治法:养血活血,化瘀通络。

处方:白芍20g,川芎20g,天麻10g,丹参10g,荆芥10g,防风10g,桃仁10g,当归10g,红花10g,白芷10g,薄荷10g,羌活10g,菊花10g,甘草5g。7剂。

二诊:患者头痛缓解,食欲不振,舌暗红,苔薄白,脉细。

处方:白芍20g,川芎20g,天麻10g,丹参10g,桃仁10g,当归10g,红花10g,白芷10g,薄荷10g,菊花10g,山楂10g,香附10g,甘草5g。7剂。

三诊:患者无头痛、头晕,无恶心呕吐,血压正常,舌淡红,苔薄白,脉弦。

处方:白芍20g,川芎20g,丹参10g,桃仁10g,当归10g,红花10g,白芷10g,菊花10g,山楂10g,香附10g,甘草5g。14剂。

随访2年,患者未再出现头痛症状。

按:血管紧张性头痛属祖国医学"头痛""脑风""首风"范畴,多与肝阳上亢、气滞血瘀或痰热上扰有关。本案头痛眼花,神疲纳差,脉细弱,乃血虚脉络失养,治以养血活血为主,故以桃红四物汤加防风、羌活、荆芥等祛风之药,其中白芍、川芎用量均在20g,是王老师治疗头痛的常用对药。

案 曹某,男性,39岁。

2004年4月18日来诊。患者入院前1年劳累后出现左侧头部搏动性疼痛,疼痛呈钝痛,偶向颈部及肩部放射,伴恶心、呕吐,呕吐物为胃内容物,畏光,无头晕,无肢体活动障碍,休息或睡眠后疼痛可减轻,在外院查头CT未见异常,诊断为偏头痛,其后上述症状间断发作,近1个月头痛加重,甚则恶心、呕吐,休息后症状不缓解,血压正常,舌暗,苔薄黄,脉弦。头及颈椎MRI检查未见异常。

诊断:偏头痛。辨证:肝郁血瘀,风痰上扰。治法:疏肝活血,清热化痰。

处方:天麻10g,菊花10g,白芍30g,川芎30g,红花10g,柴胡10g,香附10g,郁金10g,当归10g,延胡索10g,细辛5g,黄芩10g,牛膝10g,藁本10g,蔓荆子10g,酸枣仁20g,白芷10g,延胡索10g,甘草5g。

二诊:7剂,患者头痛缓解,无恶心呕吐,舌暗,苔薄黄,脉弦。

处方:天麻10g,菊花10g,白芍20g,川芎20g,红花10g,柴胡10g,香附10g,郁金10g,当归10g,黄芩10g,牛膝10g,藁本10g,蔓荆子10g,酸枣仁20g,白芷10g,延胡索10g,甘草5g。7剂。

三诊:患者无不适,舌淡红,苔薄白,脉弦。

处方:菊花10g,白芍20g,川芎20g,红花10g,郁金10g,当归10g,黄芩10g,牛膝10g,红花10g,地龙10g,甘草5g。7剂。

随访半年,患者未再出现头痛。

按:六经病变皆可导致头痛,王老师认为偏头痛的病机多与肝有关,肝藏血,主疏泄,肝郁血瘀是偏头痛的主要病因病机。本案偏头痛经年累月,发作时十分痛苦,伴恶心呕吐,屡治无效,王老师在辨证的基础上,重用白芍30g,川芎30g,7剂痛缓,再7剂痛止,半年内无复发。现代药理研究证实,川芎主要成分川芎嗪能透过血脑屏障,通过调节钙离子通道、清除氧自由基、阻止血小板凝聚、扩张血管、影响内皮素及一氧化氮合成等方式对中枢神经系统发挥多种作用;白芍中的白芍总苷具有解热、镇痛和抗炎作用;蔓荆子中的紫花牡荆素等黄酮类化合物、白芷中的香豆素和挥发油成分也均有镇痛和抗炎作用,在辨证的基础上,适当选用有助提高疗效。

案 张某,男,54岁。

间断性头痛5年,头沉,睡眠差,时有恶心,前额部疼痛明显,血压正常,舌淡红,苔薄白、根腻,脉弦。头颅CT正常。辨证:痰湿头痛。治法:化痰祛湿。

处方:天麻10g,川芎10g,白芍10g,当归10g,菊花10g,葛根15g,白芷6g,姜半夏10g,白术10g,茯苓15g,薏苡仁20g,炒酸枣仁10g,合欢皮10g,夜交藤15g,琥珀粉3g,甘草5g。

二诊:服用7剂,头痛减轻,睡眠改善,舌淡红,苔薄白,脉弦。

处方:天麻10g,川芎10g,白芍10g,当归10g,菊花10g,葛根10g,白芷10g,姜半夏10g,白术10g,茯苓15g,薏苡仁20g,炒酸枣仁10g,合欢皮10g,夜交藤15g,牛膝10g,甘草5g。14剂。

三诊:头痛缓解,舌淡红,苔薄白,脉弦。

处方:川芎10g,白芍10g,当归10g,葛根10g,白芷10g,姜半夏10g,白术10g,茯苓15g,薏苡仁20g,炒酸枣仁10g,合欢皮10g,夜交藤15g,牛膝10g,甘草5g。7剂。

按:《黄帝内经》云"因于湿,首如裹"。痰湿头痛临床也十分常见,其特点是头闷痛,舌苔腻,本例头痛头沉,恶心,舌苔腻是辨证的关键。全方巧妙地将半夏白术天麻汤、四物汤、半夏秫米汤(薏苡仁代)融于一方之中,化痰和胃,活血通络,切中病机,又少加安神之品,效如桴鼓。

案 施某,女,47岁。
头痛6个月,频繁发作,多呈跳痛,睡眠不安,时有胸闷,血压90/60mmHg,心率60次/min,月经后期,痛经,舌暗红,苔薄白,脉弦。辨证:瘀血头痛。治法:活血养血,化瘀通窍止痛。

处方:柴胡6g,白芍10g,赤芍20g,川芎20g,桃仁10g,红花10g,香附10g,白芷6g,穿山甲10g,地龙10g,当归10g,枸杞子10g,合欢皮10g,夜交藤15g,甘草5g。7剂。

二诊:头痛减轻,月经到期未至,舌暗红,苔薄白,脉弦。

处方:柴胡10g,白芍10g,川芎10g,桃仁10g,红花10g,香附10g,穿山甲10g,地龙10g,当归20g,熟地黄10g,黄芪30g,枸杞子10g,酒大黄10g,合欢皮20g,夜交藤15g,三棱10g,莪术10g,甘草5g。7剂。

三诊:头痛止,已来月经,量少,轻微腹痛,舌暗,苔薄白,脉弦。

处方:柴胡6g,白芍20g,川芎12g,桃仁10g,红花10g,赤芍10g,香附10g,桂枝6g,酒大黄6g,莪术10g,三棱10g,穿山甲10g,地龙10g,甘草5g。7剂。

四诊:无头痛,无明显不适,遂以逍遥散调养。

按:本例头痛,伴月经不调,舌暗,以瘀血头痛论治,处方以桃仁四物汤加减组成,活血养血,化瘀通窍止痛。方中川芎、赤芍、桃仁活血化瘀止痛;当归养血活血;白芷辛散通窍止痛;白芍养血滋阴;穿山甲、地龙活血通络;柴胡、香附疏肝理气;合欢皮、夜交藤养心安神。二诊月经未至,在原方基础上加三棱、莪术,养血活血,通窍止痛;熟地黄善能滋补营血。三诊重在通窍活血化瘀。王老师用方动静相宜,行血而不伤血,补血而不滞血,共奏补血活血之功。

心 悸

案 闫某,男,58岁。

2009年12月9日初诊。患者心悸、胸闷1年余,心电图为阵发性室上性心动过速,服用倍他乐克等治疗,仍感心悸,睡眠不实,便艰,舌质淡红,苔薄黄,脉细数。辨证:气阴两虚。治法:益气养阴。

处方:红参10g,北沙参10g,丹参20g,玄参10g,苦参6g,桂枝10g,龙骨20g,牡蛎20g,麦冬10g,五味子6g,甘草5g。7剂。

二诊:患者心悸好转,仍感胸闷,气短,大便不畅,舌质淡红,苔薄白,脉代数。

处方:红参5g,麦冬10g,五味子6g,当归10g,桃仁10g,桂枝10g,火麻仁10g,柏子仁10g,厚朴6g,枳壳6g,炒酸枣仁30g,合欢皮10g,夜交藤15g,苦参6g,丹参10g,甘草5g。14剂。

三诊:无心悸,自觉胸闷,气短,睡眠不实,舌质淡红,苔薄白,脉细。

处方:红参5g,全瓜蒌10g,郁金10g,苦参6g,姜半夏10g,三七粉2g,川芎6g,旋覆花10g,夜交藤15g,炒酸枣仁10g,延胡索10g,龙骨20g,牡蛎20g,厚朴12g,甘草5g。14剂。

四诊:患者症状完全好转,复查心电图:正常心电图,心率90次/min。随访半年,患者无心悸、胸闷,复查心电图正常。

按:室上性心动过速属于中医"心悸"范畴,临床以心悸、胸闷、胸痛、脉结代为特征。王老师认为此病的发生主要由心气不足,心阳亏虚;或阴血不足,心失所养;或痰饮内停,瘀血阻滞,心脉不畅所致。常虚实夹杂,但虚是本病的发病基础,痰瘀是病理产物,治宜益心气,温心阳,养心血,滋心阴为主。方中红参补益心气;北沙参、玄参益气养阴;桂枝辛甘化阴,温通心阳,使心脉复,心悸止;龙骨、牡蛎宁心安神;苦参主心腹气结,安五脏,定志益精;现代医药研究证实:苦参中含苦参碱和氯化苦参碱,有奎尼丁样作用,有明显的负性频率及负性传导作用,即通过影响心脏膜钾—钠离子交换系统,降低心肌应激性,延长绝对不应期,从而抑制异位节律点,具有较强的抗心律失常和调节心律的作用;丹参补血活血,有扩张冠状动脉,降低血液黏度,加快红细胞流速,改善外周循环,还能减轻心肌损伤及修复作用,因此临床治疗心悸而脉数者,王老师在辨证的基础上,多伍用苦参、丹参。

案 胡某，女，46 岁。

阵发性心悸 1 年，食后加重，心烦，睡眠不安，气短乏力，五心烦热，舌红，少苔，脉细。心电图提示偶发室性期前收缩（室早）。辨证：气阴两虚。治法：补气养阴安神。

处方：红参 5g，炒酸枣仁 20g，玄参 20g，丹参 15g，北沙参 10g，苦参 6g，合欢皮 10g，夜交藤 15g，龙骨 20g，牡蛎 20g，琥珀粉 3g，甘草 5g。

二诊：服药 7 剂后，心悸症状减轻，睡眠好转，舌红，苔薄白，脉细。

处方：红参 5g，炒酸枣仁 20g，玄参 20g，麦冬 20g，丹参 20g，北沙参 10g，苦参 6g，合欢皮 10g，夜交藤 15g，龙骨 20g，牡蛎 20g，琥珀粉 3g，甘草 5g。14 剂。

三诊：无心悸，失眠明显改善，舌淡红，苔薄白，脉细。上方去琥珀粉。7 剂。

按：临床对于心悸不安者，王老师常以五参汤加减治疗，尤适用于气阴两虚者。方中红参补心气，益心阳；玄参、北沙参养心阴，清虚热；苦参清心复脉，安五脏；丹参活血通络。由于心神失养，故睡眠不安，加重心悸，故配以炒酸枣仁、合欢皮、夜交藤养心安神，龙骨、牡蛎、琥珀粉重镇安神；全方具有益气、养阴、清心、安神之功效，使心气得复，阴血得养，心神得宁，心悸自除。

案 康某，男，60 岁。

因心悸、脉律不齐来诊。曾行冠状动脉造影，提示冠状动脉狭窄、斑块，确诊为冠心病；行动态心电图检查，诊断为窦性心律不齐、心动过缓。医生曾建议服用硝酸酯类药物，但因服用后头痛并难以耐受被迫停药。刻下患者心悸，时有胸闷，活动后明显，登两层楼即感心悸、胸闷，二便如常，舌体胖，舌质暗，苔薄白，脉沉迟。辨证：心脉痹阻，心失所养。治法：益气通阳，活血通脉。

处方：黄芪 10g，丹参 20g，川芎 10g，桂枝 10g，当归 10g，党参 10g，郁金 10g，五味子 10g，黄精 10g，姜半夏 10g，薤白 10g，柏子仁 10g，炙甘草 10g。

二诊：服用 14 剂后，患者心悸和胸闷大减，但仍心律不齐，舌质暗，苔薄白，脉沉缓。

处方：红参 6g，黄芪 10g，红花 10g，丹参 20g，川芎 10g，桂枝 10g，当归 10g，郁金 10g，五味子 10g，黄精 10g，姜半夏 10g，薤白 10g，柏子仁 10g，炙甘草 10g。

三诊：服用 14 剂，无心悸、胸闷气短等不适，脉率多在 60 次/min 左右，但仍心律不齐，舌脉同前。

处方：红参 10g，麦冬 15g，五味子 10g，桃仁 10g，红花 10g，川芎 10g，地龙 10g，桂枝 10g，炙甘草 10g。

加减服用 14 剂，病情稳定。

按：心悸是由多种原因导致的心脏节律失调，气血阴阳不足为本，气滞、痰浊、血瘀、水饮扰动心神而发病,故该病虚实夹杂更为多见。本案患者冠状动脉造影提示有冠状动脉狭窄、斑块,提示有血瘀的实证,患者虽无明显乏力、虚弱之象,但表现在心悸于活动后明显,虚象显露,本虚标实,故治疗宜标本兼顾,以补虚为主,处方以党参、黄芪补益心气;桂枝、薤白温通心阳;黄精、五味子滋养心阴;当归、川芎、丹参、郁金养血活血。二诊时予红参大补元气,益气行血;桂枝辛甘化阴,通阳复脉,王老师治疗脉沉之心悸,常选用红参、桂枝作为对药应用。

案 穆某,女,80岁。

2009年10月12日初诊。患者有高血压病史,平素便溏,近日劳累,心悸出汗,食欲不振,头晕恶心,舌质红,苔薄白,脉弦数。血压160/80mmHg。心电图正常。辨证:心脾两虚,痰浊上扰。治法:急则治标,健脾燥湿,化痰熄风。

处方:天麻10g,姜半夏10g,泽泻10g,白术10g,葛根15g,牛膝10g,五味子6g,龙骨20g,牡蛎20g,黄芩10g,菊花10g,甘草5g。7剂。

二诊:患者头晕止,心悸好转,依然出汗,舌暗红,少津,脉弦数。血压150/90mmHg。

处方:天麻10g,姜半夏10g,泽泻10g,白术10g,葛根15g,牛膝10g,五味子6g,龙骨20g,牡蛎20g,黄芩10g,菊花10g,黄芪30g,防风10g,生地黄10g,北沙参10g,甘草5g,14剂。

三诊:患者食欲增加,汗出减少,晨起便溏,舌暗,苔薄黄,脉弦。

处方:黄芪10g,白术10g,防风10g,桂枝6g,白芍10g,五味子6g,砂仁3g,山楂10g,神曲10g,炮姜6g,龙骨20g,牡蛎20g,大枣3枚,甘草5g。7剂。

四诊:无心悸,汗止,便溏,舌质暗红,苔薄白,脉弦。

处方:淡附片6g,党参10g,肉桂5g,干姜5g,白芍10g,黄连3g,防风10g,升麻6g,葛根15g,龙骨20g,牡蛎20g,五味子6g,白术10g,苍术10g,甘草5g。7剂。

五诊:患者大便成形,仍乏力,舌淡红,苔薄白,脉弦。

处方:淡附片10g,红参10g,肉桂10g,干姜10g,白芍10g,黄连3g,防风10g,升麻6g,葛根15g,龙骨20g,牡蛎20g,吴茱萸6g,白术10g,苍术10g,炙甘草5g。7剂。

按:心悸病因甚多,诸如暴受惊骇,痰因火动,血不养心,阴虚火旺,心气不足,阳气虚衰,风湿入侵,心脉痹阻,肺病及心,肝阳上扰等,均可引起心悸,但心气阴两虚是心悸的基础。本案患者有高血压病史,心悸头晕并见,看似肝阳上亢,实则心脾两虚,痰浊上扰致晕,故首诊先以半夏白术天麻汤健脾化痰熄风,晕止后,心脾两虚显现,治疗以健脾益气温阳为主,王老师临证中虽慎用补法,唯心悸一证,用补法最多,盖因心悸多因气血亏损,心失所养为其本源。

案 于某,男,60岁。

心悸2个月。刻下心悸,气短,乏力,胸闷,二便正常,舌暗红,苔白腻,脉缓。心电图示:窦性心动过缓。辨证:心脉瘀阻,心失所养。治法:益气活血,宽胸通络。

处方:红参10g,麦冬15g,五味子10g,红花10g,川芎10g,桂枝10g,砂仁5g,全瓜蒌10g,姜半夏10g,郁金10g,三七粉5g,旋覆花10g,丹参10g,甘草5g。

二诊:上方服7剂,胸闷减轻,时有心悸,乏力,舌暗红,苔白腻,脉缓。

处方:红参10g,黄芪10g,麦冬15g,五味子10g,红花10g,川芎10g,桂枝10g,砂仁5g,全瓜蒌10g,姜半夏10g,郁金10g,三七粉3g,旋覆花10g,丹参20g,甘草5g。

三诊:心悸消失,气短、乏力、胸闷症状好转,舌暗红,苔薄白,脉缓。患者要求带药回当地服用。

处方:党参10g,黄芪10g,麦冬15g,五味子10g,红花10g,川芎10g,桂枝10g,砂仁3g,全瓜蒌10g,姜半夏10g,郁金10g,三七粉3g,旋覆花10g,丹参20g,甘草5g。14剂。

按:本案心悸,气短,舌暗,为气虚血瘀之证,结合患者胸闷及舌苔白腻,为气滞痰阻之证,故在益气、活血基础上加用宽胸化痰之品。以生脉散加减(红参、麦冬、五味子)益气养心;红花、三七粉、丹参活血化瘀;全瓜蒌、姜半夏、郁金、旋覆花、砂仁宽胸化痰解郁;桂枝、甘草通阳复脉。方证丝丝入扣,收到满意疗效。

案 李某,女,43岁。

心悸2个月。刻下心悸,胸闷,气短,乏力,睡眠不实,舌淡红,少津,苔薄白根腻,脉结代。心电图示频发室早,ST-T段无明显改变。辨证:心气虚弱,阴血不足。治法:益气滋阴,化痰理气。

处方:红参10g,麦冬15g,五味子10g,红花10g,川芎10g,桂枝10g,砂仁5g,全瓜蒌10g,姜半夏10g,郁金10g,三七5g,旋覆花10g,丹参10g,香橼10g,甘草5g。

二诊:上方服10剂,胸闷气短、乏力好转,仍心悸,舌红,苔薄白,脉结代。

处方:红参10g,麦冬15g,五味子10g,玄参10g,苦参10g,红花10g,川芎10g,桂枝10g,砂仁5g,全瓜蒌10g,姜半夏10g,郁金10g,三七5g,旋覆花10g,丹参20g,酸枣仁20g,茯苓10g,甘草5g。7剂。

嘱患者避免剧烈活动及进食刺激性食物。

三诊:偶有心悸,睡眠好转,舌淡红,苔薄白,脉弦。心电图偶发室早。

处方:党参10g,麦冬15g,五味子10g,玄参10g,苦参10g,北沙参20g,红花10g,川芎10g,桂枝10g,砂仁3g,全瓜蒌10g,姜半夏10g,郁金10g,三七3g,旋覆花 10g,丹参 20g,酸枣仁 20g,茯苓 10g,甘草 5g。14 剂。

　　按:本例除心悸外,胸闷明显,舌少津而根腻,气阴两虚而夹有痰湿,治疗要点是益气养阴而不滋腻,化痰理气而不过燥。方以红参、麦冬、五味子益气养阴;砂仁、姜半夏、香橼理气化痰宽胸,胸闷较快缓解。二诊仍心悸,加苦参、酸枣仁、茯苓养心安神;同时嘱患者避免剧烈活动及过量饮用酒、茶、咖啡等刺激性饮品,心悸得以控制。

眩　晕

案 董某,男,55 岁。

2009 年 11 月 16 日初诊。患者近期时有头晕,口干,血压(140～150)/(90～100)mmHg,舌质红,有裂纹,苔薄黄,脉沉弦。辨证:肝肾不足,肝阳上亢。治法:滋阴潜阳,平肝熄风。

处方:天麻 10g,钩藤 10g,泽泻 20g,草决明 10g,黄芩 10g,生地黄 10g,牛膝 10g,麦冬 20g,天冬 10g,石决明 20g,夜交藤 15g。7 剂。

二诊:患者头晕止,血脂高,舌质红,少津,脉沉弦。

处方:草决明 10g,泽泻 10g,黄芩 10g,生地黄 10g,郁金 10g,山楂 10g,枸杞子 10g,地龙 10g,牛膝 10g,麦冬 10g。10 剂。

三诊:患者病情稳定,无明显不适,舌质红,中有裂纹,脉弦。上方加丹参 10g,续服 14 剂。随访半年,患者血压正常,病情稳定。

按:中医对高血压病有多种辨证,治疗也有多种方法。因中医中药不仅可以降压,更重要的是改善患者的气血阴阳失衡。王老师认为对于高血压的治疗,以调肝为首务,认为肝主疏泄,性喜条达,司一身之气机;高血压不论何种病机,都有气机逆乱,调肝是不可或缺的手段。该患者辨证为肝肾不足,肝阳上亢。肝藏血,肾藏精,肝肾相济,精血互生,故有"肝肾同源"之说。若肝肾阴虚,水不涵木,则肝阳上扰,出现头晕。本例高血压 I 期,血压忽高忽低,时常头晕,口干,舌红少津有裂纹,证属肝肾不足,肝阳上亢,治以天麻钩藤饮平肝潜阳,眩晕缓解后,加郁金、山楂、地龙化瘀通络降脂。

案 李某,男,61 岁。

2011 年 2 月 25 日初诊。头晕,自觉烦热。既往有高血压病史,口服降压药,血压控制不理想。近期头晕,口苦,自觉烦热,舌质暗,苔薄黄,脉弦。辨证:肝阳上亢,清窍不利。治法:平肝潜阳。

处方:天麻 10g,钩藤 10g,泽泻 10g,葛根 10g,夏枯草 10g,石决明 10g,草决明 10g,牛膝 10g,黄芩 10g,菊花 10g,龙骨 10g,牡蛎 10g,甘草 5g。7 剂。

二诊:服 7 剂后,头晕好转,血压不稳定,舌质暗,苔薄白,脉沉。

处方:天麻 10g,钩藤 15g,泽泻 10g,葛根 10g,夏枯草 10g,石决明 10g,草决明 10g,牛膝 10g,黄芩 10g,菊花 10g,龙骨 10g,牡蛎 10g,代赭石 20g,甘草 5g。

三诊:上方服 14 剂,无头晕,血压正常,以杞菊地黄丸巩固。

按:肝藏血,肾藏精,若肝肾阴虚,水不涵木,则肝阳上扰,清窍不利,发为头晕,此为高血压病的慢性变化过程。王老师在治疗肝阳上亢证眩晕时,常以天麻钩藤饮加龙骨、牡蛎、夏枯草,重在"平肝潜阳""清泻肝火",对于平稳血压,改善眩晕,有满意疗效。

案 王某,女,77 岁。

2011 年 6 月 17 日初诊。既往有高血压病史,口服硝苯地平治疗,血压可控制。近期头晕、乏力,阵发性心悸,睡眠不实,夜间盗汗,舌尖红,苔薄白,脉弦。心电图检查正常。辨证:肝肾阴虚,肝阳上亢。治法:滋阴泻火,养心安神。

处方:天麻 10g,钩藤 10g,丹参 20g,玄参 20g,苦参 10g,党参 10g,北沙参 10g,夏枯草 10g,炒酸枣仁 20g,合欢皮 10g,夜交藤 10g,龙骨 10g,牡蛎 10g,琥珀粉 3g,五味子 10g,甘草 6g。7 剂。

二诊:血压 140/80mmHg,症状明显改善,无头晕,睡眠转安,汗出,舌尖红,苔薄白,脉弦。

处方:天麻 10g,钩藤 10g,丹参 20g,玄参 20g,苦参 10g,党参 10g,北沙参 10g,夏枯草 10g,炒酸枣仁 20g,合欢皮 10g,夜交藤 10g,龙骨 10g,牡蛎 10g,琥珀粉 3g,五味子 10g,黄柏 10g,知母 10g。7 剂。

三诊:血压正常,无心悸头晕,汗出减少,舌淡红,苔薄白,脉弦。

处方:天麻 10g,钩藤 10g,丹参 20g,玄参 20g,北沙参 10g,夏枯草 10g,茯苓 10g,炒酸枣仁 20g,合欢皮 10g,夜交藤 10g,龙骨 10g,牡蛎 10g,琥珀粉 3g,五味子 10g,黄柏 5g,知母 10g,甘草 5g。7 剂。

按:本案患者头晕兼有心悸失眠,乃肝肾不足,阴不制阳,水火不济,心失所养所致,故以天麻钩藤饮平肝潜阳,五参汤、酸枣仁汤养心安神。二诊眩晕止,夜间盗汗,加知母、黄柏滋阴泻火。三诊汗出减少,黄柏剂量减半。全程用药精细,制方严谨。

案 郑某,男,46 岁。

2009 年 12 月 23 日初诊。既往高血压病史 3 年,近日头晕,血压波动在 (130~150)/(80~90)mmHg,口服降压药治疗,心电图 ST‐T 段改变,血脂高。症见:体胖、面红,舌质红,苔薄黄,脉弦。诊断高血压病,高脂血症。辨证:肝阳上亢。治法:清肝泻火

处方:菊花 10g,黄芩 10g,草决明 10g,泽泻 10g,丹参 10g,郁金 10g,三七粉 2g,红花 5g,枸杞子 10g,山楂 10g,夏枯草 10g,茯苓 10g,甘草 5g。

二诊:服药 14 剂,无头晕,口干,血压已控制,舌红,苔薄黄,脉弦。

处方:生地黄10g,菊花10g,黄芩10g,草决明10g,泽泻10g,丹参10g,郁金10g,三七粉2g,红花5g,枸杞子10g,山楂10g,夏枯草10g,茯苓10g,甘草5g。

三诊:血压正常,无头晕,近日睡眠不实,时有心悸,舌质淡红,苔薄白,脉弦。

处方:炒酸枣仁20g,草决明10g,泽泻10g,茯苓10g,郁金10g,山楂10g,菊花10g,知母10g,川芎6g,合欢皮10g,夜交藤15g,五味子6g,丹参20g,生甘草5g。14剂。

按:本案患者高血压发病年龄提前,43岁即有高血压,乃阳亢之体,虽罹病3年,但肝火偏盛,首诊治疗以清肝泻火为主,选用菊花、黄芩、草决明、夏枯草等药;热清后,加用酸枣仁汤,酸收辛散,甘缓和中,体现了《备急千金要方》"肝欲散,急食辛以散之""肝苦急,急食甘以缓之"的配伍理论。

案 李某,男,58岁。

因头晕、头重2月余来诊。外院诊断脑供血不足。现头晕,头重如裹,眼胀,耳鸣,胸闷,肢体困倦,食后尤甚,夜眠差,记忆力减退,舌质暗,苔薄白微腻,脉弦滑。辨证:痰浊中阻,上蒙清窍。治法:健脾祛痰,活血通窍。方用半夏白术天麻汤加减。

处方:姜半夏10g,白术10g,胆南星10g,茯苓10g,天麻10g,生牡蛎20g,泽泻10g,竹茹10g,酸枣仁20g,川芎10g,甘草10g。

二诊:服10剂,头晕、头重等症状均显著好转,仍有失眠,时有心悸,舌质淡红,苔薄黄,脉滑。

处方:姜半夏10g,白术15g,茯苓20g,天麻10g,生龙骨20g,生牡蛎20g,竹茹10g,黄连6g,酸枣仁15g,川芎10g,夜交藤20g,甘草5g。

三诊:服用10剂后,眩晕已除,睡眠转安,舌淡红,苔薄白,脉弦。

处方:天麻10g,姜半夏10g,白术10g,茯苓10g,生龙骨20g,陈皮10g,生牡蛎20g,竹茹10g,酸枣仁15g,川芎10g,夜交藤20g,甘草5g。7剂。

按:眩晕是临床上常见病,多发病,主要表现为头晕目眩,伴有恶心,呕吐,耳鸣,甚则不能站立,昏倒等症状。王老师喜用半夏白术天麻汤加味治疗眩晕。《丹溪心法·头眩》指出"无痰不作眩",以"治痰为先"。"头为诸阳之会",由于恣食肥甘,劳倦太过,伤于脾胃,健运失司,以致水谷不化精微,聚湿生痰,痰湿中阻,上扰清窍,清阳不升,浊阴不降,发为眩晕,故用半夏白术天麻汤加减化痰降逆。方中姜半夏、胆南星燥湿化痰,降逆止呕;天麻化痰熄风而止头眩;白术、茯苓健脾燥湿;泽泻利湿,使痰湿从小便而出;加川芎一味,活血行气,祛风止痛。痰浊上犯清窍,扰及心神,而有不寐、心悸,二诊时以生龙骨、生牡蛎镇静安神;酸枣仁、夜交藤养心安神;诸药相伍,化痰熄风,神安志定。

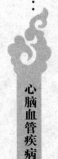

案 张某,女,35 岁。

2010 年 1 月 11 日来诊。素体虚弱,发作性头晕。近日再次出现眩晕,伴恶心呕吐,心悸出汗,耳鸣,舌尖红,苔薄黄,脉细弦。诊断:梅尼埃病。辨证:痰浊上扰。治法:化痰熄风。

处方:红参5g,天麻20g,姜半夏10g,泽泻10g,竹茹10g,黄精15g,茯苓10g,白术10g,砂仁3g,紫苏梗10g,夏枯草10g,牛膝10g,甘草5g。

二诊:上方 7 剂,眩晕已止,睡眠不实,偶有耳鸣,舌尖红,苔薄白,脉弦。

处方:炒酸枣仁20g,天麻10g,泽泻10g,姜半夏10g,薏苡仁15g,川芎6g,知母10g,合欢皮10g,夜交藤15g,茯苓10g,龙骨20g,牡蛎20g,甘草5g。

三诊:上方 7 剂,患者偶尔出现发作性头晕,心悸,恶心,便溏,舌质红,苔薄黄,脉弦。

处方:天麻20g,泽泻10g,苍术10g,白术10g,姜半夏10g,龙骨20g,牡蛎20g,川芎6g,菊花10g,夏枯草10g,炒酸枣仁10g,红参5g,草豆蔻10g,石决明20g,砂仁3g,葛根10g,远志10g,甘草5g。

四诊:上方 14 剂,无头晕心悸,大便正常。原方加减续服 14 剂。随访半年,患者未再发作上述症状。

按:《景岳全书·眩晕》指出,"眩晕一证,虚者居其八九",强调"无虚不作眩",治疗上以"治虚为主";《丹溪心法·头眩》认为"无痰不作眩",治疗以"治痰为先"。王老师认为对于眩晕虚实不可偏执一端,临床要区别对待。本例反复发作性眩晕,乃脾虚痰湿内生,虚实夹杂,方半夏白术天麻汤加减治之。方中红参、白术、茯苓健脾燥湿;姜半夏、竹茹化痰;天麻入肝经为治风之神药,有"定风草"之称,能熄风化痰,清利头目,宽胸利膈,"最适用于虚风内动、风痰上扰而致的眩晕""惟天麻辛润不燥,通和血脉""既能熄风,又能祛痰"(《用药心得十讲》焦树德);夏枯草、菊花平肝熄风;泽泻利湿行水,配白术乃泽泻汤,为"治支饮及胃内停饮而致的头目眩晕",用时多以大剂量效果较好。三诊时以葛根升清,上达头目;川芎活血行气,引药上行。全方共奏健脾化痰、降逆止呕、利湿开窍、熄风定眩之功。

案 张某,男,66 岁。

既往有高血压病史,口服降压药,血压控制不理想,时常头晕。近日情志不遂,头晕加重,血压 190/100mmHg,面时潮红,急躁,口苦,下肢轻度浮肿,舌暗红,苔黄,脉弦。辨证:肝阳上亢,痰热上扰。治法:平肝潜阳,清热化痰。

处方:天麻10g,钩藤10g,菊花10g,黄芩10g,夏枯草10g,竹茹10g,桑寄生10g,决明子10g,石决明20g,珍珠母10g,代赭石20g,泽泻10g,茯苓20g,猪苓10g,白术10g,车前子10g,甘草5g。

二诊：上方服 7 剂，头晕已止，浮肿消退，血压 160/100mmHg，质舌暗，苔薄黄，脉弦。

处方：天麻 10g，钩藤 15g，泽泻 10g，葛根 10g，夏枯草 10g，石决明 10g，草决明 15g，牛膝 10g，黄芩 10g，菊花 10g，龙骨 15g，牡蛎 15g，杜仲 15g，川芎 15g。

三诊：上方服 7 剂，无头晕，血压正常，舌质暗红，苔薄白，脉弦。

处方：天麻 10g，钩藤 15g，泽泻 10g，葛根 10g，夏枯草 10g，石决明 10g，草决明 10g，牛膝 10g，黄芩 10g，菊花 10g，龙骨 15g，牡蛎 15g，川芎 10g，甘草 5g。14 剂。

按：眩晕病证首见于《黄帝内经》。《素问·至真要大论》认为"诸风掉眩，皆属于肝"，指出眩晕与肝脏关系密切。高血压病引起的眩晕、头痛，在西药控制血压的前提下，可以配合中医中药辨证论治。本案为肝阳上亢证，王老师以天麻钩藤饮加珍珠母、代赭石平肝潜阳，重镇降逆；加菊花、夏枯草、决明子、竹茹清热化痰；泽泻、茯苓、猪苓、白术、车前子利尿消肿；血压得到有效控制，眩晕随之缓解。对于血压较高患者，王老师在辨证的基础上，善用石决明、珍珠母、代赭石重镇降逆；泽泻、茯苓、猪苓、车前子利小便，有助于降压。

胸 痹

案 史某,女,59岁。

2009年10月19日初诊。患者胸骨后疼痛2月余,平静心电图正常,平板心电图可疑阳性,无高血压病史。近期胸闷胸痛,嗳气频频,舌质红,苔黄腻,脉弦。中医诊断:胸痹(气滞湿阻)。治法:宽胸理气,清热化痰。

处方:党参10g,旋覆花10g,三七2g,丹参10g,延胡索10g,广郁金10g,竹茹10g,姜半夏10g,代赭石15g,黄芩10g,菊花10g,厚朴6g,全瓜蒌10g,牛膝10g,泽泻20g,甘草3g。7剂。

二诊:患者病情稳定,胸痛缓解,仍胸闷,舌质淡红,苔薄黄,脉弦。

处方:旋覆花10g,党参15g,丹参20g,紫苏梗10g,佛手10g,砂仁5g,郁金10g,姜半夏10g,代赭石15g,黄芩10g,厚朴6g,全瓜蒌10g,牛膝10g,泽泻20g,甘草3g。14剂。

三诊:无胸闷胸痛,偶有头晕,舌质淡红,苔薄白,脉弦。

处方:旋覆花10g,党参15g,丹参10g,紫苏梗10g,砂仁5g,郁金10g,姜半夏10g,代赭石15g,厚朴6g,全瓜蒌10g,牛膝10g,泽泻20g,天麻10g,白术19g,川芎6g。14剂。

随访3个月,患者病情稳定,无胸闷气短,无心前区疼痛及后背痛,无头晕,无嗳气,平静心电图及动态心电图检查均正常。

按:胸背疼痛或满闷,是冠心病心绞痛的主要症状,其病因病机或寒凝胸中,胸阳失展;或忧思恼怒,气机郁滞;或饮食失节,寒湿生痰;或心脾两虚,心失所养;或肝肾亏虚,阳微阴弦,但最终"气滞血瘀""不通则痛"却是共性的。王老师治疗冠心病心绞痛,有时一法独进,也有时数法并用,但疏调气机,化瘀通脉则为基本治法,寓于各法之中,或通阳,或益气,或豁痰,或滋阴,或清火。行气药常以旋覆花、广郁金配伍,旋覆花苦降辛散,温以宣通,广郁金苦寒泄降,行血中之气,两药合用,行气散瘀、寒热相宜;活血药多以三七、丹参合用,丹参微寒凉血,祛瘀生新,三七甘缓温通,散瘀活血,二药合用,活血通脉,阴虚、阳虚均可应用。本例老年女性,胸闷胸痛,虽然心电图正常,但未行冠状动脉造影,不能除外冠心病,应以胸痹治之。首诊以旋覆代赭石合小陷胸汤加黄芩、菊花、竹茹,宽胸理气,清热化痰;加丹参、延胡索、牛膝活血通络,胸痛较快缓解。再诊患者仍有胸闷,气机不畅,加紫苏梗、佛手、砂仁宽中理气,症状完全缓解。三诊患者偶有头晕,加半夏白术天麻汤,诸证悉平。

案 李某,男,58岁。

既往有冠心病史,半年前曾发生心肌梗死。近期胸闷气短,心前区闷痛,四肢欠温,舌质暗红,苔薄白,脉沉细。心电图正常。辨证:心阳不振,瘀血内停。治法:益气通阳,活血通脉。

处方:桂枝10g,党参10g,薤白10g,全瓜蒌10g,旋覆花10g,郁金10g,川芎10g,丹参10g,红花10g,炙甘草10g。7剂。

二诊:心前区闷痛减轻,四肢转温,仍感心悸、气短,舌质暗,苔薄白,脉沉。

处方:黄芪15g,桂枝10g,党参10g,薤白10g,全瓜蒌10g,旋覆花10g,郁金10g,川芎10g,丹参10g,红花10g,炙甘草10g。14剂。

三诊:无胸痛,大便干,舌淡红,苔薄白,脉弦。

处方:黄芪15g,桂枝10g,党参10g,薤白10g,全瓜蒌10g,旋覆花10g,郁金10g,当归10g,川芎10g,丹参20g,红花10g,炙甘草6g。14剂。

按:胸为清旷之地,宗气之源,血脉赖阳气鼓动,胸阳之气温则动,寒则宁,而痰为阴邪,其性黏滞,胸阳不振,则阴邪上乘,脉道阻遏,酿成是证。王老师认为,冠心病心绞痛心阳不振是主要病理基础,因此,治疗宗旨要以温通为主,顺乎生理,使气血通畅,阳通营和,心绞痛才能得以缓解。方中薤白、全瓜蒌化痰通阳,行气止痛;党参补益心气;桂枝、炙甘草温阳化气通脉,养阳之虚,即以逐阴;郁金、丹参、川芎、红花活血通脉,行气祛瘀,气行则血行,血通则气畅;全方益气通阳,理气活血,脉道通利,胸痹得除。

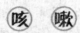

案 赵某,男,62 岁。

患者于 1 周前因着凉后出现咽痛、发热,自行口服感冒药 3 天后,咽痛缓解,但仍有发热,且开始出现咳嗽,咳黄痰,伴胸痛,无咯血及明显呼吸困难,口服阿奇霉素 3 天,症状无明显好转,且出现高热,体温最高达 40.1℃,查胸片示:右肺肺炎,应用头孢哌酮钠/舒巴坦钠 3g,每日 2 次,静脉滴注。症见:患者发热咳嗽,咳黄色黏稠脓痰,量较多,呼吸困难,大便干结,数日未解,舌质红,苔黄厚而干,脉洪数。辨证:痰热壅肺,肺失宣降。治法:清热化痰,宣肺通腑。

处方:麻黄 10g,石膏 20g,杏仁 10g,全瓜蒌 10g,鱼腥草 20g,枳壳 10g,黄芩 10g,生大黄 10g,厚朴 10g,玄参 10g,麦冬 10g,生地黄 10g,甘草 5g。

二诊:服用 7 剂,患者热退,便通,咳嗽、咳痰也明显好转,舌质淡红,苔薄黄,脉细。

处方:玄参 20g,杏仁 10g,桔梗 10g,百合 10g,黄芩 10g,鱼腥草 20g,生大黄 5g,南沙参 10g,麦冬 10g,生地黄 10g,甘草 5g。

三诊:服用 7 剂,偶有咳嗽,咳少量白痰,并时有口干、乏力,舌质淡红,苔薄白,脉细。

处方:党参 10g,陈皮 10g,茯苓 10g,桔梗 10g,炒白术 10g,枇杷叶 10g,麦冬 10g,百合 10g,甘草 5g。

继服 7 剂后,病愈。

按:肺与大肠相表里是中医脏腑表里学说之一。肺与大肠是通过经脉的络属而构成表里关系,肺气的肃降,有助于大肠传导功能的发挥;大肠传导功能正常,则有助于肺的肃降。正如《症因脉治·卷三》中所云"肺气不清,下遗大肠,则腹乃胀",《灵枢集注·卷五》中所云:"大肠乃肺之腑,与胃皆属阳明。""然大肠病亦能上逆,而反遗于肺。"(《中西汇通医经精义》)而在本案,恰是脏病及腑的体现,即肺热壅盛,肺失宣降,导致肠腑不通,因此治疗上除清热化痰,宣肺止咳,还兼顾理气通腑,所谓脏病治腑,导热下行,肺热得清,疾病向愈。仍有咳嗽,咳白痰之时,以健脾化痰为主。因患者尚有口干、痰少肺阴不足之象,故治疗中同时固护肺阴,勿使过燥。

案 果某,男,56岁。

2009年7月1日来诊。患者发热3天,咳嗽有痰,舌质红、有裂纹,苔薄黄,脉细数。双肺CT提示右上肺肺炎。

处方:麻黄5g,石膏15g,杏仁10g,黄芩10g,川贝母6g,黄芪10g,沙参10g,麦冬20g,川芎6g,鱼腥草15g,生甘草5g。7剂。

二诊:患者无发热,轻咳,痰稠,疲乏无力,睡眠不实,舌红少津,有裂纹,脉弦。胸片右上肺炎较前吸收。

处方:西洋参10g,北沙参20g,麦冬10g,五味子6g,知母10g,川贝母6g,枇杷叶10g,炒酸枣仁10g,合欢皮10g,夜交藤15g,甘草5g。7剂。

三诊:患者体温正常,睡眠不实,咳痰不畅,舌质红,少苔,脉弦。

处方:西洋参10g,沙参15g,麦冬20g,百合10g,生地黄10g,炒酸枣仁10g,川贝母6g,鱼腥草15g,知母10g,合欢皮10g,夜交藤15g,夏枯草10g,甘草5g。7剂。

四诊:咳止,睡眠不实,以酸枣仁汤加减调治。

按:本案首诊咳嗽发热,痰多,痰热壅肺,但舌红有裂纹,以麻杏石甘汤清热化痰、宣肺止咳为主,佐以北沙参、麦冬兼顾肺阴;痰清热退后,治疗以西洋参、北沙参、麦冬、知母、川贝母养阴润肺、清肃肺气为主。肺炎不同阶段,治有侧重,中医辨证之真谛,吾辈当细心体察。

案 王某,女,40岁。

外感后咳嗽1月余。症见:阵咳,胸痛连及两胁,偶有少量黄痰,乏力,无发热,舌红,苔薄白,脉弦。胸片正常。辨证:肺气虚弱,清肃失常。治法:宣肺止咳,理气化痰。

处方:柴胡15g,白芍10g,黄芩10g,白前10g,桔梗10g,百部10g,紫菀10g,厚朴10g,姜半夏10g,五味子10g,杏仁10g,枇杷叶10g,甘草10g。7剂。

二诊:胸痛止,偶有咳嗽,少许白痰,舌淡红,苔薄白,脉弦。

处方:黄芩10g,白前10g,桔梗10g,百部10g,紫菀10g,厚朴10g,姜半夏10g,五味子10g,杏仁10g,枇杷叶10g,茯苓10g,白术10g,甘草5g。7剂。

三诊:无咳嗽咳痰,舌淡红,苔薄白,脉弦。以二陈汤加减,7剂。

按:患者外感留有余邪,肺失宣肃,初诊以宣肺为主,王老师喜用止嗽散加减,辨证的要点是:外感咳嗽超过两周,干咳少痰。随证加减,多能取效。本例尚有胸痛连胁,故加柴胡、白芍疏肝理气,调畅气机。咳嗽重者,王老师酌加葶苈子、大枣泻肺,止咳作用更强。

案 刘某,女,57岁。

因咳嗽、喘促、咽痒3个月来诊。患者咳嗽为刺激性干咳,每遇油烟及冷空气加重,甚则夜间咳剧不能入睡,曾于当地医院行肺部CT检查未见异常。诊断为咳嗽变异型哮喘。给予对症治疗后无明显缓解,为求中医治疗来诊。症见阵发性咳嗽、喘息,伴胸闷,乏力,发作时呼吸急促,口唇发绀,食欲不振,睡眠不实,大便干燥,舌质淡红,舌苔白腻,脉弦滑。辨证:风邪犯肺,肺气不宣。治法:解表宣肺,止咳平喘。方用止嗽散加味。

处方:紫菀10g,荆芥10g,百部10g,前胡10g,白前10g,陈皮10g,款冬花10g,桔梗10g,桑叶10g,蝉蜕10g,地龙15g,白芍20g,川芎15g,五味子15g,生甘草10g。

二诊:服药7剂,咳嗽明显好转,仍喘促,发作时不能平卧,夜不能寐,舌质淡红,舌苔薄白,脉滑。

处方:紫菀10g,荆芥10g,百部10g,前胡10g,白前10g,陈皮10g,款冬花10g,桔梗10g,蝉蜕10g,地龙10g,白芍20g,川芎10g,五味子10g,葶苈子10g,大枣5枚,甘草6g。

三诊:患者服用14剂后,咳嗽、喘促均缓解,舌淡红,苔薄白,脉弦。

处方:紫菀10g,荆芥10g,百部10g,前胡10g,白前10g,陈皮10g,款冬花10g,桔梗10g,蝉蜕10g,地龙10g,川芎10g,五味子10g,甘草6g。10剂。

按:中医辨证咳嗽分外感与内伤咳嗽。此患者为体弱外感风寒,风寒外袭,首先犯肺,肺为五脏六腑之华盖,肺气不宣,故咳嗽喘息;肺气不宣,气机不利,故胸闷、气短。治之大法,重在宣肺止咳,酌加疏理之品,即所谓"上焦如羽,非轻不举"。每遇此证,王老师善用《医学心悟》之止嗽散化裁,宣降肺气,兼疏表邪。此方为治疗外感咳嗽方中平稳之剂,方中紫菀、百部肃肺止咳,无论新咳、久咳皆可奏效;白前清肃肺气,兼降气化痰,前胡宣散风寒,下气化痰,二药同用,一宣一降,协同作用。另外,王老师治外感咳嗽常加入蝉蜕一味,乃取其质地轻虚,上浮入肺,既可疏散风邪,又能引诸药上达于肺,与地龙、白芍相伍为用,既有脱敏之效,又能缓解支气管平滑肌痉挛,解除气管高反应状态。二诊中咳嗽之证缓解,时有喘促、胸闷,为肺气郁久,气机不舒所致,故临证之时加用葶苈子、大枣二味,辛散开壅,苦寒沉降,能泻肺气壅滞而祛痰平喘。葶苈子、大枣合用出自《金匮要略》所载葶苈大枣泻肺汤,治喘确实有效,但不宜久服,中病即止。王老师认为,治疗咳嗽大法,需重视宣、清、补三个环节,早期宣肺以止嗽散加减;中期外邪入里,炼液为痰,痰热内蕴,以清金化痰汤临证增减;后期肺津耗伤,干咳、口燥,以养阴清肺汤善后。

案 陈某,男,48 岁。

咳嗽,咯痰 2 年,加重半个月,伴口苦,痰多色白,二便正常,轻度气短,无发热,舌暗红,苔薄黄,脉弦。胸片提示肺气肿。有吸烟史。辨证:痰湿蕴肺化热。治法:燥湿化痰,兼以清热。

处方:茯苓 10g,陈皮 6g,姜半夏 10g,白术 10g,薏苡仁 15g,竹茹 10g,黄芩 10g,鱼腥草 15g,白前 10g,地龙 10g,厚朴 6g,全瓜蒌 10g,甘草 5g。

二诊:服用 7 剂,咳嗽、咯痰症状明显减轻,仍胸闷,舌淡红,苔薄白,脉弦。

处方:茯苓 10g,陈皮 6g,姜半夏 10g,白术 10g,薏苡仁 15g,竹茹 10g,黄芩 10g,鱼腥草 15g,白前 10g,地龙 10g,厚朴 6g,全瓜蒌 10g,甘草 5g。

三诊:服用 14 剂,咳止,有少许白痰,舌淡红,苔薄白,脉弦。

处方:党参 15g,白术 10g,茯苓 10g,姜半夏 10g,陈皮 10g,枳实 6g,苍术 10g,白前 10g,甘草 5g。7 剂。

按:患者有吸烟史,咳嗽、咳痰,经年累月,胸片提示已有肺气肿。王老师临床上对于慢性支气管炎痰湿较重者,常应用二陈汤加减治疗。二陈汤燥湿化痰,理气和中,适用于咳嗽痰多色白者,辅以厚朴,增强燥湿化痰理气之力;配以白术、薏苡仁,健脾化湿,以截痰源;该患者口苦,舌暗红,苔薄黄,有痰从热化之象,故加竹茹、黄芩、鱼腥草、全瓜蒌清热化痰;白前长于祛痰又能降气;地龙清热平喘。后期辅以枳实、苍术以加强理气化痰之功。化痰注重调畅气机,也是王老师治痰的重要手段。

案 李某,女,59 岁。

2010 年 1 月 11 日来诊。患者近 2 年经常咳嗽,痰多色黄,不易咳出,胸部 CT 检查未见异常,不发热。半个月前感冒后咳嗽加重,舌质红,苔薄黄,脉弦。西医诊断:慢性支气管炎。辨证:痰热壅肺。治法:清热化痰宣肺。

处方:芦根 30g,冬瓜仁 10g,薏苡仁 45g,葶苈子 10g,杏仁 10g,桔梗 10g,黄芩 10g,川贝母 6g,北沙参 10g,麦冬 10g,鱼腥草 15g,白前 10g,陈皮 6g,桃仁 10g,甘草 5g。7 剂。

二诊:患者咳嗽减轻,痰减少,二便正常,舌质红,苔薄白,脉弦。

处方:芦根 30g,冬瓜仁 10g,薏苡仁 45g,葶苈子 10g,杏仁 10g,桔梗 10g,黄芩 10g,川贝母 6g,沙参 10g,麦冬 10g,鱼腥草 15g,白前 10g,百部 10g,紫菀 10g,甘草 5g。10 剂。

三诊:患者轻咳,咳白痰易咳出,舌质红,苔薄白,脉弦。

处方:陈皮 6g,姜半夏 10g,白前 10g,五味子 6g,黄芩 10g,鱼腥草 15g,杏仁 10g,桔梗 10g,川贝母 6g,白术 10g,茯苓 10g,甘草 5g。

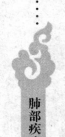

四诊：患者无咳嗽、咯痰，无发热，以二陈汤合四君子汤加减善后。

按：咳嗽是肺系疾病的主要症状之一。肺为清脏，主肃降，如外邪束表，肺气失宣；或脾虚失运，痰浊内生；或肝郁化火，火逆上乘，灼伤肺津；或肺肾阴虚，肺失滋养等，均能使肺的宣降功能失常而引起咳嗽。该患者久咳肺虚，脾失健运，痰湿内生，蕴久生热，症见咳嗽痰多，时有黄稠痰，治宜化痰清热，以苇茎汤、葶苈大枣泻肺汤、止嗽散化裁，泻肺化痰止咳，加北沙参、麦冬、川贝母、黄芩、鱼腥草清热化痰润肺。三诊则加陈皮、姜半夏、茯苓、白术健脾燥湿以截痰源。

案 穆某，女，43岁。

患者曾长期从事弹棉花工作，近2年开始出现咳嗽，且日益频繁，痰多色白、质黏，无发热，无胸痛咳血，但时有胸闷，胸片显示肺纹理略增强，自服消炎药病情无好转。症见肢困体倦，舌质暗，苔薄黄，脉弦。饮食、睡眠尚可。辨证：脾肺气虚，肺失宣肃。治法：健脾化痰，宣肺止咳。

处方：茯苓10g，陈皮10g，生白术10g，法半夏10g，川贝母10g，黄芩10g，桔梗10g，鱼腥草10g，竹茹10g，百部10g，紫菀10g，薏苡仁20g，桃仁10g，红花10g，地龙10g，甘草10g。

二诊：服14剂，咳嗽明显缓解，咳痰量也明显减少，无胸闷，肢体困倦也明显好转，但时有口干、咽干，舌质暗，苔薄黄，脉弦。

处方：茯苓10g，陈皮10g，生白术10g，法半夏10g，川贝母10g，黄芩10g，桔梗10g，鱼腥草10g，竹茹10g，薏苡仁20g，桃仁10g，红花10g，地龙10g，南沙参10g，麦冬15g，甘草10g。

三诊：服14剂，患者咳嗽、咳痰均减，无口干。

处方：党参10g，白术10g，茯苓15g，姜半夏10g，陈皮10g，南沙参15g，桔梗5g，鱼腥草10g，川芎10g，地龙10g，甘草6g。14剂，巩固疗效。

按：《类证治裁》"肺为贮痰之器，脾为生痰之源"，脾主运化，若脾虚健运失职，则水湿停滞，凝而成痰。对慢性气管炎，如痰湿较重，胸闷痰多，王老师以健脾化痰为主，临床常选茯苓、生白术、法半夏、陈皮之健脾又化痰之品。本案长期咳嗽，痰多，舌质暗，苔薄黄，首诊清热化痰，兼以活血解痉止咳；咳止痰少后，改以健脾化痰，化瘀通络之法。

案 刘某，男，76岁。

患者间断发热伴咳嗽、咳黄痰、周身乏力9个月。体温最高为37.6℃，无咯血，无消瘦，双肺CT检查提示间质性肺炎改变，曾间断口服阿奇霉素、激素等治疗，症状无明显缓解。1周前患者出现发热，体温最高为38℃，咳嗽，咳黄痰，舌红，苔黄，脉数。化验血常规：白细胞11.2×10^9/L，中性粒细胞0.756；血气分析提示低氧血症，氧分压72mmHg，二氧化碳分压43mmHg，予头孢菌素类抗生素静脉滴注。辨证:风热犯肺,肺失肃降。治法:清热宣肺。

处方:金银花10g,连翘10g,黄芩10g,牛蒡子10g,荆芥10g,百部10g,紫菀10g,柴胡10g,菊花10g,鱼腥草20g,生甘草6g。7剂。

二诊:患者低热,间断咳嗽,咳白痰,自汗,关节微痛,舌红,苔薄白,脉弦。复查血液分析:白细胞$8.5×10^9$/L,中性粒细胞0.682,停用抗生素;复查血气分析:氧分压82mmHg,二氧化碳分压36mmHg。

处方:黄芪30g,太子参10g,柴胡20g,桂枝10g,白芍10g,半夏10g,黄芩10g,丹参20g,干姜10g,川贝母10g,杏仁10g,川芎10g,鱼腥草10g,甘草5g。7剂。

三诊:患者无发热,间断咳嗽,气短,活动后明显,舌淡红,苔薄白,脉弦。

处方:黄芪30g,白术10g,茯苓10g,姜半夏10g,当归10g,丹参30g,红花10g,川芎10g,地龙10g,黄芩10g,鱼腥草20g,甘草10g。14剂。

四诊:无气短,偶有咳嗽,复查血气分析:氧分压93mmHg,二氧化碳分压38mmHg,舌淡红,苔薄白,脉弦。

处方:黄芪20g,白术10g,茯苓10g,姜半夏10g,当归10g,北沙参20g,丹参30g,红花10g,川芎10g,地龙10g,黄芩10g,鱼腥草20g,甘草5g。

上方加减服用半年,无复发。

按:间质性肺炎分原发性和继发性,难以根治,部分患者呈进行性加重,发病率逐年增高,至今发病原因不明。有关研究表明,炎症在病理生理过程中并不占主要作用,而以肺泡上皮的损伤直接导致肺的纤维化占主导地位。近年来,糖皮质激素和细胞毒药物治疗效果不理想。中药在抗纤维化方面有独特优势,一方面减轻纤维化程度,阻止进一步发展;另一方面对人体起到全面调节作用,无明显毒副作用,可以长期治疗。王老师认为,间质性肺炎中医辨证属咳嗽、肺痿、喘证、肺胀等范畴,临床以肺气不足,气滞血瘀,阴虚痰浊为主,治疗以益气养阴、清肺化痰、活血通络为基本治法,标本兼治。本案首诊发热,咳嗽,痰黄,治疗以清热为主;二诊低热,汗出,以柴胡桂枝各半汤加减调和营卫;三诊则针对间质性肺炎,补气、化痰、活血。辨病与辨证相结合,并长期服药,控制病情发展。

案 刘某,女,58岁。

2009年8月10日来诊。患者既往患支气管扩张,近日出现咳嗽、咳痰,时有咯血,或痰中带血或咳纯鲜血,服抗生素治疗。近期无咯血,但咳嗽,痰多,胃胀,大便不畅,舌质暗红、少津,苔薄黄,脉弦。辨证:阴虚肺热,痰瘀阻肺。治法:养阴清肺化痰。

处方:西洋参10g,北沙参10g,麦冬10g,黄芩10g,桔梗10g,川贝母6g,厚朴6g,当归10g,枳壳10g,百合10g,乌药10g,黄精15g,甘草5g。7剂。

二诊：仍咳嗽有痰，大便不爽，舌质淡红、少津，脉细弦。

处方：西洋参10g，北沙参20g，麦冬10g，桔梗10g，川贝母6g，厚朴6g，当归10g，枳壳10g，百合10g，乌药10g，黄精15g，鱼腥草15g，玄参10g，生地黄10g，甘草5g。14剂。

三诊：无咳嗽，偶有痰，舌暗，苔少许剥脱，脉沉细。

处方：西洋参10g，生地黄10g，黄精15g，当归10g，枸杞子10g，川贝母6g，白花蛇舌草15g，半枝莲15g，厚朴6g，枳壳6g，北沙参10g，麦冬10g，百合20g，丹参20g，茯苓10g，甘草6g。14剂。

四诊：患者病情稳定，无咳嗽、咳痰，无咳血，无发热，排便正常，舌淡红，苔薄白，脉沉弦。

处方：黄芪10g，白术10g，防风10g，当归10g，枸杞子10g，厚朴10g，北沙参10g，麦冬10g，鱼腥草10g，丹参20g，茯苓10g，甘草6g。14剂。

按：支气管扩张症多属于中医学咳嗽、咯血、肺痈等范畴。王老师还认为支气管扩张以气虚为本，痰瘀互结为标，治疗当以补肺益气、祛痰化瘀相结合。急性发作期以清热化痰，活血止血为主；缓解期以益气养阴润肺，化痰散瘀为主。该患者既往有支气管扩张病史多年，来诊时无咯血，但痰多，舌红少津，既有肺阴虚，又夹有痰热，治宜润肺化痰，防止过燥伤阴动血。肺与大肠相表里，本案大便不畅，故加厚朴、枳壳、百合、乌药通降胃肠。病情稳定后，故宜润肺，去瘀化痰，重在扶正。

案 王某，女，52岁。

因干咳、胸闷2月余来诊。患者2个月前患肺炎，有咳嗽、咳痰及发热等症状，经抗炎等治疗，发热消退，但持续有干咳、无痰，伴有胸闷，嗳气，大便秘结，3～4日1次，自服镇咳药物，效果欠佳，夜间尤甚，舌体胖大，舌白苔微腻，脉弦。辨证：肺失宣降，腑气不通。治法：宣降肺气，理气通腑。

处方：酒大黄10g，厚朴10g，枳实10g，杏仁10g，紫苏子10g，桔梗10g，白前10g，紫菀10g，款冬花10g，百部10g，莱菔子10g，陈皮10g，甘草10g。

二诊：服7剂，咳嗽减轻，少许黄痰，大便2日1次，无嗳气，舌质红，苔薄黄，脉弦。

处方：酒大黄5g，厚朴10g，枳实10g，杏仁10g，紫苏子10g，桔梗10g，白前10g，紫菀10g，款冬花10g，百部10g，莱菔子10g，陈皮10g，黄芩10g，甘草6g。7剂。

三诊：咳嗽止，大便正常，舌淡红，苔薄白，脉弦。

处方：当归10g，玄参20g，厚朴10g，枳实10g，杏仁10g，紫苏子10g，桔梗10g，白前10g，紫菀10g，款冬花10g，百部10g，莱菔子10g，陈皮10g，甘草6g。7剂。

按:本例肺炎后期,干咳无痰,大便干结,乃肺失清肃,气机不调,故予止嗽散合小承气汤加减。止嗽散宣肺止咳,小承气汤轻下热结,除满消痞,宣上通下,气机条达,咳嗽自止。三诊以当归、玄参、厚朴、枳实润肠通便,通畅气机,肺与大肠相表里,临床辨证,遣方用药得以体现。

案 张某,女,58岁。

因气短、呼吸困难、胸闷、咳嗽来诊。经CT及支气管镜检查诊断为特发性肺纤维性,曾服用激素治疗,一度好转,停药后症状同前。平素怕冷,易感冒,入秋以来,症状加重,咳嗽气短,喘促,活动后加重,咳白色黏痰,舌质暗,苔薄黄,脉弦。辨证:肺气虚,痰瘀阻肺。治法:补肺、化痰、活血。

处方:黄芪30g,党参20g,丹参40g,鱼腥草20g,黄芩10g,川贝母10g,川芎10g,红花10g,北沙参15g,姜半夏10g,全瓜蒌10g,桔梗10g,白前10g,甘草10g。

二诊:上方服用14剂,气短好转,痰易咳出,仍胸闷,舌质暗,苔薄黄,脉弦。

处方:黄芪30g,党参20g,丹参40g,鱼腥草20g,黄芩10g,川贝母10g,川芎10g,红花10g,北沙参15g,姜半夏10g,全瓜蒌10g,桔梗10g,白前10g,葶苈子10g,大枣5枚,甘草10g。

三诊:上方服用14剂,偶有咳嗽,胸闷好转,活动后气短,舌质暗,苔薄白,脉沉弦。

处方:黄芪30g,党参20g,丹参40g,鱼腥草20g,黄芩10g,川贝母10g,川芎10g,红花10g,北沙参15g,姜半夏10g,全瓜蒌10g,桔梗10g,白前10g,全蝎3g,地龙10g。葶苈子10g,大枣5枚,甘草10g。

四诊:上方服用14剂,病情稳定,可轻微活动,无咳嗽,舌淡红,苔薄白,脉沉。

处方:黄芪20g,党参10g,丹参40g,鱼腥草20g,川贝母10g,川芎10g,红花10g,北沙参15g,姜半夏10g,全瓜蒌10g,桔梗10g,白前10g,地龙10g,葶苈子10g,补骨脂10g,熟地黄10g,大枣5枚,甘草10g。14剂。

嘱患者避免感冒、过劳,仍在随访治疗。

按:特发性肺纤维化,原因不明,与免疫、炎性反应,纤维生成有关。临床表现主要是咳嗽、气短、呼吸困难,西医治疗以激素为主。王老师根据气短、痰多、发绀的特点,认为本病的中医病机是肺肾两虚,痰瘀阻肺。本案首诊以补益肺气,清肺化痰为主;二诊重用黄芪、丹参,伍用葶苈子、大枣泻肺;三诊用全蝎、地龙,加强活血通络之功,症状缓解后,四诊加补骨脂、熟地黄补肾固本。王老师以本法治疗特发性肺纤维化多例,近期缓解均有疗效。

感冒

案 花某,女,66岁。

因发热、咽痛伴周身瘙痒1周来诊。患者因1周前发热,咽痛,服用消炎、抗病毒等药物后症状无缓解,且周身广泛粟粒样皮疹,现转中医治疗。症见:发热,体温38.5℃,恶寒,头身疼痛,咽干,口苦,舌红,苔黄,脉浮弦。辨证:外感风寒,邪入少阳。治法:和解少阳,解表祛风。

处方:柴胡10g,黄芩15g,半夏15g,党参20g,桂枝10g,白芍15g,大青叶15g,贯众20g,鱼腥草20g,防风15g,荆芥15g,甘草10g。

二诊:上药服7剂,头身疼痛缓解,体温:36.5℃,周身仍有少许丘疹伴轻微瘙痒,口苦、口干,大便3日未行,不思饮食,舌质红,苔白腻,脉弦。此患者表邪已解,里热未清。

处方:柴胡10g,黄芩10g,半夏10g,党参20g,桂枝10g,白芍15g,大青叶15g,贯众20g,鱼腥草20g,防风15g,荆芥15g,石膏20g,厚朴10g,知母15g,甘草10g。7剂。

三诊:周身皮疹大部分消失,胃纳渐佳,二便畅,舌淡红,苔薄白,脉弦。

处方:柴胡10g,黄芩6g,半夏10g,党参10g,桂枝10g,白芍15g,大青叶15g,贯众10g,鱼腥草20g,防风15g,荆芥15g,厚朴10g,知母15g,甘草10g。7剂。

按:此例为风寒感冒,《医宗金鉴》云:"太阳主表,为一身之外藩,总六经而统荣卫。"风寒束表,正邪相争,发热、恶寒,头身疼痛;太阳中风,表邪未解,病入少阳,邪在半表半里,以致枢机不利,胆火上炎,灼伤津液,故见咽干、口苦。《伤寒论》云:"伤寒六七日,发热微恶寒,支节疼,微呕,心下支结,柴胡桂枝汤主之。"本方取小柴胡汤、桂枝汤各用半量合剂而成,桂枝汤调和营卫,以治太阳之表,小柴胡汤和解少阳,以治半表半里;加用大青叶、贯众、鱼腥草、防风、荆芥,加强表里双清之功。二诊表邪已解,但少阳之邪进一步向前发展,病邪入里,侵袭阳明,使胃肠功能失常,邪从燥热之化,见大便干结,《伤寒论》云:"热结在里,表里俱热,时时恶风,大渴,舌上干燥而烦,欲饮水数升者,属白虎加人参汤。"故加石膏、知母清解里热。王老师治疗风寒感冒,常用柴胡桂枝汤加减化裁,知其传变规律,善抓主症,每投此方,无不应手取效。

案 李某,女,43 岁。

2010 年 3 月 24 日初诊。近日外感,发热,头胀痛,关节酸痛,咳嗽,流黄浊涕,口干欲饮,舌尖红,苔薄黄,脉浮数。中医诊断:感冒。辨证:风热袭表证。治法:辛凉解表。

处方:柴胡 10g,桂枝 6g,金银花 10g,黄芩 10g,连翘 10g,蝉蜕 6g,菊花 10g,生甘草 5g。7 剂。

二诊:热退,干咳少痰,痰稠,舌尖红,苔薄白,脉弦。

处方:白前 10g,桔梗 10g,陈皮 6g,百部 10g,紫菀 10g,黄芩 10g,北沙参 10g,鱼腥草 15g,杏仁 10g,葶苈子 10g,大枣 5 枚,甘草 3g。7 剂。

按:感冒是由于六淫之邪、时行病毒侵袭人体而致病。本案发热,咳嗽,流黄浊涕,脉浮数,为风热感冒,以银翘散加减,疏散风热,清热解毒;又加柴胡、桂枝解肌发汗,是其用药特点。《素问·阴阳应象大论》云:"其在皮者,汗而发之",王老师治疗风热感冒,也往往在辛凉中少加辛温,如桂枝、荆芥、防风之属,发汗解肌,退热更快。

案 姜某,男性,68 岁。

2005 年 6 月 12 日初诊。患者入院前 1 周,无明显诱因出现恶寒、发热,体温最高为 38.6℃,偶有剧烈头痛,四肢酸痛,尿频,经用多种抗生素不见好转。查体:体温 39.1℃,脉搏 100 次/min,呼吸 16 次/min,血压 117/78mmHg,心肺听诊无异常,腹软,无压痛,肝脾肋下未及,移动性浊音阴性,肠鸣音正常,双下肢无浮肿。化验血常规:白细胞 4.8×10^9/L,红细胞 2.9×10^{12}/L,血红蛋白 90g/L,血小板 80×10^9/L;尿常规:白细胞 10~12/HP,红细胞 6~7/HP,尿蛋白(++),肝功能:谷丙转氨酶 85U/L(9~72U/L),谷草转氨酶 65U/L(8~50U/L),胆红素正常;C-反应蛋白阴性;ANA 谱阴性,肺炎支原体抗体 IGM(−),IGG(−);呼吸道合胞病毒(RSV)阳性;巨细胞病毒(CMV)、腺病毒(ADV)、EB 病毒(EBV)及柯萨奇 A 病毒(COXV)均阴性,双肺 X 线片未见异常;腹部 CT 未见异常;舌质红,苔薄黄,脉数。西医诊断:呼吸道合胞病毒感染。辨证:风寒外束,入里化热。治法:解表清里。

处方:柴胡 10g,桂枝 10g,白芍 10g,板蓝根 10g,大青叶 10g,黄芩 10g,党参 10g,半夏 10g,贯众 10g,金银花 10g,连翘 10g,甘草 10g。

每日 1 剂,水煎服,3 剂。停用抗生素。

二诊:患者体温降至 37.5℃,头晕头痛症状缓解,有尿频、尿急,舌红,苔薄黄,脉弦。

处方:柴胡 10g,桂枝 10g,白芍 10g,板蓝根 10g,大青叶 10g,黄芩 10g,党参 10g,半夏 10g,贯众 10g,金银花 10g,连翘 10g,栀子 10g,甘草 10g。3 剂。

三诊:患者体温正常,尿频、尿急症状减轻,舌淡红,苔薄白,脉弦。复查血:白细胞 $6.5 \times 10^9/L$,红细胞 $4.8 \times 10^{12}/L$,血红蛋白 120g/L,血小板 $210 \times 10^9/L$;尿常规:白细胞 1~2/HP,红细胞 0~1/HP,尿蛋白:(-);肝功能:谷丙转氨酶 38U/L,谷草转氨酶 29U/L。

处方:柴胡 10g,桂枝 10g,白芍 10g,板蓝根 10g,大青叶 10g,黄芩 10g,党参 10g,半夏 10g,贯众 10g,金银花 10g,地榆 10g,栀子 10g,甘草 10g。7 剂。

四诊:患者体温维持在 36.4℃ 左右,无明显不适,脉搏维持在 75 次/min 左右,病情完全好转出院。

五诊:1 个月后,化验血常规、尿常规、肝功能、肾功能、病毒谱均正常。

按:呼吸道合胞病毒(RSV)是婴幼儿下呼吸道感染最常见的病原体,对 60 岁以上的老年人 RSV 通常可以导致鼻黏膜充血引起发热,甚至突然出现严重的呼吸循环衰竭而死亡。因此近年来,RSV 感染在流行病学及呼吸道病原学上所占的比重已经超过流感及副流感病毒,成为一种常见病毒所致的急性呼吸道疾病。本例除发热外,还出现肝功能、肾功能损害,血小板减少,因此为重症感染,患者曾服用多种抗病毒及抗生素等西药,症状不见缓解。本案以柴胡桂枝汤加金银花、连翘、板蓝根、大青叶、贯众,疏解表邪,兼清里热,用药轻灵宣透,避免过于寒凉。住院治疗 2 周,一以贯之,终获全功。王老师治疗上呼吸道病毒感染,包括感染后低热,多用此方,加减灵活,疗效确实,称柴胡桂枝汤是治疗感冒奇方。

案 胡某,女,3 岁。

外感 3 天。刻下外感发热,体温最高 37.8℃,咳嗽,流涕,舌红,苔薄白,脉浮数。诊断:感冒。辨证:风热外袭,营卫失和。治法:疏风清热,宣肺止咳。

处方:金银花 10g,菊花 10g,桔梗 5g,杏仁 10g,黄芩 5g,防风 10g,桂枝 3g,柴胡 10g,甘草 3g。3 剂。

二诊:发热已退,咳嗽,舌尖红,苔薄白,脉数。

处方:金银花 10g,菊花 10g,桔梗 5g,杏仁 10g,黄芩 5g,防风 10g,甘草 3g。3 剂。

按:咳嗽是小儿常见的一种肺系病症,有声无痰为咳,有痰无声为嗽,有声有痰谓之咳嗽。本病相当于西医学所称之气管炎、支气管炎。小儿咳嗽发生的原因,主要为感受外邪,其中又以感受风邪为主。《活幼心书·咳嗽》指出"咳嗽者,固有数类,但分冷热虚实,随证疏解。初中时,未有不因感冒而伤于肺",指出了咳嗽的病因多由外感引起。本案患者服药 3 剂后热退,仅有轻咳,遂去柴胡、桂枝解表之剂,继服 3 剂而愈。对于小儿外感发热,王老师多在此方基础上加减,方中金银花、菊花疏风清热;桔梗、杏仁宣肺止咳;柴胡、黄芩清热解毒;桂枝、防风解肌具有抗病毒作用,一般外感数剂即愈。

哮 喘

案 董某,男,57 岁。

因外感,出现发热咳嗽,喘促,喉中痰鸣 3 天来诊。既往患支气管哮喘病史 20 年。于当地医院给予抗炎治疗后无缓解,为求中医治疗来诊。症见阵发性喘促,发作时喉中痰鸣,张口抬肩,不能平卧,夜不能眠,时咳黄痰,胸闷,气短,心悸,口唇发绀,双下肢轻度浮肿,舌质紫暗,舌苔白腻,脉弦滑。辨证:风寒外束,痰浊壅肺。治法:解表蠲饮,清热化痰,止咳平喘。

处方:炙麻黄 10g,杏仁 15g,石膏 40g,半夏 15g,陈皮 15g,茯苓 30g,白芍 20g,车前子 20g(包煎),地龙 15g,生龙骨 30g,生牡蛎 30g,紫苏子 15g,厚朴 15g,生甘草 10g。7 剂。

二诊:上药服用后,喘憋、喉中痰鸣明显减轻,夜间已能入睡,胸闷气短亦明显缓解,双下肢浮肿渐消,自述神疲、乏力明显,动辄汗出,舌质红,舌苔腻,脉滑。

处方:黄芪 30g,炙麻黄 10g,杏仁 15g,石膏 40g,半夏 15g,陈皮 15g,茯苓 30g,白芍 20g,车前子 20g(包煎),地龙 15g,生龙骨 30g,生牡蛎 30g,紫苏子 15g,厚朴 15g,防风 15g,白术 15g,甘草 10g。14 剂。

三诊:喘憋缓解,夜卧得安,乏力、汗出明显好转,双下肢浮肿消退,舌淡红,苔薄白,脉弦。

处方:黄芪 20g,熟地黄 10g,炙麻黄 5g,杏仁 15g,黄芩 10g,姜半夏 15g,陈皮 15g,茯苓 30g,白芍 20g,川芎 10g,地龙 15g,紫苏子 15g,厚朴 15g,生甘草 10g。14 剂。

四诊:诸证皆消。嘱增加体育锻炼,预防感冒,服用金匮肾气丸 3 个月善后。

按:支气管哮喘是由多种炎性细胞,特别是肥大细胞、嗜酸性粒细胞和 T 淋巴细胞参与的气管炎症反应。发作时伴有广泛而多变的通气受限,且伴有气管对多种刺激因子反应性增高,属中医"喘症"范畴。中医认为哮喘为不易根治之疾,诚如张景岳所云:"喘有夙根,遇寒即发,或遇劳即发者,亦名哮喘。"《金匮要略·痰饮咳嗽病脉证并治》曰:"膈上病痰,满喘咳吐,发则寒热……其人振振身瞤剧,必有伏饮。"该患者素有水饮,复感风寒,水寒相搏,皮毛闭塞,肺气郁闭,故喘憋,不能平卧;水饮蓄于心下故胸闷,气短,心悸;水肿溢于肌肤而为浮肿。

朱丹溪首创"哮喘"之名,阐明病机"专主于痰"。本案风寒外束,痰热壅肺,首诊以麻杏石甘汤解表宣泄,清肺平喘,以二陈汤理气和中,生龙骨、生牡蛎宁心安神,地龙、白芍缓解支气管平滑肌痉挛,紫苏子、厚朴降气平喘,车前子利水消肿。二诊中乏力、出汗明显,以玉屏风散补虚固表。哮喘患者往往本虚标实,本虚指脾肾两虚,标实为痰饮内蕴,故治疗发作之时应治标为主,麻黄、杏仁必不可缺;缓解期以治本为主,用培补脾肾之法,常用黄芪、熟地黄。未发以扶正为主,已发以攻邪为急。

案 李某,女,67 岁。

患支气管哮喘 10 年。近 1 个月咳喘,心悸,咳嗽,咳黄痰,下肢浮肿,动则气急,口干,舌质紫暗,苔薄黄,脉弦。辨证:痰热壅肺,肺失清肃,治法:清肺化痰,健脾利水。

处方:麻黄10g,石膏15g,黄芪10g,黄芩15g,杏仁10g,川芎10g,全蝎3g,地龙10g,玄参10g,鱼腥草15g,厚朴10g,熟地黄10g,茯苓10g,猪苓10g,泽泻10g,车前子10g,大腹皮10g,桑白皮15g,甘草10g。7 剂。

二诊:上方服后,咳喘减轻,有白痰,下肢轻度浮肿,舌质暗,苔薄黄,脉弦。

处方:麻黄5g,石膏15g,黄芪10g,黄芩15g,杏仁10g,川芎10g,全蝎3g,地龙10g,玄参10g,鱼腥草15g,熟地黄10g,茯苓10g,猪苓10g,泽泻10g,大腹皮10g,甘草10g。7 剂。

三诊:无咳喘,下肢浮肿消退,有白痰,舌质暗,苔薄白,脉弦。

处方:黄芪20g,黄芩10g,熟地黄10g,杏仁10g,地龙10g,川芎10g,补骨脂10g,车前子10g,茯苓15g,白术10g,姜半夏10g,五味子10g,甘草6g。14 剂。

按:喘症一般均反复发作,为本虚标实之证。《临证指南医案·喘》云"在肺为实,在肾为虚";《景岳全书·喘促》云"实喘者有邪,邪气实也;虚喘者无邪,元气虚也"。本例支气管哮喘 10 年,近 1 个月咳喘不止,实为虚实夹杂之证。患者喘咳,下肢浮肿,首诊以邪实为主,故以麻杏石甘汤合五苓散加地龙、全蝎、川芎解痉、利水、平喘;黄芪、熟地黄平补肺肾,总以祛邪为主;咳喘缓解后,以黄芪、白术、茯苓、熟地黄、补骨脂健脾补肾,佐以姜半夏、杏仁化痰,车前子利水除满,五味子收敛肺气,总以扶正为主。

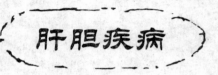

胆石症

案 张某,女,66岁。

因反复右上腹疼痛伴恶心、呕吐3个月来诊。患者于当地医院行上腹部彩超诊断为:肝内胆管结石(泥沙状)、胆囊炎,给予西药抗炎、解痉等治疗后,症状无明显缓解。来诊时症见:腹痛、腹胀,身目轻度黄染,大便7日未行,口干、口苦,时有泛酸、嗳气,舌质红,苔黄腻,脉弦。中医诊断:胆石症(肝胆湿热、沙石阻络)。治法:通里攻下,清热利湿。

处方:生大黄10g,柴胡10g,栀子10g,黄芩10g,清半夏10g,白芍20g,金钱草30g,鸡内金10g,郁金10g,莪术10g,厚朴10g,枳壳10g,火麻仁10g,郁李仁10g,生甘草10g。

二诊:服7剂,腹痛、腹胀减轻,大便通畅,每日2～3次,身、目仍轻度黄染,舌红,苔薄黄,脉弦。

处方:生大黄10g,柴胡10g,茵陈30g,栀子10g,黄芩10g,清半夏10g,白芍20g,金钱草30g,鸡内金10g,郁金10g,莪术10g,厚朴10g,枳壳10g,生甘草10g。

三诊:服10剂后,腹痛、腹胀完全缓解,大便每日1次,无身目黄染,舌淡红,苔薄白,脉弦。复查上腹部彩超:肝内胆管结石消失,胆囊壁稍厚(0.3cm)。

处方:生大黄5g,柴胡10g,茵陈30g,栀子10g,黄芩10g,清半夏10g,白芍20g,金钱草30g,鸡内金10g,郁金10g,莪术10g,厚朴10g,枳壳10g,生甘草5g。10剂。

患者服药10剂后痊愈。

按:胆石症中医属于胁痛、黄疸范畴。《灵枢·五邪》曰:"邪在肝,则两胁中痛。"《灵枢·胀论》曰:"胆胀者,胁下痛胀,口中苦,善太息。"胆石症中医病机乃湿热蕴结成石,肝胆疏泄不利为患。在治疗上,一方面清理湿热以排石,另一方面当疏泄肝胆气机而重用"下法"。胆石症以"气滞型"最为常见,急性发作期以湿热为主,但治疗上不可一味清热而忽视通腑。本方是《伤寒论》大柴胡汤加味而来,方中生大黄,古称独圣丸,性沉不浮,其力猛而下行。《神农本草经》称其为"主下瘀血,血闭,寒热,破癥瘕积聚"之要药,配合火麻仁、郁李仁增强滑肠泻下之功;柴胡辛苦微寒,解肝胆之气郁,黄芩苦寒,清泻肝胆郁热,两药配合,一清一散,疏达肝气,清泻肝胆之热;鸡内金、金钱草、郁金具有清热利胆,消肿化石之效,尤其是鸡内金乃消食化积、祛瘀生新之要药,《医学衷中参西录》亦云:"鸡内金鸡之脾胃也,其中原含有稀盐酸,故其味酸而性微温,中有瓷、石、铜、铁皆能消化,其善化瘀积可知"白芍、甘草缓急止痛,白芍用量30~60g。综观本方,辨证与辨病相结合,中医以清、利、通、降为主贯穿始终。

案 张某,男,50岁。

因胆总管结石、腹痛、黄疸,行内镜乳头切开取石,术后腹痛缓解,黄疸消退,半年后又出现上腹部疼痛,B超诊断胆总管结石复发,再次行内镜乳头切开取石,疼痛缓解,嗣后半年内又2次因胆总管结石复发行内镜取石,B超显示肝内胆管扩张,内有成堆泥沙样结石,遂请王老师会诊,以期用中药将泥沙状结石排出。症见:皮肤巩膜无黄染,无腹痛,舌质淡红,苔薄黄,脉弦。辨证:肝失疏泄,泥沙淤积。治法:疏肝,利胆,排石。

处方:大黄10g,金钱草30g,茵陈30g,厚朴10g,枳壳10g,莪术10g,木香10g,鸡内金10g,白芍20g,黄芩10g,甘草10g。7剂。

二诊:患者无不适,大便每日2次,间断有腹痛,但都一过性,自行缓解,舌淡红,苔薄白,脉弦。

处方:大黄10g,金钱草30g,茵陈30g,厚朴10g,威灵仙10g,枳壳10g,莪术10g,木香10g,鸡内金10g,白芍20g,黄芩10g,甘草10g。

三诊:服14剂,无明显不适,便溏,舌淡红,苔薄白,脉弦。

处方:大黄5g,金钱草20g,茵陈20g,厚朴10g,威灵仙10g,枳壳10g,莪术10g,木香10g,鸡内金10g,白芍20g,黄芩10g,甘草5g。

四诊:服10剂,无不适,复查B超,肝内结石全部排出,随访1年无复发。

按:随着内镜介入技术的开展,胆总管结石除巨大结石外,基本上都采用内镜乳头切开取石,不开刀,创伤小,深受患者欢迎,但乳头切开逆行感染,易造成结石复发,肝内泥沙样结石难于取净。王老师与内镜医师合作,采用乳头小切口,配合中药利胆排石治疗胆总管结石,既防止逆行感染,又使碎小、泥沙样结石排除干净,防止结石复发。本例胆总管结石来源于肝内胆管,反复取石反复发作,王老师采用大剂量金钱草、茵陈合小承气汤理气通腑,促进胆汁分泌,使泥沙样结石排净,体现了中西医结合的治疗优势。

脂肪肝

案 庞某,男,37 岁。

因右胁胀痛半年余来诊。外院 B 超检查诊断为脂肪肝,化验提示肝功能异常:谷丙转氨酶 112U/L,总胆红素 13μmol/L。刻下患者右胁部不适,食欲不佳,恶心,周身乏力。形体肥胖,巩膜略有黄染,舌质淡红,苔黄微腻,脉弦。平素喜食肥甘厚味,少量饮酒。辨证:痰湿阻遏,郁而化热。治法:健脾除湿,清热退黄。

处方:西洋参 10g,黄芩 10g,泽泻 10g,薏苡仁 30g,姜半夏 10g,山楂 10g,决明子 15g,丹参 10g,赤芍 10g,茵陈 30g,栀子 10g,茯苓 15g,甘草 10g。14 剂。

二诊:服用 14 剂后,巩膜无黄染,右胁不适明显改善,但仍有乏力,食后困倦,舌质淡红,苔薄白微腻,脉滑。

处方:西洋参 10g,黄芩 10g,山楂 10g,鸡内金 10g,黄连 10g,泽泻 10g,红花 10g,决明子 10g,茯苓 10g,薏苡仁 10g,苍术 10g,山药 10g。14 剂。

三诊:服用 14 剂后,患者右胁部胀满不适消失,肢倦,乏力也有改善。体重下降约 2kg。化验肝功能正常。

处方:西洋参 10g,姜半夏 10g,丹参 10g,炒白术 10g,决明子 15g,泽泻 20g,山楂 10g。

并嘱患者适当增加运动,注意调控饮食。

按:脂肪肝属中医"胁痛"或"黄疸"的范畴,王老师概括其病因病机有脾胃虚弱,痰湿内阻,痰瘀互结,脾胃湿热,气滞湿阻等不同。本例无大量饮酒史和肝炎病史,形体肥胖,为非酒精性脂肪肝,长期嗜食肥甘厚味,脾失健运,湿浊内生,以致痰浊、血瘀结于肝络而成脂肪肝,治宜健脾除湿,化痰活血,方以西洋参、薏苡仁、茯苓、甘草健脾除湿;姜半夏、茯苓化痰;山楂、丹参、赤芍活血;决明子、茵陈、黄芩、泽泻、栀子清泻肝热。决明子一味,清肝,降脂,减肥,可长期服用,是肥胖者脂肪肝常用之品。

案 张某,男,39 岁。

患者近 1 年右胁隐痛、咽干口苦,未介意,近 1 周来症状加重就诊。症见头晕,失眠多梦,两胁隐痛,咽干口苦,大便不畅,舌红有裂纹,苔少,脉弦。血压正常,B超示:中度脂肪肝;肝功能检查:谷丙转氨酶146U/L,直接胆红素13.2μmol/L;乙肝六项正常。西医诊断:脂肪肝。中医诊断:胁痛(肝阴不足)。治法:滋阴柔肝,化瘀通络。

处方:柴胡10g,丹参15g,白芍15g,五味子12g,草决明15g,菊花15g,丹参15g,山楂15g,泽泻10g,生地黄15g,牡丹皮15g,知母10g,当归15g,延胡索10g,甘草5g。14剂。

二诊:患者右胁疼痛缓解,口干减轻,纳食增加,睡眠不实,舌暗红,苔薄黄,脉细弦。复查肝功能:谷丙转氨酶64U/L,直接胆红素4.5μmol/L。

处方:西洋参10g,丹参15g,白芍15g,五味子12g,草决明15g,菊花15g,丹参15g,山楂15g,生地黄15g,牡丹皮15g,泽泻10g,知母10g,当归15g,炒酸枣仁20g,茯苓15g,甘草6g。

三诊:患者无明显不适,舌淡红,苔薄白,脉弦。

处方:党参10g,丹参15g,白芍15g,五味子12g,草决明10g,菊花10g,丹参15g,山楂15g,生地黄15g,牡丹皮10g,泽泻10g,知母10g,当归10g,炒酸枣仁20g,茯苓15g,枸杞子10g,甘草6g。

四诊:上方加减口服2个月,无明显不适,复查肝功能完全正常,彩超示肝脏未见明显异常。嘱患者低脂饮食。

半年后随访,复查肝功能、血脂正常,彩超示肝脏未见异常。

按:本案胁痛口干,舌黄少津,属肝阴不足,肝络受损,治疗应从养肝着手,化瘀通络,方以当归、白芍、生地黄补肝之阴血;柴胡、白芍疏肝解郁;丹参、山楂、延胡索活血通络;草决明、菊花、牡丹皮清泻肝热。现代药理研究证实,本方多味中药具有降脂作用,如山楂、泽泻、丹参有降低血糖和抗脂肪肝作用,可作用于脂肪代谢的各个不同环节,通过干扰外源性胆固醇的吸收,抑制内源性胆固醇代谢,干扰脂质代谢合成,抑制胆固醇的沉积,增加胆固醇排泄等;丹参还具有改善微循环、抗氧化、抗自由基作用。以上药物均可在辨证的基础上加减使用。

案 宋某,男,30岁。

右季肋部疼痛半年余。患者体胖,右季肋部疼痛,乏力,恶心,便溏,舌暗红,苔黄腻,脉弦。超声提示脂肪肝。辨证:肝胆湿热,肝络失和。治法:疏肝解郁,清热利湿。

处方:柴胡15g,白芍12g,黄芩12g,白术15g,苍术15g,郁金12g,山楂12g,防风9g,薏苡仁12g,泽泻12g,车前子12g,葛根15g,甘草5g。7剂。

二诊:右季肋部疼痛好转,大便成形,舌暗红,苔薄黄,脉弦。

处方:柴胡15g,白芍12g,黄芩12g,白术15g,苍术15g,郁金12g,山楂12g,防风9g,薏苡仁20g,泽泻12g,车前子12g,葛根15g,川芎10g,甘草6g。14剂。

嘱加强运动。

三诊:体重下降约5kg,诸证已除,舌淡红,苔薄白,脉弦。

处方:柴胡10g,白芍12g,黄芩10g,白术15g,苍术10g,郁金12g,山楂12g,防风9g,薏苡仁20g,泽泻12g,车前子12g,葛根10g,川芎10g,甘草6g。14剂。

按:轻度脂肪肝大多无症状,中、重度脂肪肝多以胁痛或肝功能损害为主要临床表现,属中医"胁痛"的范畴。本案患者右季肋部疼痛,恶心,便溏,舌苔黄腻,乃肝胆湿热的表现。方中柴胡、白芍、郁金、防风疏肝解郁;黄芩、薏苡仁、泽泻、车前子清热利湿;白术、苍术健脾利湿;山楂、泽泻、葛根为王老师治疗脂肪肝的经验用药。诸药合用,共奏疏肝解郁,清热利湿之功。

案 康某,男,46岁。

疲乏、右胁胀闷1个月。患者长期饮食厚腻,体胖,体重105kg,1个月前因工作劳累和心情压抑出现右胁胀闷不适,伴疲乏无力,大便溏,腹胀,舌淡红,边有齿印,苔白腻,脉弦。CT检查示:重度脂肪肝。辨证:肝郁脾虚,痰湿交阻。治法:疏肝健脾,活血化痰。

处方:白术15g,茯苓15g,泽泻20g,柴胡15g,川芎10g,郁金15g,莪术10g,山楂10g,草决明15g,红花10g,桃仁10g。14剂。

嘱患者清淡饮食,增加运动。

二诊:右胁胀闷较前减轻,仍便溏,舌淡红,苔薄白,脉弦。

处方:白术15g,茯苓15g,泽泻20g,柴胡15g,川芎10g,郁金15g,莪术10g,山楂10g,草决明15g,红花10g,桃仁10g,薏苡仁20g。14剂。

三诊:患者无明显不适,大便每日1~2次,体重减轻4kg,舌淡红,苔薄白,脉弦。

处方:白术15g,茯苓15g,泽泻20g,柴胡15g,川芎10g,郁金15g,莪术10g,山楂10g,酒大黄10g,红花10g,桃仁10g,薏苡仁30g,甘草5g。

四诊:上方加减服用3个月,患者坚持运动,体重下降20kg。复查CT示轻度脂肪肝。

按:脂肪肝相关症状的描述,最早见于《难经》"肝之积,名曰肥气",故有人也将脂肪肝称之为肥气病,是指体内肥脂之气过多地蓄积于肝脏。王老师紧扣中医理论,结合现代医学,认为非酒精性脂肪肝主要是由于过食肥甘厚腻,食而不运,脂膏留积于肝,导致肝脏功能失调,疏泄不利,从而引起一系列的病症。肝经气滞、湿阻、痰结、血瘀,乃主要病机特点;病位主要在肝,涉及脾胃。王老师临证时多以辨病与辨证相结合,特别强调脾胃为后天之本,气血生化之源,脾胃同居中焦,经脉相互表里,脾主升清,胃主降浊,具有消化食物、输运营养、代谢水液等功能,指出脂肪肝应从脾论治,脾健则水湿不能形成痰饮,健脾养肝,木气条

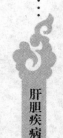

达,气血冲和,肝病自愈。本案首诊以白术、茯苓、泽泻健脾化湿;柴胡、郁金、莪术疏肝解郁;川芎、山楂、红花、桃仁活血化瘀,并嘱患者坚持运动,改变饮食习惯,4个月体重下降达20kg,重度脂肪肝得以好转。

案 董某,男,33岁。

2009年10月14日初诊。患者体检发现血脂高,血清三酰甘油2.8mmol/L,B超检查示轻度脂肪肝,口苦,无明显不适,舌尖红,苔薄黄,脉弦。辨证:肝胆湿热。治法:清热化湿。

处方:草决明10g,泽泻30g,菊花10g,黄芩10g,薏苡仁15g,茵陈15g,山楂20g,丹参20g,枸杞子10g,甘草5g。14剂。

二诊:患者无明显不适,舌淡红,苔薄白,脉弦。

处方:草决明10g,泽泻30g,菊花10g,薏苡仁15g,茵陈15g,山楂20g,丹参20g,枸杞子10g,郁金10g,茯苓10g,甘草5g。14剂。

三诊:无不适,化验血清三酰甘油2.0mmol/L。

处方:草决明10g,泽泻30g,菊花10g,薏苡仁15g,茵陈15g,山楂20g,丹参20g,枸杞子10g,郁金10g,茯苓10g,鸡内金10g,甘草5g。14剂。

四诊:无不适,复查B超,无明显异常。

按:本案患者平素无明显不适,体检发现血脂高,脂肪肝,这在临床十分常见。王老师对无症状之脂肪肝,以健脾、化湿、利胆、化瘀为基本治法,据体质而定。本例患者口苦,舌红,苔薄黄,以清利湿热为主,所用方剂乃王老师治疗脂肪肝的基本方,方中以薏苡仁健脾化湿;草决明、黄芩、菊花、郁金、泽泻疏利肝胆湿热;丹参、山楂活血祛瘀;全方共奏疏肝健脾,化湿清瘀之功,对轻、中度脂肪肝的治疗有较好疗效。

肝脓肿

案 高某,男,49 岁。

2005 年 7 月 7 日初诊。患者主诉间断发热 20 天,加重 5 天来诊。患者于 2005 年 6 月 15 日无明显诱因出现腹痛,当时未诊治。后出差时出现寒战、发热,当时未测体温,伴有腹痛、腰痛,无咳嗽咯痰,未介意。5 天前患者寒战,发热,腹痛加重,体温最高为 38.9℃,自服阿莫西林 5 天体温不降,化验血液分析:白细胞 17.1×10^9/L,中性粒细胞0.71,腹部 B 超检查:第二肝门区见 6.3cm×4.7cm 低回声,边界不规则;诊断为肝脓肿,为进一步治疗来诊。患者 1 个月前外伤后导致右额部损伤,当时合并化脓、感染,对症处置后伤口已愈合,发病以来身体消瘦,体重下降约 5kg。诊断:肝脓肿,予头孢菌素类抗生素、甲硝唑静脉滴注。中医会诊:发热,右胁疼痛,舌红,苔黄腻,脉数。辨证:肝胆湿热。治法:疏肝理气,清热解毒。

处方:生黄芪 30g,蒲公英 10g,紫花地丁 10g,败酱草 10g,红藤 10g,牡丹皮 10g,白头翁 10g,金银花 20g,大黄 15g,连翘 10g,菊花 10g,郁金 10g,厚朴 10g,甘草 10g。10 剂。

二诊:患者无发热、寒战,体温控制在 36~36.7℃,腹痛减轻,大便每日 2~3 次,舌红,苔薄黄,脉弦。复查血液分析:白细胞总数及中性粒细胞正常,复查腹部 B 超:肝脏第二肝门区可显示 3cm×4cm 低回声团,边界不规则,内部回声不均匀;脓肿较前明显减小,停甲硝唑。

处方:生黄芪 30g,蒲公英 20g,紫花地丁 100g,败酱草 20g,红藤 10g,牡丹皮 10g,白头翁 10g,金银花 10g,大黄 10g,连翘 10g,菊花 10g,郁金 10g,厚朴 10g,甘草 10g。7 剂。

三诊:患者时有低热,体温最高为 37.4℃,周身乏力,偶有腹泻,舌红少津,苔薄黄,脉弦。化验大便革兰阳性球菌 65%,革兰阳性杆菌 25%,革兰阴性杆菌 10%,霉菌(+)。球杆比例失调,予双歧杆菌口服。复查腹部 B 超:脓腔缩小。患者低热,考虑小的病灶未完全吸收,乃正虚邪恋,停抗生素,中药予补虚托毒、活血散瘀治疗。

处方:黄芪 40g,西洋参 10g,柴胡 10g,赤芍 10g,薏苡仁 30g,白术 10g,姜半

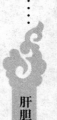

夏10g,蒲公英15g,紫花地丁15g,红花10g,败酱草10g,白头翁10g,川芎10g,桃仁10g,甘草6g。

四诊:患者无发热,大便正常,无腹痛,舌淡红,苔薄白,脉弦。

处方:黄芪40g,柴胡10g,赤芍10g,薏苡仁30g,姜半夏10g,蒲公英15g,紫花地丁15g,红花10g,败酱草10g,白头翁10g,川芎10g,桃仁10g,甘草6g。

五诊:上方加减服用14剂,患者体温正常,乏力症状缓解,无腹痛,无恶心呕吐。复查血常规、便常规、肝功能、肾功能均正常;腹部CT:脓肿完全吸收。治愈出院。随访半年,患者无腹痛、发热,肝脏B超正常,正常工作。

按:肝脓肿属于中医的"肝痈""胁痛"的范畴。中医认为过食膏粱厚味,辛热饮食,或因情志抑郁,湿热疫毒蕴结于里可致肝失疏泄,络脉瘀阻,热毒熏蒸,血败肉腐久酿成脓,治宜清热解毒,行气活血,托里排毒。王老师认为,对肝脓肿治疗,除西医静脉滴注敏感抗生素外,早期重在清热解毒,中、后期重在扶正、祛瘀活血。现代医学对中药的研究证明,柴胡、紫花地丁、红藤、牡丹皮、连翘、大黄等清热解毒药有抑菌及杀菌作用,能提高机体免疫能力;川芎、赤芍、桃仁等活血化瘀药可增加局部血流量,改善微循环,促进白细胞吞噬作用,从而使炎症局限和吸收、消散;首诊重用大黄取其清热解毒、泻火凉血的作用,配合大剂量金银花、蒲公英、紫花地丁、白头翁、败酱草加强清热解毒;郁金、厚朴疏肝理气利胆;牡丹皮活血化瘀凉血;全程治疗重用生黄芪,用量在30g以上,以扶正托毒,收敛生肌,使脓肿吸收。

案 张某,女,68岁。

患者无明显诱因出现全身不适,发热畏寒,体温37.8~38.5℃,食欲减退,CT:肝右叶3.5cm×6cm大小占位;B超示:肝右叶顶部3cm×6cm大小低回声、分隔,诊断为肝脓肿。化验血常规:白细胞:$11.1×10^9/L$;肝功能、肾功能正常;甲胎蛋白(-)大便未查到阿米巴滋养体;西药予头孢唑林钠、甲硝唑静脉滴注,请中医会诊,诊见:肝区叩痛,舌红,苔黄腻,脉数。辨证:肝胆湿热。治法:清热利湿。

处方:柴胡10g,白芍20g,黄芩10g,白头翁20g,薏苡仁30g,白术10g,败酱草20g,姜半夏10g,金银花10g,菊花10g,生甘草5g。7剂。

二诊:发热37.9℃,肝区疼痛,小便不适,舌红,苔薄黄,脉数。

处方:黄芪30g,薏苡仁30g,败酱草30g,白头翁20g,赤芍20g,金银花10g,紫花地丁20g,蒲公英20g,栀子10g,甘草6g。7剂。

三诊:体温正常,食欲增加,小便正常,舌淡红,苔薄白,脉弦。

处方:黄芪30g,薏苡仁30g,败酱草30g,白头翁20g,赤芍20g,紫花地丁20g,蒲公英20g,栀子10g,甘草6g。14剂。

四诊:体温正常,舌淡红,苔薄白,脉弦。复查超声,肝脓肿缩小至3cm×4cm大小。

处方:黄芪30g,薏苡仁30g,败酱草30g,白头翁20g,赤芍20g,紫花地丁20g,蒲公英20g,丹参20g,红花10g,甘草6g。停抗生素。

五诊:上方加减服用2个月,无明显不适。复查超声示肝脓肿缩小至1.5cm×2cm大小,无分隔,脓肿完全吸收。随访半年,病情稳定。

按:本例肝脓肿为老年女性,诊疗过程体现了中医扶正祛邪的治疗原则,历时3个月,始终以黄芪、薏苡仁健脾;白头翁、败酱草、蒲公英、紫花地丁清热解毒;赤芍、红花、丹参养血活血;少用苦寒,顾护胃气,不求速效,意在缓图,终获全功。

硬化性胆管炎

案 薛某,女,53岁。

2006年6月22日来诊。患者主诉间断上腹部疼痛半年,身目黄染1个月入院。化验肝功能:总胆红素187μmol/L,直接胆红素115μmol/L,谷丙转氨酶170U/L,谷草转氨酶270U/L,谷氨酰转肽酶801U/L,碱性磷酸酶949 U/L;内镜逆行胰胆管造影检查示:左右肝管汇合处狭窄,肝内胆管轻度扩张,其内见不规则充盈缺损影,胆管内见黑色、黄绿色胆道内容物,质地中等、触之可变形,病理示胆汁性栓子及炎性肉芽组织;再次行内镜逆行胰胆管造影术见肝内胆管不扩张,有树枝样改变,病理检查示胆管内容物为浓缩胆汁和脓性分泌物,见少许胆管黏膜,未见恶性肿瘤细胞,化验血沉109mm/h。症见:上腹部胀痛,皮肤、巩膜明显黄染,大便不畅,舌红,苔黄腻,脉弦。诊断为硬化性胆管炎,予泼尼松30mg,口服,每日1次。辨证:肝胆湿热。治法:疏肝利胆,清热利湿。

处方:酒大黄10g,厚朴10g,枳实10g,金钱草20g,茵陈15g,栀子10g,黄芩10g,青皮10g,木香10g,莪术10g,丹参10g,赤芍10g,甘草10g。7剂。

二诊:患者无发热,上腹部疼痛明显缓解,身目黄染减轻,舌红,苔薄黄,脉弦。复查肝功能:总胆红素138.7μmol/L,直接胆红素65.8μmol/L。

处方:酒大黄10g,厚朴10g,枳实10g,金钱草20g,茵陈15g,栀子10g,青皮10g,木香10g,莪术10g,丹参10g,赤芍10g,甘草10g。7剂。

三诊:患者身目黄染明显减轻,无腹痛、发热,无恶心呕吐,舌淡红,苔薄黄,脉弦。复查肝功能:总胆红素96.8μmol/L,直接胆红素46.2μmol/L。泼尼松改为25mg,口服,每日1次。

处方:酒大黄10g,金钱草20g,茵陈15g,栀子10g,青皮10g,木香10g,莪术10g,丹参10g,赤芍10g,郁金10g,姜半夏10g,当归10g,甘草6g。14剂。

四诊:患者无明显不适,饮食正常,舌淡红,苔薄白,脉弦。复查肝功能:总胆红素70.3μmol/L,直接胆红素35.2μmol/L,谷丙转氨酶156U/L,谷草转氨酶121U/L,谷氨酰转肽酶1 327U/L,碱性磷酸酶619U/L,血沉49mm/h。泼尼松改为20mg,口服,每日1次;中药予健脾化湿,活血化瘀治疗。

处方:柴胡10g,党参10g,薏苡仁20g,白芍10g,延胡索10g,川楝子10g,姜半夏 10g，干姜 10g，莪术 10g，栀子 10g，猪苓 10g，甘草 10g。14 剂。

五诊：患者体力恢复，无腹痛、发热，无恶心呕吐，巩膜轻度黄染，大便不畅，复查肝功能：总胆红素 68.8μmol/L，直接胆红素 35.52μmol/L，谷丙转氨酶 94U/L，谷草转氨酶 139U/L，谷氨酰转肽酶 1 410U/L，碱性磷酸酶 983U/L。泼尼松改为 10mg，口服，每日 1 次。

处方：柴胡 15g，黄芩 10g，茵陈 30g，栀子 15g，猪苓 10g，泽泻 10g，大黄 10g，生甘草 10g，郁金 10g，半夏 10g，当归 10g，牛膝 10g，红花 10g，三棱 10g，莪术 10g，甘草 6g。14 剂。

六诊：患者饮食正常，大便通畅，舌淡红，苔薄白，脉弦。复查肝功能：总胆红素 56.1μmol/L，直接胆红素 28.1μmol/L，谷丙转氨酶 81U/L。泼尼松 10mg，口服，每日 1 次；原方大黄 10g 改酒大黄 5g，继服。

随访半年，患者病情稳定，激素已停。复查肝功：总胆红素 31.2μmol/L，直接胆红素 15.4μmol/L，谷丙转氨酶 45U/L，谷草转氨酶 28U/L，谷氨酰转肽酶 246U/L，碱性磷酸酶 136U/L。

按：原发性硬化性胆管炎又称狭窄性胆管炎、闭塞性胆管炎、纤维化胆管炎，是一种较少见的慢性肝内外胆管的进行性炎症。本病以梗阻、纤维化及最终发展成肝硬化为特征。由于病因不清，硬化性胆管炎的治疗受到很大的限制，迄今为止，无论是对症治疗还是针对可能病因的特异性治疗，甚至是手术治疗，均难有效控制其病变的进行性发展。原发性硬化性胆管炎属于祖国医学"黄疸病"的范畴，病变部位主要在脾胃，并涉及肝胆；病因多为湿伏中焦，积久化热，湿热交蒸，发为黄疸。按其病变的发展，基本上可以分为早、中、后三期。早期患者体质较强，消化功能好，因而多表现为实证，症见皮肤黄如橘色，口干苦，尿赤，便干，脉弦，舌红，苔黄白或腻；中期因黄疸时间较长，肝功能损害明显，机体抗病能力差，出现一些虚象，呈现虚实相间的表现，症见皮肤深黄无光泽，纳呆少食，脉细，舌淡，苔少或无苔；后期因肝功能衰竭，机体处于衰竭阶段，可出现身黄晦暗，消瘦浮肿，肢冷，脉沉，舌胖边紫，苔腻，甚至腹胀、腹水、昏迷、出血等危候，多属于虚证。该病治疗以激素为主。王老师认为激素加中医中药可提高疗效，并减轻激素的用量和副作用。本例患者硬化性胆管炎合并胆道感染，舌红，苔黄腻，首诊治疗以疏肝利胆，清热利湿为主，药用酒大黄、金钱草、茵陈、栀子、黄芩、赤芍等；热退后以健脾化湿，活血化瘀为主，药用党参、薏苡仁、姜半夏、干姜、猪苓、三棱、莪术、红花、川芎等，使病情趋于稳定。证不同，法不同，体现了中医辨证施治的精髓。

案 李某，女，56 岁。

患者上腹部疼痛 6 个月，身目黄染 2 个月入院。患者上腹部隐痛，乏力，逐渐出现皮肤、巩膜黄染，近 1 个月伴有低热，体温 37.2～37.8℃，抗生素治疗无好转。入院化验肝功能：总胆红素 156μmol/L，直接胆红素 80μmol/L，谷丙转氨酶 140U/L，谷草转氨酶 1 960U/L，谷氨酰转肽酶 330U/L，碱性磷酸酶 420U/L；肝胆超声未见明显异常；内镜逆行胰胆管造影术见胆总管狭窄，肝内胆管不扩张，有树枝样改变。症见：疲乏无力，食欲不振，上腹部胀痛，皮肤、巩膜黄染，舌淡红，苔薄黄，脉弦。西医诊断为硬化性胆管炎，予泼尼松 30mg，口服，每日 1 次。辨证：脾虚湿阻，郁而化热。治法：健脾，清热，利湿。

处方：党参 10g，白术 10g，薏苡仁 30g，厚朴 10g，茵陈 20g，金钱草 20g，丹参 30g，郁金 20g，柴胡 10g，姜半夏 10g，酒大黄 5g，莪术 10g，黄芩 10g，甘草 10g。7 剂。

二诊：体温正常，上腹部胀痛，黄疸同前，食欲不振，舌淡红，苔薄黄。

处方：党参 10g，白术 10g，薏苡仁 30g，厚朴 10g，茵陈 20g，金钱草 20g，丹参 30g，郁金 20g，柴胡 10g，姜半夏 10g，酒大黄 5g，莪术 10g，山楂 10g，麦芽 10g，陈皮 10g，甘草 10g。7 剂。

三诊：腹部胀痛缓解，黄疸减退，饮食正常，便溏，舌淡红，苔薄黄，脉弦。复查肝功能：总胆红素 112.8μmol/L，直接胆红素 56.2μmol/L。泼尼松改为 20mg，口服，每日 1 次。

处方：党参 10g，白术 10g，薏苡仁 30g，厚朴 10g，茵陈 20g，金钱草 20g，丹参 30g，郁金 20g，柴胡 10g，姜半夏 10g，酒大黄 5g，莪术 10g，山楂 10g，红花 10g，甘草 10g。14 剂。

四诊：患者无不适，体重增加 3kg，便溏，舌淡红，苔薄白。复查肝功能：总胆红素 58.1μmol/L，直接胆红素 26.1μmol/L，谷丙转氨酶 81U/L。泼尼松改为 10mg，口服，每日 1 次，带药出院。

处方：党参 10g，白术 10g，薏苡仁 30g，厚朴 10g，茵陈 20g，金钱草 20g，丹参 30g，郁金 20g，柴胡 10g，姜半夏 10g，酒大黄 5g，莪术 10g，山楂 10g，红花 10g，甘草 10g。14 剂。

3 个月后复查肝功，总胆红素 18.2μmol/L，直接胆红素 9.4μmol/L，谷丙转氨酶 45U/L。

按：硬化性胆管炎是临床的少见病，临床特点是有黄疸而胆管不扩张，肝内胆管呈枯树枝样改变，目前诊断的金标准是内镜逆行性胰胆管造影。本案患者黄疸 2 个月，一直未明确诊断，入院后经内镜逆行性胰胆管造影确诊。患者长期疲乏无力，食欲不振，虽有黄疸低热，但以脾虚湿困为主，郁而化热。首诊健脾化湿，佐以清热，药用党参、白术、薏苡仁、茵陈、金钱草、酒大黄、黄芩、甘草等。三诊后即以健脾化湿，活血化瘀为主，药用党参、白术、丹参、郁金、姜半夏、酒大黄、莪术、红花、甘草等。王老师治疗硬化性胆管炎 10 余例，利胆常用金钱草、茵陈、郁金、酒大黄；活血常用酒大黄、丹参、莪术、红花，特别重用丹参，取其活血化瘀，抗纤维化的作用，用量一般在 30g 以上。

血液疾病

紫　癜

案 刘某,女,70岁。

因发热后皮肤瘀斑3个月来诊。患者于本院血液科就诊时诊断为免疫相关性血小板减少症,激素治疗1个月,现泼尼松片口服,每日15mg。查体:前胸部及双小腿伸侧大片状瘀斑,压之不退色,伴神疲、乏力,舌质红,舌边有瘀斑,苔薄黄,脉弦细。血常规:血小板$5×10^9$/L。辨证:邪入营血,迫血妄行。治法:凉血止血,活血散瘀。方用当归补血汤、清营汤合犀角地黄汤化裁。

处方:黄芪30g,党参20g,生地黄15g,赤芍15g,牡丹皮15g,玄参20g,金银花20g,阿胶15g,黄芩15g,地榆15g,仙鹤草15g,丹参20g,紫草15g,当归15g,甘草10g。

二诊:上方服用10剂后,瘀斑面积有所缩小,颜色稍淡,乏力缓解,但自述近日每于下午手足心热,夜间时有盗汗,舌质淡红,少苔,舌边仍有点状瘀斑,脉弦细。

处方:黄芪30g,党参20g,生地黄15g,赤芍15g,牡丹皮15g,玄参20g,金银花20g,阿胶15g,黄芩10g,地榆15g,仙鹤草15g,丹参20g,紫草15g,当归15g,黄柏15g,知母15g,墨旱莲20g,甘草10g。

激素减至每日10mg,并口服钙尔奇D。

三诊:上方服14剂,前胸部瘀斑基本消失,双侧小腿伸侧点状小瘀斑,神疲乏力症状完全缓解,仍时有汗出,手足心热,舌淡红,苔薄白,脉弦细。血小板$10×10^9$/L。

处方:黄芪30g,党参20g,生地黄15g,赤芍15g,牡丹皮15g,玄参20g,金银花10g,阿胶10g,黄芩10g,地榆15g,仙鹤草15g,丹参20g,紫草15g,当归15g,黄柏15g,知母15g,墨旱莲20g,地骨皮10g,甘草10g。14剂。

嘱激素逐渐减量。

四诊:2个月患者再次复诊,诸证皆消。化验血小板正常,激素已减至 5mg,维持量服用。

按:免疫相关性血小板减少性紫癜,是因免疫反应使血小板破坏增多,其主要临床表现为皮肤黏膜出血或内脏出血。根据临床表现、发病年龄、血小板减少的持续时间和治疗效果,可将其分为急性型和慢性型两种。此病属于中医"血症""血""发斑""虚劳"等范畴。中医病因与外感、饮食、劳倦、七情有关,病机以瘀为标,气虚、阴虚为本。因感受外邪,或进食辛燥,或从阳化热,或情志不畅,郁而化火,邪毒内蕴,灼伤脉络,迫血妄行;热邪内蕴,日久伤阴,阴虚火旺,虚热灼伤脉络,外溢肌肤则为紫癜,上出清窍则为吐衄,移热下焦则见便血,尿血。此患者年老体衰,所谓"正气存内,邪不可干","邪之所凑,其气必虚",因体弱感受外邪,入里化热,邪热内传营血,热伤血络,迫血妄行,外溢肌肤所致。王老师治疗此病,立法标本兼治,以当归补血汤滋补气血,扶助正气;以清营汤清热凉血,使营血之热转从气分透解;以犀角地黄汤清热解毒,凉血散瘀。二诊初见成效,但患者出现手足心热,夜间时有盗汗之证,究其病机有二:其一热邪内蕴,日久伤阴,阴虚火旺;其二为该患服用激素之副作用,故加用黄柏、知母、墨旱莲、滋阴降火。患者经用中医中药治疗好转,激素较快减至最小维持量,未明显出现激素副作用。

案 李某,男性,43 岁。

因间断出现皮肤和牙龈出血 1 年余来诊。外院曾明确诊断为特发性血小板减少性紫癜。刻下患者肢倦乏力,头晕,五心烦热,夜间盗汗,间歇性鼻衄,面色少华,皮肤散在出血点,瘀斑舌质嫩红,苔薄黄,脉沉细。血小板 20×10^9/L。辨证:阴虚火旺,气不摄血,瘀血阻络。治法:养阴清热,益气活血。

处方:西洋参 10g,熟地黄 10g,当归 10g,黄芪 10g,紫草 10g,仙鹤草 10g,金银花 10g,鸡血藤 10g,黄精 10g,赤芍 10g,水牛角 20g,黄柏 10g,甘草 10g。

二诊:上方服用 7 剂后,头晕止,时有胸闷、呕恶,舌质淡红,苔薄白,脉沉。

处方:西洋参 10g,熟地黄 10g,当归 10g,黄芪 20g,紫草 10g,仙鹤草 10g,金银花 10g,鸡血藤 10g,黄精 10g,赤芍 10g,水牛角 20g,黄柏 10g,姜半夏 10g,竹茹 10g,陈皮 10g,甘草 10g。

三诊:服 14 剂,患者无明显不适,无出血点,舌淡红,苔薄黄,脉细。化验血小板 25×10^9/L。

处方:西洋参 10g,熟地黄 10g,当归 10g,黄芪 15g,仙鹤草 10g,鸡血藤 10g,黄精 10g,赤芍 10g,水牛角 20g,陈皮 10g,甘草 10g。

按:血小板减少性紫癜据其不同的临床表现,属中医的"血证""发斑""衄血""葡萄疫""虚劳"等范畴,其主要病机有热、虚、瘀三种。但王老师认为在疾病的不同阶段,热、虚、瘀表现也各有侧重,并常交织出现。在本案病情迁延不愈,因此虚证表现得更为突出。其虚有气虚、阴虚和血虚的不同,因此治疗上注重益气(如西洋参、黄芪)、养阴(如熟地黄、黄精)、补血(如当归、鸡血藤),同时兼顾凉血止血,如(水牛角,金银花,赤芍),标本兼治,得以奏效。

案 刘某,女,70岁。

皮肤瘀斑1周,在本院血液科诊断为免疫性血小板减少性紫癜。现头痛,面赤,皮肤大片瘀斑,口渴,舌质红,苔黄腻,脉弦数。化验查血小板 30×10^9/L,刻下口服激素泼尼松每日15mg。辨证:紫斑(血热妄行)。治法:清热解毒,凉血散瘀。

处方:生地黄10g,玄参30g,金银花10g,水牛角15g,黄芩10g,赤芍15g,仙鹤草15g,鱼腥草15g,地榆10g,紫草10g,菊花10g,枸杞子10g,牡丹皮10g,泽泻10g,茯苓10g,甘草3g。14剂。

二诊:仍头痛,面赤好转,舌红,苔薄黄,脉弦。血小板 50×10^9/L。

处方:生地黄20g,玄参30g,金银花10g,水牛角15g,黄芩10g,赤芍15g,仙鹤草15g,鱼腥草15g,地榆10g,紫草10g,菊花10g,枸杞子10g,牡丹皮10g,泽泻10g,茯苓10g,川芎20g,白芍20g,甘草5g。14剂。

三诊:无头痛,皮肤瘀斑消退,面部略显浮肿,舌淡红,苔薄白,脉弦。

处方:生地黄20g,玄参30g,金银花10g,水牛角15g,黄芩10g,赤芍15g,仙鹤草15g,鱼腥草15g,地榆10g,紫草10g,菊花10g,枸杞子10g,牡丹皮10g,泽泻10g,茯苓10g,川芎20g,白芍20g,车前子10g,甘草5g。14剂。激素减至每日10mg。

四诊:患者无明显不适,皮肤无出血点,舌淡红,苔薄白,脉细弦。血小板 60×10^9/L。原方去水牛角、黄芩,14剂。

按:《景岳全书·血证》云:"血本阴精,不宜动也,而动则为病;血主营气,不宜损也,而损则为病。盖动者多由于火,火盛则逼血妄行;损者多由于气,气伤则血无以存。"热邪迫血妄行,致使血不循经,血溢肌腠,治宜清热解毒,凉血散瘀,正如不清其热则血不宁,不散其血则瘀不去。方以犀角地黄汤加大队清热凉血解毒药,水牛角、黄芩、菊花、鱼腥草、地榆等。本案虽然年届七十,但属急性期,并无虚象,以清热凉血为主,少佐滋阴,不用补气药及补血药。二诊在原方基础上加川芎、白芍,活血行气,散瘀止痛。三诊加茯苓、车前子利水消肿,预防激素的不良作用。

案 童某,男,71岁。

发现皮肤紫癜半个月,化验血小板 40×10^9/L,西医诊断为自身免疫性血小板减少性紫癜,予重组白介素 - 2 治疗,现自觉口干口渴。舌红,苔黄腻,脉弦。辨证:血热妄行。治法:清热化湿,凉血止血。

处方:玄参 10g,水牛角 10g,赤芍 10g,生地黄 10g,鱼腥草 15g,金银花 10g,紫草 6g,仙鹤草 15g,茜草 10g,苍术 6g,黄柏 10g,薏苡仁 15g,茯苓 15g,甘草 5g。

二诊:服用 7 剂后,口渴减轻,无出血倾向。舌红,苔薄黄,脉弦。

处方:玄参 10g,水牛角 10g,赤芍 10g,生地黄 10g,鱼腥草 15g,金银花 10g,紫草 6g,仙鹤草 15g,茜草 10g,黄柏 10g,薏苡仁 15g,茯苓 15g,甘草 5g。

三诊:服 14 剂后,病情稳定,瘀斑消退,舌红,苔薄黄,脉弦。

处方:玄参 20g,水牛角 10g,赤芍 10g,生地黄 10g,鱼腥草 15g,金银花 10g,紫草 6g,仙鹤草 15g,茜草 10g,黄芩 6g,薏苡仁 15g,茯苓 15g,甘草 5g。

加减继服 25 剂病情稳定,复查血小板 $70 \times 10^9/L$。

按:本案血小板减少性紫癜,口干、口渴,舌红,苔黄腻,表现为湿热之象,故以犀角地黄汤合二妙散(黄柏、苍术)清热化湿,凉血止血,待舌苔退为薄黄,湿邪渐退,恐苍术过燥,故及时减去,方中薏苡仁、茯苓健脾祛湿足矣。

溶血性贫血

案 史某,女,35岁。

乏力、贫血、浮肿3个月,化验血红蛋白72g/L,西医诊断为免疫溶血性贫血,应用激素治疗。无身目黄染,现气短乏力,时有潮热,下肢轻度浮肿,面色㿠白,舌淡,苔薄黄,脉细弦。化验血红蛋白74g/L。辨证:肝肾阴虚夹热毒内蕴。治法:滋补肝肾,清热解毒。

处方:黄芪20g,生地黄10g,山茱萸10g,山药10g,泽泻10g,牡丹皮10g,茯苓10g,猪苓10g,补骨脂10g,当归10g,金银花10g,甘草5g。

二诊:服药7剂后乏力、浮肿减轻,舌淡,苔薄黄,脉细。

处方:黄芪20g,生地黄10g,山茱萸10g,山药10g,泽泻10g,牡丹皮10g,茯苓10g,猪苓10g,补骨脂10g,当归10g,金银花10g,鱼腥草15g,甘草5g。

三诊:服药21剂,乏力、浮肿症状消失,舌淡红,苔薄白,脉细。复查血红蛋白108g/L。激素已减至每日10mg。

处方:黄芪20g,生地黄10g,山茱萸10g,山药10g,泽泻10g,牡丹皮10g,茯苓10g,猪苓10g,鱼腥草15g,甘草5g。

按:肾为先天之本,主骨生髓,肾藏精,精化血,肝藏血。肝肾阴虚,血化无缘;肝失疏泄,胆汁外溢,可见身目黄染、尿黄;热毒内蕴化火,侵扰血分,耗伤营血。王老师临床常以滋补肝肾、清热解毒之法治疗免疫溶血性贫血,其中滋补肝肾常用六味地黄丸,六味地黄丸尚可缓解激素的不良作用;首方加当归补血汤(当归、黄芪)养血;猪苓利水消肿;补骨脂补肾壮阳,阳中求阴。二诊时以金银花、鱼腥草清热解毒。

案 李某,女,28岁。

因发热,黄疸,贫血在我院血液科住院,诊断为免疫溶血性贫血,应用激素治疗1周,体温正常,但患者头痛,关节酸痛,面部浮肿,请王老师会诊,诊见巩膜轻度黄染,舌红,苔黄腻,脉弦。辨证:肝胆湿热。治法:清热利湿。

处方:茵陈20g,金钱草20g,黄芩10g,栀子10g,连翘10g,茯苓10g,猪苓10g,白术10g,泽泻10g,金银花10g,赤芍10g,川芎10g,车前草15g,滑石10g,甘草5g。

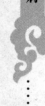

二诊：上方服7剂，头痛、关节疼痛缓解，面部浮肿，巩膜轻度黄染，舌红，苔黄，脉弦。

处方：茵陈20g，金钱草20g，黄芩10g，栀子10g，连翘10g，茯苓10g，猪苓10g，白术10g，泽泻10g，金银花10g，赤芍10g，川芎10g，车前草15g，滑石10g，薏苡仁30g，桑白皮10g，甘草5g。

三诊：上方服7剂，巩膜无黄染，面部轻度浮肿，舌淡红，苔薄黄，脉弦。

处方：黄芪10g，白术10g，茯苓10g，猪苓10g，薏苡仁30g，泽泻10g，金银花10g，连翘10g，车前草10g，桂枝6g，甘草5g。

四诊：上方服14剂，病情稳定，面部无浮肿，舌淡红，苔薄白，脉弦。原方加山药15g，生地黄10g，加减继续服用。激素减至10mg。

按：本案免疫溶血性贫血，表现黄疸，舌红，苔黄腻，为湿热内蕴之象，面部浮肿是服用激素的不良作用，故首诊以茵陈蒿汤合五苓散清热化湿利小便，赤芍、川芎祛瘀止痛，热清湿退，头痛诸证较快缓解。因专科医生建议患者较长时间服用激素，故三诊后以六味地黄丸合五苓散加减，滋补肝肾，利水消肿，标本兼顾，预防激素不良作用。

粒细胞减少症

案 任某,女,52 岁。2005 年 11 月 29 日初诊。

患者主诉周身乏力 2 个月入院。患者入院前 2 个月着凉后出现发热,咳嗽咯痰,痰为白痰,伴关节疼痛,周身乏力,化验血液:白细胞 $7 \times 10^9/L$,中性粒细胞 0.8,静脉滴注抗生素治疗后上述症状缓解,但仍周身乏力,复查血液分析:白细胞 $2.2 \times 10^9/L$,中性粒细胞 0.44,自服中成药治疗症状缓解不明显,且易感冒,入院前 1 周,患者周身乏力症状加重,复查血常规白细胞 $2.6 \times 10^9/L$,中性粒细胞 0.449,为进一步治疗来诊。患者既往健康,无其他特殊病史。舌淡红,苔薄白,脉细弱。西医诊断为白细胞减少症。中医诊断:虚劳(气虚)。治法:益气健脾,养血。

处方:黄芪 40g,鸡血藤 20g,女贞子 15g,白芍 20g,制首乌 15g,菟丝子 20g,枸杞子 10g,黄精 20g,熟地黄 15g,补骨脂 15g,山药 15g,茯苓 15g,牡丹皮 15g,太子参 15g,甘草 10g,10 剂。

二诊:患者述周身乏力症状明显缓解,关节疼痛减轻,舌淡红,苔薄白,脉细。复查血常规:白细胞 $2.8 \times 10^9/L$,中性粒细胞 0.460。

处方:黄芪 40g,鸡血藤 20g,女贞子 15g,白芍 20g,制首乌 15g,菟丝子 20g,枸杞 15g,黄精 20g,熟地黄 15g,补骨脂 15g,山药 15g,茯苓 15g,白术 15g,太子参 10g,甘草 10g,10 剂。

三诊:患者体力明显好转,无乏力,无发热,舌淡红,苔薄白,脉细。复查血常规:白细胞 $3.1 \times 10^9/L$,中性粒细胞 0.47。

处方:黄芪 30g,鸡血藤 20g,女贞子 15g,白芍 20g,制首乌 15g,菟丝子 20g,枸杞子 15g,黄精 20g,熟地黄 15g,补骨脂 15g,山药 15g,茯苓 15g,白术 15g,党参 10g,甘草 10g。10 剂。

四诊:患者无不适,舌淡红,苔薄白,脉弦。复查血常规:白细胞 $3.6 \times 10^9/L$,中性粒细胞 0.5。

处方:黄芪 20g,党参 10g,鸡血藤 20g,女贞子 15g,白芍 20g,制首乌 10g,菟丝子 20g,枸杞子 15g,黄精 20g,熟地黄 15g,补骨脂 15g,山药 15g,茯苓 15g,白术 15g,甘草 5g。

加减续服2个月,复查血常规:白细胞4.2×10⁹/L,中性粒细胞0.54。

按:《素问·生气通天论》云:"骨髓坚固,气血皆从。"《素问·五运行大论》曰:"肾生骨髓。"《诸病源候论》云:"肾藏精,精者血之所成也。"《灵枢·决气》曰:"中焦受气,取汁,变化而赤,是谓血。"脾为后天之本,气血生化之源;瘀血不祛,新血不生。健脾补肾、活血养血为白细胞减少症防治的基本原则,健脾可益气、养血;补肾以调和阴阳、益精髓、化气机;活血以通经脉,祛瘀生新。方中黄芪、太子参、白术、茯苓益气健脾,补后天气血生化之源;女贞子、制首乌、黄精滋阴补肾,添精补髓,补益先天之本;黄芪与当归合用,取当归补血汤之意,补气养血。现代药理学研究亦证明,黄芪多糖有促进骨髓造血、干细胞增殖的作用;人参皂苷,促进骨髓造血,升高白细胞;当归多糖能促进粒单系血细胞的生成。诸药合用,共奏健脾补肾、益气养血之功。

案 李某,女,28岁。

自述3个月前感冒发热,经抗生素治疗体温正常,但此后一直疲乏无力,白细胞低,多次化验血常规:白细胞(2.4~2.8)×10⁹/L,下颌淋巴结肿痛,怕冷,大便正常,月经2个月未至,舌质淡,苔薄白,脉弦。中医诊断:虚劳(阳虚证)。治法:补气温阳,调和营卫。

处方:黄芪10g,红参10g,柴胡10g,桂枝6g,白芍10g,川芎6g,姜半夏10g,黄芩6g,当归10g,干姜6g,补骨脂10g,草豆蔻3g,地榆10g,甘草5g。7剂。

二诊:乏力好转,仍怕冷,舌淡红,苔薄白,脉细弦。

处方:黄芪10g,柴胡10g,红参10g,桂枝6g,白芍10g,姜半夏10g,黄芩6g,当归10g,干姜6g,补骨脂10g,淫羊藿10g,地榆10g,甘草5g。7剂。

三诊:无怕冷乏力,下颌淋巴结无疼痛,体力明显恢复,舌淡红,苔薄白,脉弦。化验血常规:白细胞3.0×10⁹/L。

处方:黄芪10g,红参10g,桂枝6g,白芍10g,姜半夏10g,当归10g,干姜6g,补骨脂10g,淫羊藿10g,地榆10g,甘草5g。14例。

四诊:患者无明显不适,已来月经,舌淡红,苔薄白,脉弦。化验血常规:白细胞4.6×10⁹/L。

2个月后随访,病情稳定,血常规正常。

按:《素问·通评虚实论》曰"精气夺则虚"。本案外感,邪气过盛,治疗失当,耗伤阳气,表现乏力怕冷,白细胞减少,治疗以益气温阳,调和营卫为主,以红参、黄芪益气;补骨脂、淫羊藿温阳;柴胡、桂枝调和营卫;患者淋巴结肿痛,加黄芩、地榆凉血解毒,作为反佐,制约红参、黄芪、桂枝、干姜温燥之性。

再生障碍性贫血

谭某,女,37岁。

2010年1月18日初诊。患者乏力,牙龈出血3年余,近期化验全血细胞减少,白细胞3.4×10⁹/L,红细胞1.34×10¹²/L,血红蛋白49g/L,血小板42×10⁹/L,骨穿诊断为再生障碍性贫血。刻下气短,乏力,心悸,无发热,无黑便。查体:面色㿠白,贫血貌,舌淡,苔薄白,脉细数。中医诊断:虚劳(气血两虚)。治法:健脾益肾,气血双补。

处方:黄芪30g,红参5g,白术10g,茯苓10g,当归10g,白芍15g,鳖甲10g,补骨脂10g,黄精15g,肉苁蓉10g,仙鹤草15g,地榆10g,熟地黄10g,砂仁3g,炙甘草10g。14剂。

二诊:患者仍心慌,乏力,面色㿠白,舌质淡,脉细数。

处方:红参10g,黄芪20g,熟地黄20g,补骨脂10g,当归15g,白芍15g,白术10g,茯苓10g,阿胶10g(烊化),地榆10g,枸杞子10g,仙鹤草15g,山药10g,甘草10g。14剂。

三诊:患者病情相对稳定,面色㿠白,乏力,贫血明显,舌质淡,苔薄白,脉细数。

处方:红参10g,黄芪15g,熟地黄20g,补骨脂10g,当归15g,白芍15g,白术10g,茯苓10g,阿胶10g(烊化),地榆10g,枸杞子10g,仙鹤草15g,山药10g,鸡血藤15g,鳖甲10g,炙甘草10g。

四诊:上方服1个月,患者病情稳定,无明显乏力,舌淡,苔薄白,脉细。复查血常规:白细胞5.4×10⁹/L,中性粒细胞0.657,红细胞1.74×10¹²/L,血红蛋白60g/L,平均血细胞比容96.7,血小板62×10⁹/L。

处方:党参15g,黄芪30g,熟地黄20g,补骨脂10g,当归15g,白芍15g,白术10g,茯苓10g,阿胶10g(烊化),地榆10g,枸杞子10g,仙鹤草15g,山药10g,鸡血藤15g,鳖甲10g,炙甘草10g。14剂。

随访半年,患者病情稳定,仍间断口服中药,生活能自理。

按:本病属内伤虚损致病,与脾、肾有关。首诊方中红参、黄芪大补元气,配白术、茯苓补气健脾;鳖甲、补骨脂、黄精、肉苁蓉、熟地黄益肾养先天之精。三诊中以当归、白芍、鸡血藤活血补血。现代药理研究,当归、川芎等活血化瘀药有改善骨髓微循环功能。王老师认为,虽然再生障碍性贫血主要表现为血虚之候,如头晕、目眩、心悸、失眠、面色萎黄、四肢麻木、月经量少及爪甲、唇舌淡白,脉细弱等,但常兼有气虚之证,如气短、乏力、自汗、易于疲劳,动则尤甚等,是因血虚日久,脏腑失于濡养,功能衰退;加之亡血失血,久则气随血耗,以致气虚,故提出"血虚必兼气虚,补血必先补气"的观点,有形之血必得无形之气而化生,主张在补血药中加入大剂量的补气药。

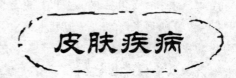

皮肤疾病

荨麻疹

案 李某,男,40岁。

周身瘙痒1个月来诊。自服依巴斯丁、氯雷他定、维生素C等药稍有好转,但停药或减量后上述症状即反复,并有加重趋势,现为求中医治疗来诊。查体:全身散在大片状风疹团块,略高出皮肤,呈深红色,瘙痒难耐,夜间及遇风加重,压之退色,皮肤划痕症(+),大便3日未行,食欲欠佳,舌质红,苔白腻,脉弦。辨证:肠胃湿热,血热生风。治法:通腑清热,活血化瘀。方用桃红四物汤加味。

处方:桃仁10g,红花10g,熟地黄20g,当归20g,白芍15g,川芎15g,荆芥15g,防风15g,白鲜皮15g,地肤子15g,鱼腥草20g,玄参20g,酒大黄10g,苦参15g,甘草10g。

二诊:服上药7剂后,瘙痒明显缓解,斑疹明显减少,大便每日2次,饮食、睡眠佳,舌淡红,苔薄白,脉弦。

处方:桃仁10g,红花10g,熟地黄20g,当归20g,白芍15g,川芎15g,荆芥15g,防风15g,白鲜皮15g,地肤子15g,鱼腥草20g,玄参20g,苦参15g,蝉蜕10g,甘草10g。

三诊:服药10剂后,皮肤瘙痒完全消失,前胸部少许丘疹,舌淡红,苔薄白,脉弦。

处方:黄芪30g,防风15g,白术15g,桃仁10g,红花10g,熟地黄20g,当归20g,白芍15g,川芎15g。再服14剂善后。

按:荨麻疹是一种临床较常见的皮肤黏膜过敏性疾病,时有各种原因所致皮肤黏膜血管发生暂时性炎性充血与大量体液渗出而造成的皮肤局限性水肿性损伤。其属于中医学的"隐疹""鬼者风疙瘩"等范畴,可因食物、药物、生物制品、病灶感染、外感风寒、风热而发。此患者因着凉后发病,病机为风寒外袭,蕴积肌肤,致使营卫不合而起。《诸病源候论》曰:"风瘙痒者,是体虚受风,风入腠理,与血气相搏,而俱往来,在于皮肤之间。邪气数,不能冲击为痛,故但瘙痒也。""风为百病之长",根据"治风先治血,血行风自灭"的观点,治疗当以活血祛瘀止痒为主。活血化瘀在治疗荨麻疹中起着重要作用,现代药理研究表明活血化瘀能有效改善机体免疫功能,改善微循环,降低毛细血管通透性,具有良好的抗炎、抗过敏作用。王老师治疗此病以桃红四物汤为其本方加味,疗效显著,方中白鲜皮、鱼腥草、地肤子三药合用治疗急性荨麻疹起效甚捷。鱼腥草具有清热解毒,祛湿利尿之功效,归肺经,使湿热从小便排出,现代药理研究表明,鱼腥草之挥发油具有显著的抗过敏作用,有显著的拮抗因组胺、乙酰胆碱所致豚鼠离体回肠的收缩作用;白鲜皮具有清热解毒、祛湿止痒之功效,归脾、胃经,可清除胃肠道之湿热;地肤子清热利湿,止痒,主治湿热风疹,小便不利,湿疮,周身瘙痒;三药合用上清下利。酒大黄、玄参通腑泻热,荆芥、防风、蝉蜕、苦参脱敏止痒,共奏祛风、除湿、止痒之功效。另外,中医认为隐疹发病与禀赋不足有关,多数患者伴有免疫功能低下,故于三诊时加用玉屏风散调节免疫系统,增加免疫功能。临床观察,玉屏风散治疗荨麻疹痊愈率27.3%,总有效率77.3%,且治疗后患者血清IGE水平显著降低,与西药对照组有显著性意义。

案 刘某,男,34岁。

慢性荨麻疹4年,服用多种药物,反复发作,体重增加。平素怕冷,遇风或受凉后荨麻疹诱发或加重,双上肢皮肤见暗红色团块疹,瘙痒,局部皮肤有抓痕、渗出,二便正常,舌暗红,苔薄白,脉弦。辨证:营卫失和。治法:益气固表,活血祛风。

处方:黄芪15g,桂枝10g,当归10g,白芍10g,川芎10g,白鲜皮15g,地肤子15g,防风15g,鱼腥草10g,蝉蜕10g,金银花15g,玄参10g,红花10g,甘草10g。

二诊:服用7剂,瘙痒明显好转,渗出减少,仍有乏力、怕冷,舌质暗,苔薄白,脉弦。

处方:黄芪30g,桂枝10g,当归10g,川芎10g,白鲜皮15g,地肤子15g,白术10g,防风10g,鱼腥草10g,蝉蜕10g,赤芍10g,金银花10g,红花10g,甘草10g。

三诊:服14剂,偶有疹,舌质暗红,苔薄白,脉弦。

处方:黄芪30g,桂枝10g,当归10g,川芎10g,白鲜皮15g,白术10g,防风10g,鱼腥草10g,蝉蜕10g,赤芍10g,红花10g,甘草10g。

四诊:服14剂,无风疹,无瘙痒,舌淡红,苔薄白,脉弦。原方14剂继服善后。

按:荨麻疹相当于中医的"隐疹",俗称"风疹块"。本案患者病程较长,属慢性荨麻疹,怕冷怕风,属寒冷型荨麻疹,治疗益气固表,活血祛风。王老师治疗属寒冷型荨麻疹,常以桂枝汤、玉屏风散、四物汤合方,调和营卫,活血化瘀,另酌加白鲜皮、地肤子、鱼腥草、金银花以清热解毒;同时告知患者忌食鱼腥、辛辣、葱、韭、酒等,自我调摄寒温,避免复发。

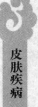

湿 疹

案 高某,73岁,男性。

因慢性湿疹、瘙痒2年余来诊,间断长期服用中、西药,病情时轻时重。来诊时见患者双下肢散在丘疹,皮肤干燥,部分呈苔藓样变性,瘙痒不止,肢倦乏力,二便正常,舌质红少津,脉弦细。辨证:气阴两虚,血燥生风。治法:益气养阴,活血熄风。

处方:黄芪10g,玄参10g,生地黄10g,金银花10g,水牛角20g,苦参15g,白鲜皮15g,地肤子15g,桃仁10g,红花10g,甘草10g。

二诊:服用14剂,湿疹明显好转,舌质红、少津,苔薄黄,脉弦细。

处方:黄芪10g,玄参10g,生地黄10g,金银花10g,水牛角20g,苦参15g,白鲜皮15g,地肤子15g,桃仁10g,红花10g,连翘10g,紫花地丁10g,鱼腥草10g,甘草6g。

并用蒲黄粉水调,敷于患处。

三诊:服用14剂后,患者皮肤瘙痒明显改善,但时有周身乏力,排便费力,舌质红,苔薄白,脉沉。

处方:黄芪20g,玄参10g,生地黄10g,金银花10g,水牛角20g,苦参15g,白鲜皮15g,地肤子15g,桃仁10g,红花10g,连翘10g,紫花地丁10g,鱼腥草10g,制首乌10g,火麻仁10g,甘草6g。

四诊:皮肤无瘙痒,排便正常。原方续服2周。

按:王老师认为,无论是急性还是慢性湿疹,其发病不外乎"湿""热""风"三因,故治疗上多采用除湿、清热、祛风之法。本案年老体弱,久用燥湿之品,气虚、阴伤表现明显,治疗时兼顾益气、养阴,如黄芪、玄参、生地黄、何首乌等。依据中医"久病入络"的理论,同时增加活血通络之品,如桃仁、红花,所谓"治风先治血,血行风自灭"。王老师经验,蒲黄粉外敷治疗湿疹有渗出者,有一定疗效。

案 陈某,男,70岁。

皮肤湿疹3月余,湿疹主要在腰腹部,红斑、丘疹连片,瘙痒,夜间加重,用多种外用药,不见好转,症见:体胖,舌红,苔黄腻,脉弦。辨证:湿热内蕴。治法:清热利湿。

处方:生地黄10g,玄参20g,当归10g,川芎10g,金银花10g,鱼腥草10g,防风10g,赤芍20g,白鲜皮20g,地肤子15g,薏苡仁30g,黄柏10g,苍术10g,蝉蜕10g,生甘草10g。

二诊:瘙痒好转,湿疹同前,舌红,苔薄黄,脉弦。

处方:生地黄15g,玄参20g,当归10g,川芎10g,金银花10g,鱼腥草15g,防风10g,赤芍20g,白鲜皮20g,地肤子15g,薏苡仁30g,黄柏10g,苍术10g,蝉蜕10g,红花10g,地龙10g,生甘草10g。14剂。

三诊:湿疹明显好转,便溏,夜间可以入睡,舌淡红,苔薄黄,脉弦。

处方:黄芪15g,白术10g,生地黄15g,玄参20g,当归10g,川芎10g,金银花10g,鱼腥草15g,防风10g,赤芍20g,白鲜皮20g,地肤子15g,薏苡仁30g,黄柏10g,苍术10g,蝉蜕10g,红花10g,地龙10g,生甘草10g。14剂。

四诊:无瘙痒,舌淡红,苔薄白,脉弦。

处方:黄芪15g,茯苓10g,防风10g,白术10g,薏苡仁30g,鱼腥草15g,白鲜皮10g,地肤子10g,蝉蜕10g,甘草6g。14剂。

按:本案为老年患者,因有多种内科疾病,诊前治疗湿疹以外用药为主,不见好转,故改用内服中药治疗,患者舌红,苔黄腻,体胖,湿热蕴结,故先用清热利湿、活血通络之法;好转后,健脾燥湿,佐以清热活血,终获全功。

案 邱某,男,56岁。

患者主诉反复周身红斑、丘疹伴瘙痒2月余,加重20天,于2010年4月5日入院。患者2个月前无明显诱因出现周身散在红斑、丘疹,自觉瘙痒,以腰背部为重,就诊于驻地中医皮肤病科,诊断为湿疹,给予口服及外用中药治疗,症状未见好转。2010年2月22日就诊于某地市级医院诊断为泛发性湿疹,给予口服泼尼松及自制中药治疗,症状有所缓解。入院前20天患者自行停药后症状加重,且头颈、躯干、四肢密集分布,融合成片,自觉周身怕风,口干,体温如常。查体:周身可见较密集分布的红斑丘疹,边缘清,相互融合成片,对称分布,无破溃、渗液等,舌红,苔薄白,脉细弦。西医诊断:慢性湿疹。辨证:血虚风燥。治法:养血、活血、熄风。

处方:熟地黄20g,当归15g,白芍15g,玉竹10g,知母10g,鱼腥草10g,川芎10g,鸡血藤10g,僵蚕15g,北沙参15g,麦冬15g,白鲜皮10g,地骨皮10g,百部10g,丹参10g,三棱10g,甘草6g。7剂。

二诊:湿疹明显好转,瘙痒减轻,舌淡红,苔薄白,脉弦。

处方:熟地黄20g,当归15g,白芍15g,知母10g,玄参20g,鱼腥草10g,川芎10g,鸡血藤10g,僵蚕10g,北沙参15g,麦冬15g,白鲜皮10g,地骨皮10g,百部10g,丹参10g,三棱10g,甘草6g。7剂。

三诊:周身皮肤丘疹消失,无出血及渗出,无瘙痒。原方巩固治疗半个月。随访1年未复发。

按:慢性湿疹属中医湿疮范畴,是一种过敏性炎症性皮肤病。根据病程一般分为急性、亚急性、慢性湿疹三大类。临床上多见慢性湿疹,常为急性湿疹迁延而致。湿疹多为禀赋不足,饮食不节,过食辛甘厚味,脾胃受损,湿邪内蕴,浸于肌肤所致;病久耗伤阴血,血虚风燥,迁延不愈。本案虽发病不足2个月,但迭用清热利湿之品,不见好转,王老师改用养血活血,滋阴清热之法,方中熟地黄、当归、鸡血藤、白芍、丹参养血;玉竹、知母、玄参、北沙参、麦冬养阴润燥;川芎、丹参、三棱活血化瘀;僵蚕、白鲜皮、百部熄风止痒。

案 张某,女,21岁,在校学生。
面部、颈部湿疹2周,皮疹融合成片,有脱屑、渗出,面部、眼睑明显肿胀,耳郭部尤重,服西药1周不见好转,求治中医,诊见舌红,苔薄黄,脉弦。辨证:湿热内蕴。治法:清热解毒,祛风利湿。

处方:金银花10g,菊花10g,鱼腥草20g,荆芥10g,防风10g,薏苡仁30g,白鲜皮15g,地肤子15g,苦参10g,蝉蜕10g,赤芍20g,黄芩10g,僵蚕10g,全蝎3g,生甘草10g。7剂。

二诊:面部湿疹明显好转,无渗出,耳郭部湿疹同前,有渗出,舌淡红,苔薄黄,脉弦。

处方:金银花10g,菊花10g,鱼腥草20g,荆芥10g,白术10g,苍术10g,茯苓10g,防风10g,薏苡仁30g,白鲜皮15g,地肤子15g,苦参10g,蝉蜕10g,赤芍20g,黄芩10g,僵蚕10g,全蝎3g,生甘草10g。7剂。

三诊:面部湿疹完全愈合,仅有少许脱屑,耳郭部亦好转,舌淡红,苔薄白,脉弦。

处方:金银花10g,菊花10g,鱼腥草20g,荆芥10g,白术10g,苍术10g,茯苓10g,防风10g,薏苡仁30g,白鲜皮15g,地肤子15g,蝉蜕10g,赤芍20g,僵蚕10g,红花10g,生甘草10g。7剂。

另用蒲黄粉水调,外敷。

按:本案为急性湿疹,面部肿胀、渗出较重,舌红,苔黄,乃湿热之象,首诊以金银花、菊花、鱼腥草、黄芩清热解毒;苦参、白鲜皮、薏苡仁、地肤子清热利湿;荆芥、防风、僵蚕、全蝎熄风,7剂收效。二诊耳郭渗出仍较多,加白术、苍术、茯苓健脾燥湿,并防苦寒之剂伤胃。三诊面部湿疹已愈,仅耳郭局部有少许渗出,去苦参、黄芩之苦寒之品,予蒲黄外敷,内治外敷结合,诊治过程,体现了中医治疗的辨证思维。

痤 疮

案 陈某,女,38岁。

面部痤疮2年,有多处结节及脓疱,便溏,排便每日1~3次,无腹痛,舌红,苔薄黄,脉弦。辨证:湿热蕴肺。治法:清热燥湿。

处方:旋覆花10g,葛根15g,桑白皮10g,连翘10g,鱼腥草15g,当归10g,川芎6g,白鲜皮10g,地肤子10g,苦参6g,浙贝母10g,玄参10g,白术10g,薏苡仁20g,防风10g。

二诊:服用14剂,面部痤疮好转,大便正常,舌淡红,苔薄黄,脉弦。

处方:旋覆花10g,葛根15g,桑白皮10g,连翘10g,鱼腥草15g,当归10g,川芎6g,白鲜皮10g,地肤子10g,浙贝母10g,玄参10g,白术10g,薏苡仁30g,防风10g,白花蛇舌草15g。

三诊:服用14剂,脓疱消失,有多处结节,舌淡红,苔薄白,脉弦。

处方:旋覆花10g,葛根10g,桑白皮10g,连翘10g,鱼腥草15g,当归10g,川芎6g,浙贝母10g,玄参10g,白术10g,薏苡仁30g,莪术10g。

四诊:服用14剂,面部仅有散在结节,大便正常。原方加红花10g,加减服用28剂后,痤疮治愈。

按:王老师治疗面部痤疮常从肺热论治,肺有蕴热,上熏头面,而发痤疮。进食油腻辛辣,情志过激,喜看电脑等,均使之诱发或加重,常夹有湿邪化热之象。临床治疗以旋覆花、葛根、桑白皮清解肺热;连翘、鱼腥草清热解毒,配以浙贝母加强连翘消痈散结之功;白鲜皮、地肤子、苦参、玄参清热凉血利湿;当归、川芎活血散瘀消肿;白术、薏苡仁健脾利湿止泻;防风祛风胜湿止泻。痤疮有脓疱时以清热解毒为主;若以结节为主要表现,须加当归、川芎、红花、丹参、莪术、穿山甲等化瘀通络之品。王老师治疗痤疮,少用或不用甘草,虽然有报告甘草锌可治疗痤疮,但甘草甜酸有促进皮质激素样作用,对痤疮康复不利。

案 赵某,男,21岁。

患者痤疮已2年余,近期因过食辛辣食物后加重,面部泛发大如绿豆大小的红色丘疹,脓疱,两颊部可见数个黄豆大小脓肿,按之质软,下颌及额头处可见多处色素痘痕。患者面部油腻,大便秘结,口气重,舌质偏红,舌苔厚腻而黄,脉

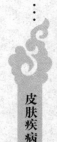

滑数。诊断为痤疮。辨证：胃肠湿热证。治法：清热除湿，解毒散结。

处方：旋覆花15g，桑白皮15g，浙贝母10g，连翘10g，白花蛇舌草15g，当归10g，丹参20g，蒲公英20g，紫花地丁10g，决明子15g。14剂。

二诊：面部油腻明显减轻，红色丘疹颜色变淡，脓头基本消失，囊肿变小，大便通畅，口臭明显好转，舌质淡红，苔黄不腻，脉弦。

处方：旋覆花15g，桑白皮15g，浙贝母10g，连翘10g，白花蛇舌草15g，当归10g，丹参20g，蒲公英20g，紫花地丁10g，莪术15g，红花10g，白鲜皮10g。14剂。

三诊：面部痤疮基本消失，痘痕色素变淡，舌淡红，苔薄黄，脉弦。

处方：旋覆花10g，桑白皮15g，浙贝母10g，连翘10g，白花蛇舌草15g，当归10g，丹参20g，蒲公英20g，紫花地丁10g，莪术15g，红花10g，白鲜皮10g，葛根10g。继服10剂，巩固疗效。

按：寻常型痤疮是好发于青春期的一种毛囊或皮脂腺的慢性炎症，临床表现为脓疱、结节、粉刺、囊肿及丘疹，主要损害部位有面部及胸背部。此例为青年男性，大便秘结，舌苔黄腻，湿热内蕴，因额面部属胃经、肺经及大肠经走行之处，所以，首诊以清泻胃、肺及大肠经湿热为主，后期再诊时脓疱渐消，以结节为主，加莪术、红花、白鲜皮以清热解毒，化瘀散结。王老师治疗痤疮，常将清热、祛湿、化瘀三法分主次、别先后，灵活应用，疗效显著。

案 祁某，女，26岁。

面部痤疮2个月。面部多个脓疱、结节、粉刺，大便不畅，舌尖红，苔薄黄，脉滑。辨证：肺胃热盛。治法：清肺通便，活血化瘀。

处方：决明子15g，当归10g，川芎10g，浙贝母10g，莪术10g，白花蛇舌草10g，连翘10g，旋覆花10g，桑白皮15g，丹参10g，红花10g，白鲜皮10g。14剂。

二诊：面部痤疮好转，大便不畅，舌尖红，苔薄黄，脉滑。

处方：决明子15g，当归10g，川芎10g，浙贝母10g，莪术10g，白花蛇舌草10g，连翘10g，旋覆花10g，桑白皮15g，丹参10g，红花10g，白鲜皮10g，玄参15g，火麻仁15g，黄芩10g。14剂。

三诊：面部痤疮明显好转，大便通畅，舌淡红，苔薄白，脉数。

处方：决明子10g，当归15g，川芎10g，浙贝母10g，莪术10g，白花蛇舌草10g，连翘10g，桑白皮15g，丹参10g。14剂。

四诊：面部仅有少量粉刺、结节，舌淡红，苔薄白，脉弦。

处方：决明子10g，当归10g，川芎10g，浙贝母10g，莪术10g，白花蛇舌草10g，连翘10g，红花10g，桑白皮15g，丹参10g。14剂。

按：青少年痤疮多由肺火而发，有便秘者以通便为先，因为"肺与大肠相表里"，通便泻热，取效更快，王老师喜用决明子。决明子甘寒，归大肠经，清降润下,适合痤疮患者较长时间服用。本案以桑白皮、浙贝母、白花蛇舌草、连翘清泻肺热;决明子、当归润肠通便;川芎、丹参、红花、莪术活血化瘀。患者一诊后虽然痤疮好转,但仍有大便不畅,故二诊时加玄参、火麻仁、黄芩,加强清热通便之力,王老师以此思路治疗青少年痤疮百例,临床疗效十分满意。

案 李某,女,34 岁。

面部痤疮 1 年。面部粉刺,红色结节,顶部脓疮,口干口渴,心烦便秘,月经期痤疮加重,舌尖红,苔薄黄,脉弦。中医诊断:痤疮(肺胃积热)。治法:清热解毒,泻火通便。

处方:柴胡 10g,白芍 10g,川芎 6g,香附 10g,酒大黄 6g,红花 5g,当归 10g,丹参 10g,连翘 10g,白花蛇舌草 15g,蒲公英 10g,紫花地丁 10g,浙贝母 10g,白鲜皮 10g,地肤子 10g,厚朴 6g。14 剂。

二诊:痤疮好转,大便通畅,无口干口渴,舌尖红,苔薄黄,脉弦。

处方:柴胡 6g,白芍 10g,川芎 6g,香附 10g,酒大黄 6g,红花 5g,当归 10g,连翘 10g,白花蛇舌草 15g,蒲公英 10g,紫花地丁 10g,浙贝母 10g,白鲜皮 10g,地肤子 10g,厚朴 6g,莪术 10g,姜半夏 10g。14 剂。

三诊:月经正常,无便秘,面部脓疱消失,有结节,舌淡红,苔薄白,脉弦。

处方:桑白皮 10g,红花 5g,当归 10g,决明子 10g,连翘 10g,白花蛇舌草 15g,蒲公英 10g,紫花地丁 10g,浙贝母 10g,白鲜皮 10g,地肤子 10g,厚朴 6g,香附 10g,莪术 10g。14 剂。

按:《外科正宗》谓:"粉刺属肺,皶鼻属脾,总皆血热瘀滞不散所致。"王老师认为,本病病位在肺、肝、脾,发病与肝胆的疏泄,脾胃的运化和升清降浊功能失调有关。肺胃郁热,痰瘀互结是其基本病机,分别施以清热、健脾、疏肝、散结、化瘀等法。本案首诊以桑白皮清宣理气;红花、川芎、当归、丹参养血和血化瘀;连翘泻火解毒,消痈散结。二诊时以姜半夏消肿散结止痛;白花蛇舌草、蒲公英、白鲜皮清热解毒;柴胡、香附疏肝解郁;白芍养血敛阴,柔肝缓急;酒大黄通便泻热,活血逐瘀。现代药理研究连翘具有抗菌、抗炎、抗变态反应的功效,对金黄色葡萄球菌、溶血性链球菌、绿脓杆菌、痤疮丙酸杆菌等有抑制作用;白花蛇舌草具有抗雄激素,抑制皮脂腺分泌的作用;蒲公英对痤疮丙酸杆菌具有高度敏感性。丹参具有水溶性有效成分丹参酮,具有良好的抗炎作用,对痤疮丙酸杆菌高度敏感且对细胞免疫具有抑制功能,并有抗雄激素作用,中医辨证与现代药理相结合,是处方的一大特色。

案 刘某,男,23 岁。

2010 年 1 月 20 日来诊。面部痤疮 3 年,面部成堆粉刺,脓疱,有部分破溃,大便秘结,舌质红,苔薄黄,脉弦。辨证:肺胃蕴热。治法:清肺泻火。

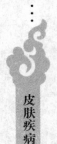

处方:决明子 10g,防风 10g,荆芥 10g,酒大黄 10g,丹参 10g,红花 5g,桑白皮 15g,金银花 10g,菊花 10g,蒲公英 20g,紫花地丁 20g,当归 10g,土茯苓 10g。10 剂。

二诊:面部痤疮较前明显好转,破溃有部分已经愈合,大便每日 2~3 次,舌尖红,苔薄白,脉弦。

处方:决明子 10g,桑白皮 15g,防风 10g,荆芥 10g,酒大黄 10g,丹参 10g,红花 5g,金银花 10g,菊花 10g,蒲公英 20g,紫花地丁 20g,当归 10g,土茯苓 10g,葛根 10g,山楂 10g。14 剂。

三诊:面部痤疮好转,无脓疱,大便通畅,舌尖红,苔薄白,脉弦。

处方:决明子 10g,薏苡仁 20g,防风 10g,桑白皮 15g,荆芥 10g,丹参 10g,红花 5g,金银花 10g,菊花 10g,蒲公英 20g,紫花地丁 20g,当归 10g,土茯苓 10g,葛根 10g,山楂 10g。

加减服用 2 个月,随访半年,患者面部痤疮未再复发。

按:现代医学认为痤疮发病主要与性激素水平、皮脂大量分泌、痤疮丙酸杆菌增殖、毛囊皮脂腺导管的角化异常及炎症反应等因素相关。中医多以清热、化痰、活血立法,王老师清热喜用蒲公英、桑白皮,蒲公英清热而不伤胃,《滇南本草》曰"敷诸疮肿毒、疥癞癣疮,利小便,祛风,消诸疮毒"。《随息居饮食谱》曰"清肺,利膈化痰,散结消痈";桑白皮清泻肺经火热,《药品化义》云"桑皮,皮主疏散,味甘淡,淡主于渗,体轻色白,走入肺经,疏气散热。主治喘满咳嗽,热痰唾血,皆由实邪郁遏,肺窍不得通畅,藉此渗之、散之,以利肺气,诸证自愈"。活血喜用丹参,丹参活血祛瘀,治痈疽胀痛,《日华子本草》谓之能"排脓止痛,生肌、长肉,破宿血"。王老师在此方中重用蒲公英、紫花地丁清热解毒,散结消痈;桑白皮清肺;大黄、决明子清泻大肠;丹参活血祛瘀,凉血消痈;诸药合为清解热毒,活血消痈之剂,对痤疮有脓疱者有较好疗效。

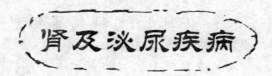

尿路感染

案 吴某,女,58 岁。

患者近年来反复尿路感染,每次发作几乎均以精神紧张或焦虑为诱因。发作时小便赤,少腹拘急而痛,不发热或低热。镜检血尿,现症状发作,每日临厕 10 余次,且尿急、尿涩痛,身热不显,舌质红,苔薄黄,脉弦细。辨证:肝气不舒,膀胱气化不利。治法:疏肝调气,清利湿热。

处方:柴胡 10g,香附 10g,乌药 10g,黄柏 10g,车前子 10g,白芍 10g,滑石 10g,小蓟 10g,仙鹤草 10g,茜草 10g,甘草 10g。

二诊:服 7 剂,患者小便转清,尿痛也著减,时有口干、口渴,舌尖红,苔薄黄,脉弦。

处方:柴胡 10g,香附 10g,乌药 10g,黄柏 10g,车前子 10g,玄参 10g,泽泻 10g,白芍 10g,滑石 10g,小蓟 10g,仙鹤草 10g,茜草 10g,甘草 10g。

三诊:服 7 剂,小便正常,舌淡红,苔薄白,脉细。

处方:柴胡 10g,香附 10g,乌药 10g,黄柏 10g,车前子 10g,白芍 10g,滑石 10g,泽泻 10g,甘草 6g。7 剂。

按:膀胱的气化功能有赖肾气的蒸化,亦需肝主疏泄的调节,肝疏泄正常,则情志调达。一旦情志不遂或情志过激,则肝郁气滞,疏泄失常,影响膀胱的气化,致排尿不利;肝郁化热,湿热下注,则见尿痛甚则尿血等症。治疗以疏肝调气与清热利湿同施,重在调气,恢复膀胱气化功能。患者尿血则选小蓟、仙鹤草、茜草等活血又止血之品。

案 关某,女,81 岁。

患者近年反复发作尿路感染,多以劳累或着凉为诱因。发作时小便频数而涩痛,尿常规正常,自服消炎药,无改善。平素大便干结,时有腰酸腿软,舌质

淡红,苔薄黄,脉沉细。辨证:肾虚气化失常。治法:固肾佐以清利小便。

处方:熟地黄 10g,黄柏 10g,泽泻 10g,滑石 10g,牛膝 10g,杜仲 10g,党参 10g,姜半夏 10g,琥珀粉 3g,菟丝子 10g,酒大黄 6g,浙贝母 10g,玄参 10g,甘草 6g。

二诊:服 7 剂,患者无尿频,腰膝酸软也有好转,大便 2 日 1 次,但排尿时仍有涩痛不适,舌淡红,苔薄黄,脉沉。

处方:熟地黄 10g,黄柏 10g,泽泻 10g,滑石 10g,牛膝 10g,杜仲 10g,党参 10g,姜半夏 10g,琥珀粉 3g,菟丝子 10g,酒大黄 6g,苦参 10g,浙贝母 10g,玄参 10g,甘草 6g。

三诊:服 14 剂,症状完全缓解,舌淡红,苔薄白,脉沉。

处方:熟地黄 10g,黄柏 10g,泽泻 10g,牛膝 10g,杜仲 10g,党参 10g,姜半夏 10g,琥珀粉 3g,菟丝子 10g,酒大黄 6g,苦参 10g,浙贝母 10g,甘草 6g。

按:老年人尿频很常见,男性多与前列腺增生有关,女性与膀胱口括约肌功能失调有关,王老师将治疗男性前列腺炎的经验方,用于女性尿频,也同样有效,方剂组成:党参、姜半夏、苦参、浙贝母、琥珀粉、酒大黄。全方健脾燥湿,化瘀散结,利水通淋,随证加减,如便溏者加干姜、白术;有寒者加附子、桂枝;阴不足者加熟地黄、山药。

案 刘某,女,67 岁。

2007 年 5 月 30 日来诊。患慢性肾盂肾炎 2 年余,曾多次采用中药、西药治疗,病情时轻时重未能痊愈,尿化验一直不正常,常有白细胞、脓细胞,少量蛋白,尿细菌培养阳性,尿中检出大肠杆菌。患者疲倦乏力,易感疲劳,头晕,自汗,食纳差,腰部疼痛,劳作后加重,夜尿频数,小便热痛,舌淡红,苔薄白,脉沉细无力。尿常规检查:尿蛋白(+),白细胞(++),脓细胞(++)。西医诊断:慢性肾盂肾炎。辨证:脾肾两虚,下焦湿热。治法:补益脾肾,清热利湿。

处方:黄芪 20g,党参 20g,白术 15g,山茱萸 15g,熟地黄 15g,茯苓 15g,泽泻 15g,蒲公英 25g,黄芩 15g,金银花 15g,大黄 10g,甘草 10g。

二诊:服 14 剂,诸证明显好转,舌淡红,苔薄白,脉沉。尿常规检查:尿蛋白(+),白细胞(+)。

处方:黄芪 20g,党参 20g,白术 15g,山茱萸 15g,熟地黄 15g,茯苓 15g,泽泻 10g,蒲公英 20g,黄芩 10g,金银花 12g,大黄 5g,甘草 6g。

三诊:上方服 14 剂,诸证消除,舌淡红,苔薄白,脉沉。三次尿常规检查正常,尿细菌培养阴性。

处方:黄芪 20g,党参 20g,白术 15g,山茱萸 15g,熟地黄 15g,茯苓 15g,泽泻 10g,酒大黄 5g,甘草 6g。7 剂。

随访半年,患者病情稳定,多次复查尿常规正常。

按:肾盂肾炎在泌尿系感染病中最为多见,也是妇女常见病、多发病之一,属祖国医学淋证范畴。本病的发生机制,《诸病源候论》认为"膀胱与肾为表里,俱主水。水入小肠,下于胆行于阴,为溲便也。若饮食不节,喜怒不时,虚实不调,则脏腑不和,致肾虚膀胱热也。肾虚则小便数,膀胱热则水下涩。数而且涩,则淋漓不宣",说明本病是由于膀胱气化失常,湿热内蕴,熏蒸于肾,肾虚不能制水,水道不利,湿热蓄于膀胱所致。其病机多责之肾虚和膀胱有热。本例病程2年余,久用清利,正虚邪恋,故以补益脾肾为主,兼清瘀热,王老师善用大黄,大黄去瘀泻热,可促进蛋白代谢产物排泄而减轻氮质潴留;泻火凉血,解毒消炎,改善肾小球、肾小管功能,有利于改善肾功能。

案 姜某,女,52岁。

2009年11月11日来诊。患者尿频,夜尿多,每晚4~5次,有时尿痛,溏便,怕冷,易外感,舌质暗红,苔薄黄,脉弦。辨证:脾肾阳虚,湿热未净,寒热错杂。治法:温阳化气,清热利湿。

处方:柴胡6g,桂枝6g,白芍10g,黄芩6g,山药10g,乌药10g,益智仁10g,白术10g,干姜3g,补骨脂10g,桑螵蛸10g,琥珀粉3g,姜半夏10g,车前子10g,甘草5g。

二诊:上方14剂,患者大便成形,尿频好转,近日烧心,胃脘胀满,胃镜示为反流性食管炎,疑有裂孔疝,舌质暗红,苔薄黄,脉弦。

处方:党参10g,旋覆花10g,代赭石15g,姜半夏10g,干姜3g,吴茱萸3g,黄连3g,柴胡10g,栀子10g,甘草5g。

三诊:上方14剂,患者病情稳定,胃脘无明显不适,无尿频、尿痛,时有便溏,舌质淡红,苔薄白,脉弦。

处方:柴胡6g,党参10g,白芍10g,黄芩10g,栀子10g,白术10g,草豆蔻3g,姜半夏10g,旋覆花10g,代赭石15g,百合10g,乌药10g,甘草5g。

四诊:上方服14剂,大便成形,无尿频尿急。随访半年,小便正常。

按:尿路感染初起,湿热之邪蕴结于下焦,正气未虚,多为实热证;慢性尿路感染,证情则较为复杂,寒热虚实,标本缓急,要从整体上把握病机,始能提高疗效。如伤及肾阴,虚火扰于血分,此为阴虚有热;或湿热未净,脾肾阳气已伤,此为寒热错杂;亦有过服清利之剂,正气受损,转为虚寒证者。本案尿频,便溏,怕冷,兼有尿痛,舌苔薄黄,即属于脾肾阳气已伤,湿热未净,故以桂枝、乌药、山药、益智仁、补骨脂温阳化气;柴胡、白芍疏肝;黄芩、琥珀粉清热通淋。柴胡、黄芩是王老师治疗尿路感染的常用组合。

案 王某,女,43岁。

2008年10月22日初诊。尿路感染1周,发热恶寒,小便涩痛,灼热感,淋漓不尽,小腹拘急,舌红,苔黄,脉弦数。尿常规:白细胞(+++),红细胞(++)。辨证:下焦湿热,膀胱气化不利。治法:清热解毒,祛瘀利湿。

处方:酒大黄5g,木通6g,竹叶10g,金银花10g,连翘10g,赤芍10g,栀子10g,车前子12g,萆薢10g,生甘草5g。7剂。

二诊:体温正常,尿痛消失,但夜尿仍频,舌淡红,苔薄黄,脉弦。尿常规:白细胞(++),红细胞(-)。

处方:酒大黄5g,木通6g,竹叶10g,滑石10g,黄芩6g,生薏苡仁20g,赤芍10g,栀子10g,车前子12g,萆薢10g,生甘草5g。7剂。

三诊:症状缓解,小便正常,以原方7剂,巩固疗效。

按:尿路感染属中医学"淋证"范畴,汉代张仲景在《金匮要略·五脏风寒积聚病脉证并治》中称其为"淋秘",将其病机归为"热在下焦",并在《金匮要略·消渴小便不利淋病脉证并治》中对本病的症状作了描述:"淋之为病,小便如粟状,小腹弦急,痛引脐中。"《诸病源候论》提出"诸淋者,由肾虚膀胱热故也"。其急性发作时,小便频数,热涩刺痛,或发热恶寒,或有血尿,此为湿热蕴结于下焦,膀胱气化不利,热邪蒸灼津液,湿热伤及血络,迫血妄行,随尿排出。王老师喜用八正散加减治疗急性尿路感染,如《金匮要略》所云"热之所过,血为之凝滞",即膀胱湿热证常存在着热伤血络,血与热结,在清利湿热时注意祛瘀,擅用酒大黄,大黄在《本草纲目》记载"治小便淋漓,实热燥结",临床证实柴胡、大黄配伍,一疏肝,一泻热,治疗急性尿路感染,疗效确实。

输尿管结石

案 张某,女,47 岁。

2010 年 3 月 15 日来诊。患者近 1 个月 3 次肾绞痛,在外院 B 超检查示右输尿管结石,位于输尿管下段,成堆,直径约 1cm 大小,右肾盂积水,大便稀,小便黄,舌质淡红,苔薄黄,脉弦。辨证:石淋(痰热互结)。治法:化痰通络,通淋排石。

处方:威灵仙 10g,滑石 20g,瞿麦 10g,姜半夏 15g,陈皮 15g,酒大黄 6g,石菖蒲 10g,郁金 15g,延胡索 20g,川牛膝 15g,川芎 15g,赤芍 10g,金钱草 30g,鸡内金 20g,海金沙 20g,车前子 10g,白芍 20g,甘草 5g。7 剂。

二诊:无绞痛,无尿痛,舌淡红,苔薄黄,脉弦。

处方:威灵仙 10g,滑石 20g,瞿麦 10g,法半夏 15g,陈皮 15g,酒大黄 6g,郁金 15g,延胡索 20g,茯苓 15g,猪苓 15g,牛膝 15g,川芎 15g,赤芍 10g,金钱草 30g,鸡内金 20g,海金沙 20g,车前子 10g,白芍 20g,甘草 5g。7 剂。

三诊:患者有一次轻微肾绞痛,未予处置,复查 B 超示输尿管未见结石,无肾盂积水,嘱患者平素多饮水。随访半年,复查泌尿系 B 超:未见结石。

按:泌尿系结石属中医石淋范畴。《金匮要略·五脏风寒积聚病脉证并治》指出"热在下焦者,则尿血,亦令淋泌不通"。《丹溪心法·淋篇》认为"淋有五,皆属乎热"。《诸病源候论·石淋候》进一步指出"石淋者,淋而出石也。肾主水,水结则化为石,故肾客砂石。肾虚为热所乘,热则成淋"。泌尿系结石系因湿热蕴结下焦,煎熬津液,浊质互凝,结而为石,阻塞气血津液所致。《景岳全书》指出"津凝败,而血气即成痰涎",即湿热日久,炼液成痰,阻滞血脉,瘀血内生。痰、瘀可互为因果,相互转化,在经络内互结,而成有形结石。其病机为湿热蕴蒸,痰瘀阻络。治以活血祛瘀、化痰通络排淋之法。本案方药即为王老师治疗输尿管结石的经验方,方中法半夏燥湿化痰,软坚散结,和胃降逆;陈皮理气化痰,石菖蒲化痰通窍利浊;郁金行气散结;延胡索行气止痛;四药合用,行气活血,化痰通络止痛;川牛膝利水通淋,引药下行,与川芎、赤芍合用加强活血化瘀之力;金钱草、鸡内金、海金沙、车前子清利湿热,通淋排石;白芍、甘草敛阴益血,缓急止痛;茯苓、猪苓、车前子利水通淋;全方共奏化痰通络,通淋排石之功。

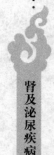

案 王某,女,58岁。

因突发肾绞痛、血尿,B超显示结石位于输尿管下段近膀胱处,直径约0.7cm大小,诊断为左输尿管结石。膀胱镜见左输尿管膀胱开口处充血、水肿,留置导丝防止粘连,予消炎、利尿治疗20天,反复肾绞痛,结石未排出,请王老师会诊。患者刻下无绞痛,但小便涩痛,舌淡红,苔薄黄,脉弦。中医诊断:石淋(膀胱湿热,气化不利)。治法:清热,利尿,通淋。

处方:金钱草30g,海金沙10g,鸡内金10g,车前子10g,萹蓄10g,威灵仙30g,酒大黄5g,香附10g,白芍30g,泽泻30g,茯苓20g,猪苓20g,路路通15g,黄芪20g,生甘草5g。予口服硝苯地平片,将留置的导丝拔出。

二诊:服用3剂后,患者出现肾绞痛,舌淡红,苔薄黄,脉弦。复查B超、腹部平片,输尿管结石排出。

处方:金钱草20g,海金沙10g,鸡内金10g,车前子10g,萹蓄10g,威灵仙20g,黄芩10g,香附10g,白芍20g,泽泻20g,茯苓20g,猪苓20g,路路通15g,黄芪20g,生甘草5g。继服7剂,小便正常。

按:肾结石为临床常见病,中老年人滥用钙片,也是泌尿系结石多发的重要原因,输尿管较大结石,现多用体外碎石治疗,对小于1cm较光滑的结石,王老师多采用中药治疗。本案结石并不大,但因输尿管开口处充血水肿,西医为防止粘连,留置导丝,待炎症控制后再予取石,患者十分不便。王老师会诊后,予通淋排石汤,基本方为威灵仙、酒大黄、路路通、金钱草、海金沙、泽泻、白芍、甘草。威灵仙、白芍、泽泻重用,用量均在20~60g,本案用量均在30g,3剂即促使结石排出,且口服硝苯地平片,缓解输尿管平滑肌痉挛,也有助于结石排出。

肾功能不全

案 杜某,男,76岁。

2005年5月12日初诊。患者主诉间断尿频、尿痛、双下肢浮肿伴周身乏力10余年,加重伴腰痛、恶心1个月入院。10年前患急性肾小球肾炎,经治疗后病情缓解。1个月前无明显诱因出现腰痛,恶心呕吐,双下肢浮肿,当地医院化验:血尿素氮21.3mmol/L,二氧化氮结合力15mmol/L,血肌酐472μmol/L;血液分析:血红蛋白75g/L;尿常规:尿蛋白(+++);为进一步诊治入科,入科后化验血肌酐489μmol/L,血尿素氮22.6mmol/L,二氧化氮结合力14.3mmol/L,尿常规:尿蛋白(+++);患者面色晦暗,腰痛,周身乏力,胃纳不佳,恶心,双下肢浮肿,小便量少,色黄,大便干,2天1次,舌质淡,苔黄腻,脉象沉滑。西医诊断:慢性肾功能衰竭。中医诊断:虚劳(脾肾两虚,湿浊内蕴)。治法:健脾益肾,利湿泄浊。

口服方:黄芪30g,太子参15g,白术15g,茯苓15g,生地黄20g,当归15g,丹参20g,枸杞子15g,女贞子15g,藿香12g,佩兰12g,姜半夏12g,陈皮9g,泽兰20g,杜仲20g,桑寄生20g,生大黄6g。

灌肠方:大黄20g,煅牡蛎60g,煅龙骨20g,蒲公英15g,丹参15g,栀子15g。每剂水煎200ml,保留灌肠30min以上,每晚1次,7剂。

二诊:恶心,大便每日2次,下肢浮肿减轻,舌淡,苔薄黄,脉沉。

口服方:黄芪30g,党参15g,白术15g,茯苓15g,生地黄20g,当归15g,丹参20g,枸杞子15g,女贞子15g,藿香12g,佩兰12g,姜半夏12g,陈皮9g,泽兰20g,杜仲20g,桑寄生20g,生大黄6g。

灌肠方同前。7剂。

三诊:患者腰痛及双下肢浮肿明显减轻,偶有恶心,无呕吐,纳差厌食,舌淡,苔薄白,脉沉。复查肾功能:血尿素氮16mmol/L,二氧化氮结合力21mmol/L,血肌酐334μmol/L。

处方:黄芪30g,党参15g,白术15g,茯苓15g,生地黄20g,当归15g,丹参20g,枸杞子15g,女贞子15g,藿香12g,佩兰12g,姜半夏12g,陈皮9g,泽兰20g,杜仲20g,桑寄生20g,生大黄6g,厚朴10g,莱菔子10g,鸡内金10g,竹茹6g,甘草6g。

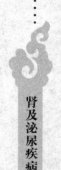

灌肠方不变。14剂。

四诊:患者无腰痛,面色转润,双下肢浮肿较前明显缓解,恶心减轻,食欲有所恢复,舌淡红,苔薄白,脉弦。复查肾功:血尿素氮11mmol/L,二氧化碳结合力23mmol/L,血肌酐286μmol/L;血常规:血红蛋白85g/L。患者出院,院外继续口服中药及中药灌肠治疗。

随访半年,患者精神状态尚可,无腰痛及周身乏力,无恶心呕吐,双下肢浮肿完全缓解,尿量正常,食欲尚可,复查肾功能:血尿素氮10mmol/L,血肌酐226μmol/L。

按:慢性肾功能不全属中医学"关格""肾劳""肾风""癃闭""溺毒""腰痛"等范畴,病因为脾肾虚衰,浊毒潴留,病机属本虚标实。祖国医学认为,本病病位广泛,病机复杂,病程缠绵,久治难愈,终成虚实夹杂之证。脾肾虚衰,湿浊、水毒潴留是病机的关键,湿邪日久化浊,浊腐成毒,毒滞成瘀,而形成浊、毒、瘀、虚的病理特点。王老师认为,采用中药汤剂口服、中药保留灌肠治疗本病,有助提高疗效。治方以黄芪、白术、茯苓、生大黄、丹参为主。黄芪、白术、茯苓健脾利水,化湿泄浊;丹参活血化瘀,抗血小板凝聚,改善微循环,增强网状内皮系统的吞噬作用,减轻免疫损伤,抑制脂质过氧化物,减少氧自由基对细胞的损伤;生大黄活血祛瘀,改善肾功能,延缓肾功能的恶化,缓解残余肾的高代谢状态;针对瘀、浊、毒,采用中药大黄、丹参、煅龙骨、煅牡蛎、蒲公英、栀子灌肠治疗,使之直接从肠道而泻,并可抑制肠腔内细菌的生长,从而减少了肠腔内蛋白质的分解和肠源性氮质的吸收,达到清除血液中毒素及有害物质的作用。

案 张某,女,48岁,农民。

因头痛,恶心、呕吐半个月就诊。血压160/100mmHg,空腹血糖12mmol/L,血肌酐289μmol/L,血尿素氮20.6mmol/L,尿蛋白(++),诊断为糖尿病,糖尿病肾病,肾功能不全,注射胰岛素治疗糖尿病,请中医会诊。症见面色萎黄,下肢无浮肿,舌暗红苔白腻,脉弦。辨证:脾肾两虚,痰浊中阻。治法:和胃,化痰,降浊。

处方:旋覆花10g,代赭石15g,党参10g,姜半夏10g,竹茹10g,砂仁5g,酒大黄5g,黄连5g,厚朴10g,天麻10g,钩藤10g,干姜10g,茯苓20g,甘草5g。7剂。

二诊:患者无头痛、恶心、呕吐,血压正常,注射胰岛素治疗,血糖已正常,舌质暗,苔薄白,脉弦。尿蛋白(++),血肌酐280μmol/L,血尿素氮19.8mmol/L。

处方:黄芪20g,丹参20g,红花10g,黄连6g,酒大黄10g,牡蛎20g,益母草10g,茯苓20g,猪苓20g,山药20g,白术10g,车前草20g,甘草5g。14剂。

三诊:患者大便每日2~3次,无恶心呕吐,怕冷,血糖正常,舌淡红,苔薄白,脉弦。尿蛋白(++),血肌酐209μmol/L,血尿素氮18.6mmol/L。

处方:黄芪20g,淡附片10g,干姜10g,丹参30g,红花10g,黄连6g,酒大黄10g,牡蛎20g,益母草10g,茯苓20g,猪苓20g,山药20g,白术10g,车前草20g,甘草5g。7剂。

四诊:患者无明显不适,血糖正常。舌淡红,苔薄白,脉弦。肾功能:尿蛋白(++),血肌酐156μmol/L,血尿素氮13.8mmol/L,患者要求出院。

处方:黄芪20g,丹参30g,红花10g,酒大黄5g,茯苓15g,山药20g,漏芦10g,甘草5g。

按:患者既往未体检排查高血压、糖尿病,因恶心呕吐首次就诊,疾病已发展至糖尿病肾病,肾功能不全,急则治标,先予和胃降逆,首选旋覆代赭汤加天麻、钩藤、酒大黄、黄连,平肝和胃,化痰降浊,7剂,胃气安和,已无恶心呕吐。二诊以黄芪合五苓散健脾利尿;红花、丹参、牡蛎、酒大黄化瘀降浊,使湿浊从大小便而去,肌酐、尿素氮较快下降,最后以黄芪、山药、白术、茯苓健脾;红花、丹参活血;漏芦、酒大黄利尿祛浊,使病情稳定。黄芪、山药、茯苓、红花、丹参、漏芦、酒大黄是王老师治疗慢性肾功能不全的基本方,功具健脾活血,利尿祛浊,可随证加减。

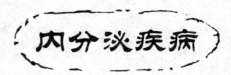

糖尿病

案 冯某,男,39 岁。2009 年 11 月 4 日初诊。

糖尿病 2 年,有家族史,空腹血糖 10mmol/L,口服消渴丸,每次 5～10 粒,血糖在 7～9mmol/L。近期气短乏力,口渴,腰痛,易汗出,二便正常,舌质暗红,苔薄黄,脉沉弦。西医诊断:糖尿病。辨证:气阴两虚。治法:益气养阴。

处方:黄芪 30g,防风 10g,白术 10g,五味子 6g,地骨皮 10g,天花粉 10g,黄连 3g,苍术 10g,生地黄 10g,北沙参 10g,续断 10g,桑寄生 15g,甘草 5g。

二诊:服药 7 剂,汗出减少,仍有腰痛,舌质暗红,苔薄黄,脉弦。

处方:黄芪 30g,防风 10g,白术 10g,五味子 6g,地骨皮 10g,天花粉 10g,黄连 3g,苍术 10g,生地黄 10g,北沙参 10g,续断 10g,桑寄生 15g,杜仲 10g,红花 10g,甘草 5g。

三诊:服药 7 剂,腰痛缓解,无乏力,口干,舌质暗红,苔薄白,脉弦细。

处方:黄芪 30g,防风 10g,桂枝 6g,白芍 10g,红花 10g,生地黄 10g,天花粉 10g,知母 10g,黄柏 6g,杜仲 10g,牛膝 10g,白术 10g,黄连 5g,甘草 5g。

四诊:服药 7 剂,血糖正常,时有腰膝酸软,舌质暗红,苔薄黄,脉弦。

处方:黄芪 20g,白术 10g,防风 10g,鳖甲 10g,肉苁蓉 10g,山药 10g,山茱萸 10g,补骨脂 10g,杜仲 10g,菟丝子 10g,当归 10g,续断 10g,知母 10g,黄柏 6g,甘草 5g。14 剂。

按:糖尿病是以口渴、多饮、多食、多尿、乏力等为特点,属于中医消渴的范畴,一般多从燥热论治,以滋阴清热立法。王老师认为,不能忽视脾虚在糖尿病发病中的作用,因《素问·经脉别论》"饮入于胃,游溢精气,上输于脾;脾气散精,上归于肺;通调水道,下输膀胱。水精四布,五经并行"。如果脾气虚弱,运化失职,水谷精微不能正常输布,则易发生本病。糖尿病一旦发生,水谷精微直驱膀胱,不仅伤阴,且耗气,势必出现气阴两伤的病理变化,如烦渴多饮、倦怠无力、舌红少津、脉细等,治疗应益气养阴生津,以恢复脾的传输功能。本案首诊以健脾益气,滋阴清热为主,药用黄芪、白术、生地黄、地骨皮;佐以红花活血通络,后以滋阴补肾为主,阴阳双调,药用鳖甲、肉苁蓉、山药、山茱萸、补骨脂、杜仲、菟丝子,体现了"善补阳者,阴中求阳""善补阴者,阳中求阴"的配伍理论。

案 林某,男 58 岁,经商。

患糖尿病 10 余年,先口服降糖药治疗,后多次化验尿蛋白(＋＋＋),诊断为糖尿病肾病,改用胰岛素治疗已 2 年,血糖可控制,肾功正常,但尿蛋白持续不退,近 1 个月尿蛋白(＋＋＋＋),下肢浮肿加重,心悸气短,经常出现低血糖,胰岛素已减量,在驻地三甲医院住院治疗,应用多种利尿剂,浮肿不见好转,建议透析治疗,患者不愿接受,尝试中药。症见:怕冷,口干,面部轻度浮肿,下肢深度凹陷浮肿,舌淡红,苔薄白,脉沉弦。辨证:脾肾阳虚。治法:益气健脾,温阳利水。

处方:黄芪 40g,桂枝 10g,茯苓 20g,猪苓 15g,泽泻 15g,白术 15g,肉苁蓉 10g,大腹皮 10g,桑白皮 10g,益母草 10g,红花 10g,车前子 10g,山药 10g,益智仁 10g,甘草 5g。7 剂。

二诊:药后下肢浮肿大减,面部已无浮肿,依然怕冷,口干,舌淡红,苔薄白,脉沉。

处方:黄芪 40g,桂枝 10g,茯苓 20g,猪苓 15g,泽泻 15g,白术 15g,肉苁蓉 10g,大腹皮 10g,桑白皮 10g,益母草 10g,红花 10g,车前子 10g,山药 10g,益智仁 10g,淡附片 10g,干姜 10g,补骨脂 10g,生地黄 10g,甘草 5g。

三诊:服 14 剂,下肢轻度浮肿,无气短怕冷,活动正常,舌淡红,苔薄白,脉沉,尿蛋白(＋＋＋)。

处方:黄芪 40g,桂枝 10g,茯苓 20g,猪苓 15g,泽泻 15g,白术 15g,肉苁蓉 10g,菟丝子 20g,丹参 30g,大腹皮 10g,桑白皮 10g,益母草 10g,红花 10g,车前子 10g,山药 10g,益智仁 10g,淡附片 10g,干姜 10g,补骨脂 10g,生地黄 10g,甘草 5g。

四诊:上方加减服用 2 个月,病情稳定,下肢轻度浮肿,但活动多时下肢浮肿明显,尿蛋白持续(＋＋＋),患者经商四处活动,嘱患者注意休息,以上方加减治疗,减缓病情发展。

按:糖尿病肾病是糖尿病后期的重要并发症,尿蛋白阳性是诊断的主要依据。本案大量蛋白尿,高度浮肿,虽应用多种利尿药浮肿不见好转。王老师认为,糖尿病日久,阴损及阳,阴阳两虚,以阳虚为主,气化不利,水湿泛滥,治宜健脾益气,温阳利水,先以大剂量黄芪加五苓散合五皮饮加减,药似平淡,竟收奇效,不亲历者,难以置信。二诊后又加用淡附片、干姜、补骨脂、生地黄、菟丝子补肾之品,病情稳定,无明显浮肿,但尿蛋白始终(＋＋＋),不见改观,尚需探求。

亚急性甲状腺炎

案 康某,女,42岁。

2005年8月19日初诊。患者主诉颈部疼痛伴发热8天。患者8天前着凉后出现咽痛,后出现左侧颈部疼痛,疼痛难忍,向颈后放射,吞咽时疼痛加重,午后发热,体温最高为38℃,易激动,夜间睡眠差,多梦。查体:左侧甲状腺可触及一2cm×2cm大小肿物,质软,轻度压痛,未闻及血管鸣,舌红,苔薄黄,脉数。化验:甲状腺功能正常;甲状腺抗体阴性;摄碘率:3h 8.33%,6h 12.31%,24h 18.21%;B超示左叶甲状腺内二个低回声及混合回声团,大者2.6cm×2.2cm,内部见液化,小者0.8cm×0.5cm,右叶甲状腺见一个0.8cm×0.5cm低回声结节,边界规则,内部回声欠均匀,提示双叶甲状腺结节伴左叶液化;CT检查示甲状腺左叶肿物,诊断为亚急性甲状腺炎。静脉滴注穿琥宁注射液。辨证:风热犯肺。治法:疏散风热。

处方:板蓝根10g,大青叶10g,连翘10g,荆芥g,蒲公英20g,金银花10g,姜半夏10g,丹参10g,赤芍10g,牡丹皮10g,全瓜蒌10g,延胡索10g,枳壳10g,牡蛎10g,夏枯草10g,玄参10g,菊花10g,甘草10g。7剂。

二诊:患者无发热,颈部疼痛明显减轻,左侧甲状腺可触及1cm×1cm肿物,质软,舌红,苔薄黄,脉弦。

处方:板蓝根10g,大青叶10g,连翘10g,荆芥10g,蒲公英20g,金银花10g,姜半夏10g,丹参10g,赤芍10g,牡丹皮10g,全瓜蒌10g,枳壳10g,牡蛎10g,夏枯草10g,玄参10g,菊花10g,甘草10g。7剂。

三诊:体温正常,颈部疼痛缓解,舌红,苔薄白,脉弦。

处方:党参10g,板蓝根10g,大青叶10g,连翘10g,蒲公英20g,金银花10g,姜半夏10g,丹参10g,赤芍10g,牡丹皮10g,全瓜蒌10g,枳壳10g,牡蛎10g,夏枯草10g,玄参10g,菊花10g,甘草10g。14剂。

随访1个月,患者症状完全缓解,无发热,无颈部疼痛,复查甲状腺超声未见异常。

按:亚急性甲状腺炎属中医"瘿痛"范畴,多因风热邪气客于肺胃,肺胃郁热,积热上壅,夹痰蕴结,气血凝滞,痰、气、血交凝结于颈部而成瘿痛。亚急性甲状腺炎病因目前尚不清楚,多数学者认为与病毒感染有关。多年来西医治疗该病一直沿用激素,但易出现反跳现象,使病程延长。本案发热,颈部疼痛,属风热犯肺,以金银花、菊花、荆芥疏散风热;连翘、蒲公英、板蓝根、大青叶清热解毒;丹参、赤芍、牡丹皮清热凉血;全瓜蒌化痰散结;牡蛎软坚散结;延胡索活血止痛;枳壳理气化痰,诸药合用共奏疏散风热、清热解毒、理气活血、软坚散结之功。穿琥宁注射液是穿心莲提取液,有效成分为脱水穿心莲内酯琥珀酸半酯单钾盐,具有解热、抗炎和促进肾上腺皮质功能的作用。王老师经验,亚急性甲状腺炎可选择应用。

案 李某,女,60岁,某大学教授。

咽痛发热1个月,扁桃体无肿大,多种抗生素治疗无效,遂请王老师会诊,询问病史,自诉1月前外出疲劳,感周身不适,遂出现咽痛,发热,体温达38.5℃,自服抗病毒中药及静脉滴注抗生素均不见好转,查体咽部充血,双侧甲状腺明显肿大,有触痛,舌红,苔薄黄,脉数。B超显示双侧甲状腺肿大,内见混合回声团;血常规正常;甲状腺功能正常;诊断为亚急性甲状腺炎。辨证:风热犯肺,血瘀痰结。治法:清热解毒,化痰消瘿。

处方:柴胡10g,黄芩10g,金银花10g,菊花10g,浙贝母10g,牛蒡子10g,夏枯草10g,栀子10g,赤芍10g,甘草10g。7剂。

氢化可的松100mg静脉滴注,每日1次。

二诊:体温正常,咽痛减轻,舌红,苔黄,脉弦,停静脉滴注氢化可的松,改穿琥宁注射液,每日1次,静脉滴注。

处方:柴胡10g,黄芩10g,金银花10g,菊花10g,浙贝母10g,牛蒡子10g,夏枯草10g,栀子10g,赤芍10g,当归10g,川芎10g,丹参30g,川贝母10g,姜半夏10g,甘草10g。7剂。

三诊:无咽痛,吞咽正常,体温正常,甲状腺仍肿大,舌红,苔薄黄,脉弦。停用穿琥宁注射液。

处方:柴胡10g,黄芩10g,金银花10g,菊花10g,浙贝母10g,牛蒡子10g,夏枯草10g,赤芍10g,莪术10g,甘草10g。7剂。

四诊:病情稳定,无明显不适,原方加减续服14剂。复查超声甲状腺正常。随访半年无复发。

按:本案发热月余,因主诉咽痛,一直按上呼吸道感染治疗,忽略了对甲状腺的检查,所以漏诊。患者就诊时表证已不存在,故治疗与上例不同,重在清热解毒,化痰消瘿。首诊以黄芩、金银花、菊花、牛蒡子、夏枯草、栀子、赤芍清热解毒为主;二诊时加当归、川芎、丹参、川贝母、姜半夏,重在活血化瘀,消痰散结。

痹 症

 林某,女,41 岁。

下肢关节疼痛 2 年,遇寒诱发或加重,化验血沉正常,类风湿因子阴性,舌淡红,苔薄白,脉沉。中医诊断:痹症(风寒湿痹)。治法:温经散寒,祛风逐湿。

处方:独活 15g,桑寄生 10g,桂枝 10g,淡附片 10g,白芍 15g,川芎 10g,防风 10g,当归 10g,红花 10g,木瓜 10g,淫羊藿 10g,续断 10g,杜仲 10g,干姜 6g,白术 10g,甘草 6g。14 剂。

二诊:四肢关节疼痛症状有所好转,但是仍有麻木,四肢沉重,舌淡红,苔白,脉濡。

处方:独活 15g,桑寄生 10g,桂枝 10g,淡附片 10g,白芍 15g,川芎 10g,防风 10g,当归 10g,红花 10g,木瓜 10g,淫羊藿 10g,续断 10g,杜仲 10g,干姜 6g,白术 10g,苍术 10g,薏苡仁 30g,甘草 6g。

三诊:四肢疼痛缓解,舌淡红,苔薄白,脉细。

处方:独活 15g,桑寄生 15g,桂枝 10g,淡附片 10g,白芍 15g,川芎 10g,防风 10g,地龙 10g,当归 10g,红花 10g,淫羊藿 10g,续断 10g,杜仲 10g,干姜 6g,白术 10g,苍术 10g,薏苡仁 30g,甘草 6g。7 剂。

按:痹症是指气血为病邪阻闭而引起的疾病。人体肌表经络受风寒湿邪侵袭后,气血运行不畅,引起筋骨、肌肉、关节肿、麻、沉、痛等症状,统称为痹,总由腠理空疏,营卫不固,外邪乘虚侵袭所致。气血闭阻是痹症的基本病机,初起或急性发病时,多偏于邪实;久而不愈,由经络而及脏腑,骨弱血亏,多偏于正虚,治疗要权衡正邪之盛衰,详辨各邪气之偏胜,细酌补泻之分寸。本案风寒湿痹,以寒邪为主,故以淡附片、桂枝、干姜、淫羊藿温经散寒;独活、桑寄生、防风、苍术、薏苡仁祛风逐湿;当归、川芎、红花、地龙化瘀通络;白芍、甘草缓急止痛;杜仲引药下行，《本草汇言》云："凡下焦之虚，非杜仲不补；下焦之湿，非杜仲不利；腰膝之疼，非杜仲不除；足胫之酸，非杜仲不去。"

案 王某，女，62岁。

因膝、胯关节疼痛3月余来诊。患者于3个月前因着凉后出现上呼吸道感染，发热，关节疼痛，经对症治疗，热退，但膝、胯关节疼痛加重，下蹲受限。血沉快，经风湿科会诊，诊断为老年性不典型风湿性关节病。症见：患者每于下蹲时胯关节疼痛加重，难以自行站立，膝关节肿痛。遇阴寒天气肿痛加重。舌质淡红，苔白厚，脉沉。中医诊断：痹症（痛痹）。治法：散寒止痛，燥湿通络。

处方：制川乌6g（先下），桂枝10g，独活10g，威灵仙10g，川芎10g，桑寄生20g，牛膝10g，防风10g，白芍15g，苍术10g，延胡索10g，五加皮10g，木瓜10g，干姜10g，甘草10g。

二诊：服用14剂，药后痛缓，肿胀也有改善，但仍活动不利，腰膝酸软，舌质淡红，苔白腻，脉沉。

处方：黄芪20g，制川乌6g（先下），独活15g，桑寄生20g，苍术10g，五加皮10g，薏苡仁30g，木瓜10g，豨莶草15g，杜仲10g，牛膝10g，茯苓20g，白芍15g，甘草10g。

三诊：服14剂，肿胀渐消，可下蹲，舌淡红，苔薄白，脉沉。

处方：黄芪20g，淡附片10g，独活15g，桑寄生20g，苍术10g，五加皮10g，薏苡仁30g，木瓜10g，豨莶草15g，杜仲10g，牛膝10g，茯苓20g，白芍20g，甘草10g。

四诊：服14剂，病情稳定，活动正常，舌淡红，苔薄白，脉沉。

处方：黄芪20g，淡附片10g，独活15g，桑寄生20g，苍术10g，五加皮10g，薏苡仁30g，白术10g，木瓜10g，豨莶草15g，杜仲10g，牛膝10g，茯苓20g，白芍20g，甘草10g。7剂。

服后无不适，改服白芍总苷片，随访半年，病情稳定。

按：《素问·痹论》"风寒湿三气杂至，合而为痹"，而依据病症的不同，其三气各有轻重，风气胜者为行痹，寒气胜者为痛痹，湿气胜者为着痹。本案患者主要表现为膝、胯关节僵硬疼痛，疼痛遇寒加重，寒、湿偏重，治疗以散寒止痛、燥湿通络为主。本案首诊痛剧，故以制川乌温经散寒除痹，《长沙药解》曰"乌头温燥下行，其性疏利迅速，开通关腠，驱逐寒湿之力甚捷"，可见川乌对寒湿痼痹有较好疗效。疼痛缓解后，即改用较温和之淡附片。疼痛完全缓解后，改用中药白芍总苷片剂抗风湿治疗，轻重缓急，治有次第。

案 李某，男，21岁。

2007年5月16日初诊。患者周身关节疼痛1年余，以腰骶部为著，受寒加重,活动受限,舌红,苔黄腻,脉弦。血沉正常,骨盆片(-)。中医诊断:痹症(痛痹)。治法:温经散寒,兼清郁热。

处方:淡附片6g,桂枝10g,知母10g,白芍10g,黄柏6g,干姜10g,白术10g,防风10g,薏苡仁15g,当归10g,黄芪30g,川芎10g,炙甘草10g。14剂。

二诊:患者肩背部疼痛减轻,腰骶部及下肢仍疼痛,舌红,苔薄黄,脉弦。

处方:淡附片6g,桂枝10g,知母10g,黄柏6g,干姜10g,白术10g,防风10g,薏苡仁15g,当归10g,黄芪30g,川芎10g,独活10g,木瓜10g,党参10g,杜仲10g,续断10g,茯苓10g,炙甘草10g。14剂。

三诊:患者腰骶部疼痛缓解,下肢仍疼痛沉重,舌质淡红,苔薄黄,脉弦。

处方:苍术20g,黄柏6g,牛膝10g,当归10g,鳖甲10g,威灵仙10g,熟地黄10g,独活10g,桑寄生15g,狗脊10g,杜仲10g,木瓜10g,防风10g,白芍10g,葛根10g,鸡血藤10g,甘草10g。14剂。

四诊:疼痛缓解,上方加减服用14剂。随访患者疼痛完全缓解。

按:本案关节疼痛,受寒加重,脉弦,此为寒凝经脉;但又见舌红,苔黄腻,乃寒郁化热之象,证属寒热错杂,故以淡附片、桂枝、干姜温经散寒;知母、黄柏清热,黄芪、白术、防风固表和营;当归、川芎活血通络;白芍、炙甘草缓急止痛。疼痛缓解后,三诊时改熟地黄、鳖甲、狗脊、鸡血藤、杜仲平补肝肾,强筋壮骨。

功能性发热

案 李某,女,24 岁。

低热 40 天,午后及夜间明显,微恶寒,体温 37.7℃,伴周身疼痛,心烦纳呆。化验血常规示白细胞总数正常,异型淋巴细胞 0.07,巨细胞病毒、EB 病毒阴性,胸片正常。发病前有感冒病史。西医诊断考虑感染后低热,应用头孢菌素类抗生素及阿奇霉素治疗 2 周无效。舌红,苔白,脉细数。辨证:营卫失和,邪滞少阳。治法:和解少阳,疏散邪热。

处方:柴胡 10g,桂枝 6g,黄芩 10g,党参 10g,姜半夏 10g,白芍 10g,贯众 10g,板蓝根 15g,大青叶 15g,葛根 15g,甘草 5g。

二诊:服用 3 剂体温降至正常,周身疼痛缓解,舌淡红,苔薄白,脉细。

处方:柴胡 10g,桂枝 6g,黄芩 10g,党参 10g,姜半夏 10g,白芍 10g,贯众 10g,板蓝根 10g,大青叶 10g,葛根 10g,干姜 10g,大枣 5 枚,甘草 5g。7 剂。

三诊:无发热,无明显不适,舌淡红,苔薄白,脉弦。复查血常规正常,未见异型淋巴细胞,临床痊愈。

按:柴胡桂枝汤出自《伤寒论》第 146 条,曰:"伤寒六七日,发热微恶寒,支节烦疼,微呕,心下支结,外证未去者,柴胡桂枝汤主之。"主治表邪未解,邪入少阳之证,由小柴胡汤、桂枝汤各半量合剂而成。方中小柴胡汤寒温并用,攻补兼施,外可和解少阳,疏散邪热,内可疏利三焦,宣通内外,合用桂枝汤,在外调和营卫,解肌祛风,在内调和气血,滋阴和阳。王老师常以此方加减治疗功能性发热,以柴胡疏利气机,和解退热,祛半表半里之邪;以黄芩苦寒清热,祛未解表邪,配桂枝祛风解肌;白芍益阴和营,共奏调和营卫之效;同时以党参、炙甘草调中补虚;贯众、板蓝根、大青叶清热解毒;葛根发表解肌。临床症见低热日久,属功能性发热者,以此方加减,无不效验。

案 李某,女,48 岁。

发热 2 个月,自觉午后低热,体温 37.5℃,心烦失眠,盗汗,舌红,苔薄黄,脉细弦。胸片正常,血常规正常,血沉正常。辨证:阴虚内热。治法:滋阴清热,解郁安神。

处方:柴胡 15g,白芍 15g,桂枝 10g,地骨皮 15g,鳖甲 15g,知母 15g,黄柏

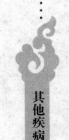

15g,玄参20g,龙骨20g,牡蛎20g,麦冬20g,五味子15g,夜交藤15g,甘草5g。

二诊:服7剂,症状改善,偶有低热,舌尖红,苔薄白,脉弦。

处方:柴胡15g,白芍15g,玄参20,桂枝10g,地骨皮20g,鳖甲20g,知母20g,黄柏20g,龙骨20g,牡蛎20g,麦冬20g,五味子15g,夜交藤15g,石膏10g,栀子10g,甘草5g。

三诊:上方14剂,体温正常,偶有潮热,以知柏地黄丸调治。

按:不明原因发热,现代医学目前尚无十分满意的治疗。中医辨证论治更强调个体化治疗。内伤发热是以内伤为病因,气血阴精亏虚、脏腑功能失调为基本病机所导致的发热。一般起病较缓,病程较长。王老师认为,内伤发热,既有阴虚发热,也有气虚发热。本案患者午后低热,心烦失眠,盗汗,乃阴虚内热,治宜滋阴清热,考虑患者为中年女性,心烦失眠,肝气不舒,故加柴胡、白芍、龙骨、牡蛎、夜交藤、五味子疏肝解郁,药仅14剂,热退神安。

案 李某,男,57岁。

2009年5月25日初诊。患者肺炎治愈后,低热2个月,体温37.5～37.8℃,午后明显,便溏,轻咳,关节酸痛,舌质红,苔薄黄,脉弦。血常规示单核细胞比例增高;肺X线片示肺纹理增强。诊断为感染后低热。辨证:营卫失和,邪滞少阳。治法:和解少阳。

处方:党参10g,柴胡10g,白芍10g,桂枝6g,白术10g,葛根15g,干姜3g,大枣5枚,黄芩10g,青蒿10g,贯众10g,大青叶15g,板蓝根15g,甘草5g。7剂。

二诊:患者体温正常,偶有咳嗽,感觉乏力,舌红,苔薄白,脉弦。

处方:党参10g,柴胡10g,白芍10g,桂枝6g,白术10g,葛根15g,干姜3g,大枣5枚,黄芩10g,鱼腥草10g,大青叶15g,板蓝根15g,甘草5g。7剂。

三诊:患者体温正常,无明显不适,血脂高,舌淡红,苔薄白,脉弦。

处方:柴胡10g,白芍10g,黄芩10g,泽泻15g,葛根10g,山楂10g,夏枯草10g,白术10g,甘草5g。14剂。

随访1个月,患者未再出现发热。

按:感染后低热临床十分常见,多见于病毒感冒和肺炎治愈之后,其特点是持续低热,相关检查、化验均无异常,抗生素治疗无效。王老师认为感染后低热,多有外感病史,虽经治疗,但邪滞少阳,故低热不退。本例肺炎治疗经CT复查,肺炎完全治愈,但低热持续不退,午后明显,关节酸痛,符合柴胡桂枝汤证,药后热退,经方之神奇,可见一斑。

案 常某,女,29岁。

2011年5月6日初诊。低热11个月,体温37.3℃,手足心热,怕冷,活动后乏力,舌质暗,苔薄白,脉弦。胸片、血常规、尿常规、肝功能、血沉均正常;结核菌检查阴性。辨证:中气不足,阴火内生。治法:益气除热。

处方:柴胡 10g,桂枝 10g,党参 10g,姜半夏 10g,白芍 10g,白术 10g,黄芩 10g,地骨皮 10g,干姜 10g,鳖甲 10g,大枣 10g,青蒿 10g,甘草 6g。

二诊:服药 7 剂后,体温下降至 36.9℃,活动后乏力,舌质淡,苔薄白,脉弦。

处方:红参 5g,柴胡 10g,桂枝 10g,姜半夏 10g,白芍 10g,干姜 10g,黄芩 10g,地骨皮 10g,升麻 10g,白术 10g,大枣 10g,甘草 6g。

三诊:服药 7 剂后,有时自觉手足心热,体力恢复,舌淡红,苔薄白,脉弦。

处方:红参 5g,柴胡 10g,白术 10g,白芍 10g,升麻 10g,地骨皮 10g,知母 10g,黄柏 10g,鳖甲 10g,当归 10g,大枣 10g,黄芪 10g,甘草 6g。

继服 7 剂,症平。

按:气虚发热者常有久病不已或劳倦过度的病史,病势缓,体温不高,伴有身疲乏力的症状,"甘温除热"是其治疗大法。本案长期低热,怕冷,乏力,证属中气不足,首诊以党参、白术、干姜、桂枝、大枣、甘草补中益气,甘温除热;地骨皮、知母、黄柏、鳖甲滋阴清虚热。最终长达近 1 年之低热,恢复正常。

案 王某,男,48 岁。
因脑外伤颅内血肿行开颅手术治疗,术后持续高热半个月,体温38 ~ 39℃,经用多种抗生素治疗无效,头颅 CT 未见感染灶,腰穿脑脊液正常,血、尿、便常规正常,血培养阴性,腹部 B 超、肺部 CT 未见异常,请王老师会诊。患者意识清楚,半身不遂,午后热重,伴关节微痛,舌红,苔薄黄,脉弦数。辨证:营卫不和,邪滞少阳。治法:调和营卫,和解少阳。

处方:柴胡 15g,桂枝 10g,党参 10g,姜半夏 10g,黄芩 10g,干姜 10g,青蒿 10g,水牛角 10g,白芍 10g,甘草 5g。

停用抗生素。

二诊:上方服 3 剂,体温正常,续方 7 剂,未再发热,遂以补阳还五汤治疗半身不遂。

按:本案术后高热,无感染病灶,多种抗生素治疗无效,王老师考虑发热与脑损伤所致丘脑体温调节中枢失常有关,属于功能性发热。予柴胡桂枝汤加青蒿、水牛角,3 剂热退,7 剂竟使持续半个月之久的高热,得以痊愈,王老师以此方治愈多例原因不明的高热患者,其退热机制值得深入研究。

案 李某,男,28 岁。
患者不明原因发热半个月,体温38.5 ~ 39℃,在省级三甲医院检查,肺 CT 见一小结节,经会诊排除肿瘤和结核可能,血、尿、便常规正常,肝功能正常,腹部 B 超未见异常,病毒谱阴性,自身抗体检查阴性,血沉 80mm/h,经抗生素治疗 2 周,体温不降,请王老师诊治,患者体温 38.6℃,无咳嗽、咽痛,关节轻微酸痛,口干苦,二便正常,舌红,苔薄黄,脉浮数。辨证:感受温毒,邪滞少阳。治法:清热解毒,和解少阳。

处方:柴胡15g,桂枝10g,党参10g,白芍10g,黄芩10g,姜半夏10g,板蓝根20g,大青叶20g,青蒿15g,水牛角10g,鱼腥草15g,干姜10g,大枣5枚,甘草5g。7剂。

二诊:服7剂后复诊,患者告知服3剂后,体温即降至正常,现无明显不适,无口干,无关节疼痛,舌红,苔薄黄,脉弦。

处方:柴胡10g,桂枝10g,党参10g,白芍10g,黄芩10g,姜半夏10g,板蓝根15g,大青叶15g,青蒿10g,水牛角10g,鱼腥草10g,干姜10g,大枣5枚,甘草5g。7剂。

三诊:患者无发热,无不适,饮食正常,舌淡红,苔薄黄,脉弦。原方去水牛角。7剂。

四诊:患者体温正常,复查血常规正常,血沉20mm/h。随访半个月,无反复,临床治愈。

按:患者为青年男性,既往健康,突发高热,全面检查未明确发热原因,抗生素治疗无效,已排除结核、风湿及自身免疫性疾病,王老师按感受温毒辨治,认为邪恋少阳,口干苦,关节微痛,正合柴胡桂枝汤证,投之3剂,效如桴鼓,体温降至正常,继服7剂,未再发热,血沉亦降至接近正常,王老师总结,从疗效看,患者可能还是病毒感染,因为大量临床案例证实,柴胡桂枝汤是治疗病毒感染之奇方。

耳　鸣

案 刘某,男,48 岁。

因反复眩晕、耳鸣 3 年余,加重 1 个月来诊。患者近 3 年来,每因精神紧张或情志不遂反复出现眩晕、耳鸣,1 个月前无明显诱因再次发作上述症状,服用龙胆泻肝丸等,症状改善不明显,双目干涩、胁痛隐隐,口干咽燥,便秘,多日一行,舌质红,少津,脉弦细。西医诊断:神经性耳鸣。辨证:肝阴不足,清窍失养。治法:滋阴养肝。

处方:熟地黄 10g,山药 10g,牡丹皮 10g,泽泻 10g,山茱萸 10g,茯苓 10g,菊花 10g,枸杞子 10g,天麻 10g,川芎 10g,黄精 10g,甘草 5g。

二诊:服用 7 剂后,患者眩晕减轻,仍耳鸣,眼目干涩,大便 2 日一行,舌红,脉细弦。

处方:熟地黄 10g,山药 10g,牡丹皮 10g,泽泻 10g,山茱萸 10g,茯苓 10g,菊花 10g,枸杞 10g,天麻 10g,川芎 10g,黄精 10g,夏枯草 10g,当归 20g,厚朴 10g,地龙 10g,甘草 6g。继服 14 剂。

三诊:无眩晕、耳鸣,大便正常,舌红,脉弦,以杞菊地黄丸善后。

按:气郁化火、久患肝病、热病伤阴或素体阴虚,均可导致肝阴不足。临床常见眩晕耳鸣,胁痛目涩,五心烦热,潮热盗汗,口燥咽干,手足蠕动等症,治疗上当以滋养肝阴为大法。肝藏血、肾藏精,肝肾同源,滋肾养肝,是中医的一大特色。本案即以杞菊地黄丸为主方加味,方中六味地黄丸"三补""三泻",滋补肝肾;枸杞子补肾益精,养肝明目;菊花善清利头目,宣散肝经之热。酌加黄精养阴益肾,天麻平肝熄风,川芎活血行气。二诊患者大便不畅,加当归、厚朴润肠通便。三诊以杞菊地黄丸善后缓图,防止复发。

案 欧某,男,60 岁。

2005 年 1 月 27 日来诊。患者主诉右耳听力下降 3 天入院。患者入院前 3 天因情绪激动突发右耳耳鸣,听力下降,无头晕头痛,无视物旋转、恶心呕吐。在门诊行电测听及脑干诱发电位检查,提示右耳听力明显下降,耳鼻喉科诊断为突发性耳聋,为进一步诊治入院。患者平素性情急躁,睡眠欠佳,口苦咽干,大便秘结,小便黄。查体:血压 130/90mmHg,双下肢无浮肿,舌红,苔薄黄,脉弦。辨证:肝郁化火,上扰清窍。治法:清肝泻火,活血通络。

处方:柴胡 15g,黄芩 10g,夏枯草 10g,酒大黄 10g,菊花 10g,川芎 15g,郁金 15g,桃仁 10g,红花 10g,当归 15g,白芍 20g,龙骨 20g,牡蛎 20g,钩藤 20g,地龙 15g,石菖蒲 20g,丹参 15g,葛根 15g,生甘草 5g。7 剂。

二诊:患者诉右耳听力有所改善,大便通畅,舌红,苔薄黄,脉弦。

处方:柴胡 10g,黄芩 10g,夏枯草 10g,酒大黄 5g,川芎 15g,郁金 15g,桃仁 10g,红花 10g,当归 15g,白芍 20g,龙骨 20g,牡蛎 20g,钩藤 20g,地龙 10g,丹参 15g,葛根 15g,牡丹皮 10g,生甘草 5g。7 剂。

三诊:患者右耳听力明显提高,舌淡红,苔白,脉弦。

处方:柴胡 10g,黄芩 10g,酒大黄 5g,川芎 15g,郁金 15g,桃仁 10g,红花 10g,当归 15g,白芍 20g,龙骨 20g,牡蛎 20g,钩藤 20g,地龙 10g,丹参 15g,葛根 15g,牡丹皮 10g,茯苓 10g,泽泻 10g,甘草 6g。7 剂。

四诊:患者听力恢复正常,耳鸣缓解,听力检查完全正常,舌淡红,苔薄白,脉弦。

处方:黄芪 15g,党参 25g,白术 15g,黄芩 10g,茯苓 10g,泽泻 10g,川芎 10g,郁金 15g,桃仁 10g,红花 10g,当归 15g,白芍 20g,地龙 10g,丹参 15g,葛根 15g,甘草 5g。14 剂。

按:突发性耳聋属耳鼻喉科急症,其病因目前尚未完全阐明,可能与微循环障碍、病毒感染、血管痉挛或血液黏滞度改变、圆窗膜破裂、变态反应、代谢性障碍等有关,现临床上多采取改善微循环、营养神经治疗。祖国医学将突发性耳聋称为暴聋。《今古医统·耳证门》云:"耳聋证,乃气道不通,痰火郁结壅塞而成聋也。"突发性耳聋的病因病机,可归纳为风热侵袭,肝火上扰,痰火壅结,气血淤滞,肾精亏损,脾虚湿困。本案突发耳聋,性情急躁,乃肝郁化火,上扰清窍。首诊以柴胡、白芍、郁金疏肝解郁;黄芩、夏枯草、菊花清泻肝火;葛根升清,酒大黄降浊;当归、丹参、川芎、红花、地龙活血通络;钩藤、龙骨、牡蛎平肝潜阳。王老师治疗突发性耳聋,在辨证的基础上,强调化瘀通络,本例治疗过程始终体现了这一思路。后期改以健脾利水,化瘀通络之法。

胰腺脓肿

案庞某,男,62岁。

2005年9月5日来诊。患者主诉反复上腹部疼痛2年半,近2个月加重,反复寒战、发热,伴恶心呕吐。2003年3月患者无明显诱因出现上腹部疼痛,疼痛呈持续性阵发性加重,伴恶心呕吐,生化检查示血尿淀粉酶升高,诊断为急性胰腺炎,经对症治疗后症状缓解。2005年6月17日患者饱食后再次出现上腹部胀痛,放射至后背,伴发热、寒战、恶心呕吐,外院查血淀粉酶2 000U/L,尿淀粉酶8 000U/L,经胃肠减压、抗炎、胰酶、抑制胰腺分泌及对症治疗后症状缓解。2005年9月2日患者再次发热伴寒战,体温最高为38℃,腹胀腹痛,巩膜轻度黄染,腹部CT检查发现胰腺肿大,胰体部可见低密度影,B超提示:上腹部10cm×10cm低回声团,2005年9月5日来诊。查体:体温37.8℃,脉搏120次/min,血压正常,巩膜轻度黄染,心肺听诊无异常,上腹部饱满,腹软,轻度压痛,无肌紧张及反跳痛,移动性浊音阴性,肠鸣音正常。血常规及生化检查:白细胞15.8×10^9/L,中性粒细胞0.794,总胆红素59.4μmol/L,直接胆红素22.1μmol/L,谷草转氨酶、碱性磷酸酶、谷丙转氨酶、天门冬氨酸氨基转移酶均正常,血清总蛋白65.6g/L,白蛋白34.4g/L,血清淀粉酶197U/L,血清脂肪酶488U/L,血沉46mm/h,尿淀粉酶5 342U/L;心电图及胸部X线检查正常。内镜逆行性胰胆管造影术中见胆囊内多发结石影,主胰管狭窄,假性囊肿约10cm×5cm,与主胰管相通,置入鼻胰管引流,抽出褐色脓性液体约80ml,细菌培养有雷白杆菌生长。西医诊断:慢性胰腺炎急性发作、胰腺假性囊肿、胰腺脓肿,予抗生素及支持疗法,病情笃重,请王老师会诊。症见:消瘦,体重下降约15kg,腹胀满,不思饮食,食则痛胀,舌红,苔黄,脉细数。辨证:脾胃湿热。治法:清热化湿。

处方:酒大黄10g,厚朴10g,枳实10g,黄芩10g,郁金10g,柴胡10g,枳壳10g,白芍10g,香附10g,川芎10g,桃仁10g,红花10g,甘草10g。7剂。

二诊:患者体温降至正常,无腹痛,进少许流食,舌红少津,脉细数。

处方:生黄芪20g,酒大黄10g,厚朴10g,枳实10g,黄芩10g,郁金10g,柴胡10g,枳壳10g,白芍10g,香附10g,川芎10g,桃仁10g,红花10g,甘草10g。7剂。

三诊:患者再次出现寒战、发热,体温最高为39℃,鼻胰管引流不畅,内镜下更换鼻胰管,引出大量脓性胰液,中药予清热解毒,活血化瘀,扶正托痈。

处方:生黄芪20g,半枝莲10g,薏苡仁10g,蒲公英20g,紫花地丁20g,黄芩10g,栀子10g,酒大黄10g,厚朴10g,枳实10g,桃仁10g,红花10g,败酱草20g,甘草10g。9剂。

四诊:患者有低热,体温37℃,舌淡红,苔薄黄,脉细数。

处方:黄芪30g,薏苡仁20g,蒲公英10g,紫花地丁10g,栀子10g,酒大黄10g,厚朴10g,枳实10g,桃仁10g,红花10g,败酱草10g,甘草10g。7剂。

五诊:患者体温降至正常,化验各项指标基本恢复正常,进半流质饮食,无不适,舌淡红,苔薄白,脉弦。停用抗生素。

处方:生黄芪10g,黄连10g,黄芩10g,蒲公英10g,紫花地丁10g,败酱草10g,桃仁10g,红花10g,酒大黄10g,薏苡仁30g,青皮15g,红藤15g,炙甘草10g。7剂。

六诊:患者病情稳定,无发热,无腹痛、腹胀,无恶心、呕吐,无身目黄染,可正常进半流食,排便正常,舌质红,有黑苔,脉弦。此为久病伤阴,予活血化瘀,清热解毒,益气滋阴。

处方:生黄芪20g,党参10g,北沙参20g,麦冬20g,五味子10g,黄连10g,黄芩10g,蒲公英10g,紫花地丁10g,败酱草10g,红花10g,鱼腥草10g,桃仁10g,酒大黄10g,薏苡仁30g,青皮15g,红藤15g,甘草10g。7剂。

七诊:患者病情稳定,无明显不适,观其舌苔,黑苔已消失。

处方:生黄芪20g,党参10g,蒲公英10g,紫花地丁10g,败酱草10g,鱼腥草10g,红花10g,桃仁10g,酒大黄10g,薏苡仁30g,青皮15g,炙甘草10g。

八诊:患者无明显不适,体温正常,饮食正常,今日出院,继续口服中药治疗。

九诊:患者无不适,复查腹部B超:胰腺囊肿缩小至2cm×1.6cm大小,脓肿治愈。

按:胰腺脓肿是临床重症,是外科手术的绝对适应证。随着内镜介入技术的开展,王老师首次采用内镜介入引流,依据中医辨证,以通腑泻热、清热解毒、活血化瘀、扶正托痈等多种方法治疗,取得疗效。王老师认为,中医治疗要注意辨证论治,当热毒炽盛而见高热不退,烦躁腹痛时,以大柴胡汤合承气汤加减,通腑泻热,疏肝利胆,化湿解毒;中后期以生黄芪、败酱草、鱼腥草、红花、薏苡仁为主,扶正托痈,祛瘀生新,此组合由《金匮要略》薏苡附子败酱散化裁而来,去附子加生黄芪、红花、鱼腥草,生黄芪为扶正托痈要药,张景岳称其生者可治痈疽。鱼腥草取其清热化湿,解毒排脓之效。根据资料记载,鱼腥草微寒清热解毒,治痰热脓血之痈症;败酱草清热解毒,破血排脓;红花活血祛瘀;药物组合有利于胰腺组织祛腐生新,促进组织修复,脓肿愈合。酒大黄也是本案胰腺脓肿患者从始至终使用最多的药物,酒大黄利胆,抑制胰酶活性,增强胃肠动力,防止细菌移位,改善微循环,对多脏器损害有较好的逆转作用,及早避免、防止多脏器衰竭的发生,有利于提高抢救成功率和降低死亡率。

案 张某,男,78岁。

患者既往有急性胰腺炎病史。2003年10月18日无明显诱因再次出现上腹部剧烈疼痛,伴寒战、发热,体温达38.5℃,在某医院经检查诊断为慢性胰腺炎急性发作,胰腺假性囊肿,经治疗后体温降至正常,但腹部胀痛不减,为进一步行内镜介入治疗于10月27日入院。查体:体温37℃,全身皮肤、巩膜无黄染,腹部压痛,血液分析:白细胞$5×10^9$/L,中性粒细胞0.84,总胆红素59.9μmol/L,直接胆红素32.6μmol/L,谷氨酰转肽酶407U/L,碱性磷酸酶225U/L,谷丙转氨酶、血清淀粉酶、血清脂肪酶均正常;B超见胰头部显示6.6cm×5.7cm的混合回声团,胰尾部显示5.8cm×2.5cm的液性暗区;10月28日行内镜逆行性胰胆管造影检查,见胰头部有囊腔样改变,切开乳头,见大量脓性胰液溢出,用网篮将胆总管内脓栓取出。球囊清理胆总管后,扩张胰管,置入10F胰管支架,并行鼻胆管引流。术后常规给予补液、抗炎、抑制胰酶活性等药物治疗,同时予中医中药治疗,诊见皮肤、巩膜黄染,舌红,苔黄,脉弦。中医辨证:脾胃湿热。治法:清热化湿,活血化瘀。

处方:柴胡10g,黄芩10g,酒大黄10g,败酱草20g,红花10g,川芎10g,桃仁10g,白头翁20g,金银花10g,厚朴10g,枳壳10g,生甘草6g。7剂。

二诊:腹痛腹胀明显减轻,黄疸减退,舌红,苔薄黄,脉弦。

处方:柴胡10g,黄芩10g,酒大黄10g,败酱草20g,红花10g,川芎10g,桃仁10g,白头翁20g,金银花10g,厚朴10g,枳壳10g,生甘草6g。7剂。

三诊:无发热,无腹痛,巩膜无黄染,大便每日1~2次,舌淡红,苔薄黄,脉细弦。复查血总胆红素、直接胆红素降至正常,谷氨酰转肽酶316U/L、碱性磷酸酶180U/L。复查CT囊肿未见缩小。

处方:生黄芪30g,莪术15g,柴胡10g,黄芩10g,酒大黄10g,败酱草20g,红花10g,川芎10g,桃仁10g,白头翁20g,金银花10g,厚朴10g,枳壳10g,生甘草6g。14剂。

四诊:无发热、无腹痛,饮食正常,舌淡红,苔薄黄,脉弦。

处方:生黄芪30g,莪术15g,柴胡10g,黄芩10g,酒大黄5g,败酱草20g,红花10g,薏苡仁20g,川芎10g,桃仁10g,白头翁20g,金银花10g,厚朴10g,枳壳10g,生甘草6g。

五诊:上方加减服用半年,无不适。复查谷氨酰转肽酶、碱性磷酸酶降至正常,复查B超及CT,囊肿已缩小分隔,脓肿治愈。

按：胰腺囊肿是重症胰腺炎的常见并发症，囊肿如合并感染，则形成胰腺脓肿，是外科手术的绝对适应证，死亡率极高。随着内镜介入技术的日臻成熟，内镜胰腺支架置入脓肿引流成为可能，但脓汁易使支架堵塞，且胰腺脓肿的吸收一般需要 2～3 个月的时间，长期使用抗生素，易导致菌群失调或霉菌感染。本案就诊时，胰腺囊肿已合并感染，乳头切开可见脓汁溢出。首诊以清热解毒为主；再诊则以大剂量生黄芪扶正托痈，以莪术软坚散结，加减服用半年，脓肿治愈，免于手术之苦。

胰腺炎

案 王某,女,50岁。

2011年10月初诊。腹痛、腹胀1周,伴有恶心、呕吐,近3天未排便,无排气,舌淡红,苔薄白,脉弦。化验提示:血清淀粉酶330U/L、脂肪酶900U/L。腹部B超:胆总管结石。西医诊断:胆总管结石,胆源性胰腺炎。入院后先行内镜下取石,予抗感染、抑酸治疗,仍腹痛腹胀,脂肪酶持续不降,大便干结,舌红,苔黄腻,脉弦有力。中医诊断:腹痛(肝胆湿热)。治法:清胰利胆通腑。

处方:柴胡10g,白芍20g,酒大黄10g,郁金12g,金钱草30g,黄芩10g,枳实10g,厚朴10g,木香10g,甘草5g。

二诊:服3剂,腹痛、腹胀缓解,大便通畅,舌淡红,苔薄黄,脉弦。化验淀粉酶和脂肪酶均恢复正常。

处方:柴胡10g,白芍20g,酒大黄10g,郁金12g,金钱草20g,莪术10g,黄芩10g,枳实10g,厚朴10g,木香10g,甘草5g。

三诊:服7剂,无腹痛,肝功能正常。康复出院。

按:本案为胆总管结石并发胆源性胰腺炎,腹痛,大便干结,舌红,苔黄腻,乃肝胆湿热之证,腑气不通,以小承气汤加清热利胆之药,方中酒大黄通腑泻热、清肝利胆,可松弛胆胰壶腹括约肌(Oddi括约肌),减轻胰管压力,增加胃肠动力,利于术后造影剂排除,抑制胰淀粉酶、脂肪酶活性,利于内镜逆行性胰胆管造影术术后胃肠功能迅速恢复,预防治疗内镜逆行性胰胆管造影术后胰腺炎的发生;金钱草、郁金清热利胆,金钱草用量宜大,王老师临床用量一般在30~60g;柴胡、白芍疏肝理气;黄芩泻火解毒、止血,抑制纤维蛋白原转化为纤维蛋白,防止内毒素诱发弥散性血管内凝血(DIC);枳实、木香、厚朴行气导滞,促进胃肠功能恢复。该方是王老师治疗急性胰腺炎的基本方剂。

案 乔某,女,36岁。

反复发作性上腹部疼痛伴恶心、呕吐1年余。先后就诊于多家医院,经系统检查,诊断为慢性复发性胰腺炎;曾3次行内镜逆行性胰胆管造影及胰管内支架置入,症状有减轻,但仍有上腹部疼痛,进食后加重,向后肩背部放射,化验血尿淀粉酶均在正常范围。就诊时症见:上腹部胀痛,嗳气,便秘,舌淡红,舌苔薄

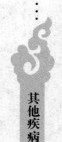

黄,脉弦细。辨证:肝郁气滞。治法:疏肝理气,活血化瘀。

处方:金钱草 20g,茵陈 20g,栀子 10g,酒大黄 10g,厚朴 10g,枳实 10g,莪术 15g,当归 15g,红花 10g,白芍 20g,木香 10g,柴胡 10g,黄芩 10g,生姜 5 片,甘草 5g。

二诊:上方服 7 剂,大便通畅,腹胀大减,但多食则胀,舌淡红,苔薄白,脉弦。

处方:金钱草 20g,茵陈 20g,栀子 10g,酒大黄 10g,厚朴 10g,枳实 10g,莪术 15g,当归 15g,红花 10g,白芍 20g,木香 10g,柴胡 10g,黄芩 10g,鸡内金 10g,佛手 10g,香橼 10g,砂仁 5g,甘草 5g。

三诊:上方服 7 剂,症状消失。原方加丹参 20g 以化瘀通络。连续服用 3 周,症状未再发作。嘱患者忌暴饮暴食,注意饮食调养。

按:王老师擅用疏肝利胆、通腑化瘀法治疗急、慢性胰腺炎。急性胰腺炎以疏肝清热通腑为主,重用生大黄;慢性胰腺炎以疏肝通腑化瘀为主,重用莪术;本例为慢性胰腺炎反复发作,首诊患者大便秘结,气机不畅,予通腑泻热,化瘀通络;再诊腑气已通,食后作胀,故厚朴、木香、佛手、香橼、鸡内金理气消导,症状较快得以控制,同时嘱患者注意饮食调养,是预防复发的关键。

案 李某,男,45 岁。

因上腹部绞痛伴恶心、呕吐 25 个小时来诊。患者 1 天前因大量饮酒后出现上腹部绞痛,伴恶心、呕吐,继之腹痛难忍,逐渐加重。现症:上腹疼痛拒按,身热,口渴,尿赤,舌质红,苔黄腻,脉数。试验室检查:淀粉酶、脂肪酶、C 反应蛋白及血象均升高。CT:胰腺肿大,边缘不清。中医诊断:腹痛(肝胆湿热)。治法:疏肝利胆,泻热通腑。方用柴芩承气汤加减。

处方:柴胡 15g,黄芩 15g,金钱草 30g,大黄 10g(后下),芒硝 10g(冲服),枳实 10g,厚朴 10g,莱菔子 10g,白芍 15g,延胡索 10g,赤芍 15g,川芎 15g。

同时胃肠减压、抑酸、抑酶、抗感染、静脉营养支持治疗。

二诊:服用 3 剂后,患者发热减退,腹痛减轻,大便通,色黄质稀,仍有腹胀,时有恶心、呕吐,舌红,苔薄黄,脉滑数。

处方:柴胡 15g,黄芩 15g,金钱草 20g,大黄 10g(后下),芒硝 5g(冲服),枳实 10g,厚朴 10g,莱菔子 10g,白芍 15g,延胡索 10g,赤芍 15g,川芎 15g,木香 10g,姜半夏 10g,砂仁 5g,甘草 5g。

三诊:上方服 5 剂,腹痛、腹胀消失,无恶心、呕吐,大便每日 3～5 次,均为稀便,时有口干、口渴,舌淡红,苔薄黄,脉弦。

处方:柴胡 15g,黄芩 15g,金钱草 20g,酒大黄 10g,枳实 10g,厚朴 10g,白芍 15g,延胡索 10g,赤芍 15g,川芎 15g,木香 10g,丹参 20g,玄参 15g,石斛 10g,砂仁 3g,甘草 5g。

四诊：上方服 7 剂,无腹痛,复查血尿淀粉酶正常,CT 显示胰腺较前明显缩小。原方继服 7 剂。

按:急性胰腺炎证属中医学"腹痛""脾心痛""结胸"等范畴。该病多由嗜酒、嗜食肥甘厚味,暴饮暴食,导致湿热蕴结,肠腑传导失司,肝胆疏泄失常所致,国人以胆源性胰腺炎居多。此为少阳阳明合病,病位在肝胆和胃肠。王老师喜用柴芩承气汤加减治疗急性胰腺炎,因该方具备了大柴胡汤和大承气汤的共同特征,大柴胡汤证为可下之实证,治疗偏重于阳明;大承气汤所主之痞、满、燥、实,急性胰腺炎也多具备。方中大黄、芒硝峻下热结;枳实、厚朴破瘀滞,消痞满;柴胡、黄芩疏肝利胆,清热解毒;金钱草利湿利胆;赤芍凉血清热;延胡索、川芎活血化瘀;莱菔子行气除胀;白芍缓急止痛。临证加减,攻下有度,慎用苦燥,防其伤阴。王老师认为治疗急性胰腺炎,通腑泻热是关键,芒硝、大黄用量以大便每日 2～3 次为度,禁食患者,以胃管注入。

浮 肿

案 祁某,男,54 岁。

2009 年 12 月 15 日初诊。患者浮肿 3 个月,糖尿病 10 余年,予胰岛素治疗,近半年下肢浮肿(重度)。舌质红,苔薄黄,脉弦。尿常规:尿蛋白(＋＋＋)。辨证:脾气虚弱。治法:健脾利水。

处方:黄芪30g,白术10g,泽泻20g,茯苓10g,大腹皮10g,红花5g,猪苓10g,桑白皮10g,菟丝子10g,山茱萸10g,车前子20g,黄连3g,酒大黄6g,甘草3g。7 剂。

二诊:血糖已控制在正常范围,下肢浮肿明显消退,舌质红,苔薄黄,有灰苔,脉弦。

处方:黄芪30g,白术10g,泽泻20g,茯苓10g,大腹皮10g,红花5g,猪苓10g,桑白皮10g,菟丝子10g,山茱萸10g,车前子20g,黄连3g,酒大黄6g,黄连3g,山药10g,甘草3g。7 剂。

三诊:患者浮肿已完全消退,舌质暗红,苔薄黄灰腻,脉弦。尿蛋白(＋＋＋＋)。

处方:黄芪30g,山茱萸10g,山药10g,菟丝子10g,红花5g,黄连3g,茯苓10g,丹参10g,酒大黄6g,车前子10g,猪苓10g,冬瓜皮15g,泽泻10g,甘草3g。7 剂。

四诊:患者病情稳定,无口干口渴,双下肢无浮肿,化验血糖、尿糖均在正常范围,尿蛋白(＋＋)。以原方加减继服 3 个月,偶有轻度浮肿。

按:人体的水液代谢,肺脾肾起主导作用。肺居上焦,通调水道,下输膀胱;脾居中焦,运化水谷,转输精微;肾居下焦,蒸化水液,主司开阖。三者即可单独为病,亦可相互影响,宣肺、健脾、温肾是水肿病治疗的三个主要环节。该患者脾气虚弱,不能运化水湿,致水邪泛滥,症见神疲,便溏,下肢水肿较甚,治宜健脾利水。脾主运化,为气机升降之枢,三焦决渎之本,王老师认为水肿治疗的核心是调中健脾,脾运则水湿自除,而健脾利水诸药中以黄芪功效最著,如《本经疏证》所云:"黄芪一源三派,浚三焦之根,利营卫之气,故凡营卫间阻滞,无不尽通,所谓源清流自洁也。"即使湿热互结之证,只要有气虚见症,也在分消湿热中伍用黄芪。

案 于某,女,59 岁。

因下肢浮肿 2 个月来诊。既往有高血压病史 5 年,近期血压正常,下肢浮肿,下午加重,晨起好转,睡眠不实,足跟凉,舌暗红,苔白腻,脉沉弦。辨证:脾肾阳虚。治法:温阳健脾利水。

处方:黄芪 20g,桂枝 15g,茯苓 15g,猪苓 15g,白术 15g,泽泻 10g,杏仁 10g,车前草 10g,当归 10g,姜半夏 10g,薏苡仁 15g,夜交藤 15g,川芎 10g,干姜 6g,甘草 5g。7 剂。

二诊:下肢浮肿消退,睡眠好转,足跟凉,舌暗红,苔薄白,脉沉弦。嘱患者规律服用降压药物,监测血压变化。

处方:黄芪 20g,桂枝 15g,茯苓 15g,猪苓 15g,白术 15g,泽泻 10g,杏仁 10g,车前草 10g,当归 10g,姜半夏 10g,薏苡仁 15g,干姜 6g,夜交藤 15g,川芎 10g,杜仲 20g,续断 20g,甘草 5g。7 剂。

三诊:病情稳定,下肢无水肿,睡眠转安,血压平稳,舌淡红,苔薄白,脉弦。

处方:黄芪 20g,桂枝 10g,茯苓 10g,猪苓 10g,白术 15g,泽泻 10g,车前草 10g,当归 10g,姜半夏 10g,薏苡仁 15g,夜交藤 15g,川芎 10g,杜仲 10g,甘草 5g。7 剂。

按:老年高血压患者伴有浮肿较为常见,一般认为与心功能不全有关。王老师治疗此类患者,多从脾肾阳虚论治,因脾肾两脏与水肿之发生最为密切,肾主水,脾主运化水湿,而年老体衰,脾肾功能减弱,久患高血压病者易发生下肢浮肿,温阳健脾利水为常用之法。本案患者下肢浮肿,足跟凉,眠不实,故以五苓散合半夏秫米汤,健脾利水,和胃安神。临床见阳虚重者,也常合用真武汤以温阳利水。

案 孙某,女,26 岁。

下肢浮肿 2 年余。患者近 2 年经常下肢浮肿,反复化验尿常规正常,无肝炎、高血压病史,肝肾功能正常,浮肿在月经期加重,舌淡红,苔薄白,脉沉弦。平素怕冷,有荨麻疹病史。辨证:脾虚湿困。治法:健脾利水。

处方:黄芪 10g,白术 10g,茯苓 10g,猪苓 10g,泽泻 10g,桑白皮 10g,桂枝 6g,当归 10g,车前子 10g,香附 10g,大腹皮 10g,竹叶 10g,甘草 3g。7 剂。

二诊:下肢浮肿减轻,有少许风疹,舌质淡红,苔薄白,脉细弦。

处方:黄芪 10g,防风 10g,白术 10g,泽泻 10g,猪苓 10g,茯苓 10g,桑白皮 10g,大腹皮 10g,车前子 10g,桂枝 6g,川芎 6g,香附 10g,鱼腥草 15g,甘草 6g。7 剂。

三诊:下肢无浮肿,风疹消退,无乏力,舌淡红,苔薄白,脉弦。

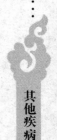

处方:黄芪 10g,防风 10g,白术 10g,泽泻 10g,猪苓 10g,茯苓 10g,桑白皮 10g,桂枝 6g,白芍 10g,川芎 6g,香附 10g,鱼腥草 10g,甘草 6g。继服 14 剂。

按:《景岳全书·肿胀》云:"凡水肿等证,乃脾肺肾三脏相干之病,盖水为至阴,故其本在肾;水化于气,故其标在肺;水唯畏土,故其制在脾。"水肿发病的基本病理变化为肺失通调,脾失转输,肾失开阖,三焦气化不利。处方以五苓散和防己黄芪汤加减,健脾利水。"故凡治肿者必先治水,治水者必先治气",方用黄芪益气补虚,利水消肿;白术健脾运化水湿,又增黄芪固表之功;泽泻、猪苓、车前子、大腹皮利水渗湿;茯苓健脾利水;桂枝、当归温阳化气以助利水;桑白皮入肺经,泻降肺气,通调水道而利水消肿。王老师在治疗水肿病时,在利水的同时十分注重调畅气机,方中香附疏肝气,桑白皮调肺气,桂枝助气化,都取"气行则水行"之意。

案 杨某,男,31 岁。

因两眼睑及双下肢浮肿 1 周来诊。患者 1 个月前因感冒出现发热,咽痛,体温最高 38.5℃,经抗生素治疗后好转。1 周前两眼睑及双下肢出现浮肿,伴腰痛、乏力、头痛、头晕,为求中医治疗来诊。查体:血压 150/95mmHg,舌质红,舌体胖嫩,舌苔黄厚,脉沉弦。尿常规:尿蛋白(+++),红细胞(+++),24h 尿蛋白定量 1g,24h 尿量 1 400ml,尿红细胞形态学畸形率大于 75%,肝肾功能及离子化验正常。诊断为急性肾炎。辨证:阳水(水湿浸渍)。治法:健脾化湿,温阳利水。方用五苓散合五皮饮化裁。

处方:黄芪 30g,猪苓 15g,茯苓 30g,泽泻 20g,白术 20g,桂枝 15g,桑白皮 20g,大腹皮 20g,槟榔 15g,丹参 20g,防己 10g,三七 5g,益母草 20g,甘草 10g。10 剂。

口服硝苯地平缓释片 30mg,每日 1 次。

二诊:服用 10 剂后,浮肿已消,血压 140/90mmHg,头痛头晕缓解,诉腰痛明显,仍乏力,不欲饮食,二便正常,舌质红,舌苔厚腻,脉弦。尿常规:尿蛋白(++),红细胞(++)。

处方:猪苓 15g,茯苓 30g,泽泻 20g,白术 20g,桂枝 15g,黄芪 30g,丹参 20g,防己 10g,三七 5g,益母草 20g,菟丝子 20g,续断 20g,淡附片 10g,甘草 10g。7 剂。

三诊:血压正常,无浮肿,舌淡红,苔薄白,脉弦。

处方:黄芪 30g,猪苓 15g,茯苓 20g,泽泻 20g,白术 20g,桂枝 10g,丹参 20g,防己 10g,益母草 20g,菟丝子 20g,续断 20g,淡附片 10g,甘草 10g。7 剂。

四诊:无浮肿,腰痛缓解,舌淡红,苔薄黄,脉弦。尿常规:尿蛋白(++)。

处方:黄芪 30g,漏芦 20g,丹参 30g,红花 10g,玉米须 30g。

继服3个月,复查尿常规示蛋白转阴。

　　按:中医认为急性肾炎病因不外内、外两端,就内因而言,主要是禀赋不足,后天失养或劳逸不当,导致肺脾肾亏虚致病;外因则外感六淫之邪。主水在肾,制水在脾,调水在肺。《灵枢·水胀》云:"水始起也,目窠上微肿,如新卧起之状,其颈脉动,时咳,阴股间寒,足胫肿,腹乃大,其水已成矣。"《金匮要略·水气病》曰:"诸有水者,腰以下肿,当利小便;腰以上肿,当发汗乃愈。"王老师治疗此类病症常以五苓散合五皮饮合用加减。五苓散出自《伤寒论》,原治太阳病表邪未解,内传太阳之腑,膀胱气化不利之蓄水症;五皮散出自《华氏中藏经》,原治皮水,一身悉肿,是行水消肿通用之方。黄芪、防己二药出自《金匮要略》防己黄芪汤,黄芪补气行水消肿,防己苦寒降泄,行经脉,通腠理,利九窍,利小便,消水肿,二药合参,一升一降,互助互补;大腹皮质轻行散,槟榔质沉降下,二药伍用,相互促进,利水消肿之力倍增;益母草、丹参、三七活血化瘀,止血而不留瘀,《血证论》有"又有瘀血流注亦发肿胀者,乃血变成水之证"之说。二诊水肿已消,腰痛无缓解,其发病机制乃水为阴邪,易伤阳气,导致脾肾阳虚,故加用菟丝子、续断、淡附片温补肾阳,腰痛自愈。最后以王老师治疗肾炎的经验方芦黄参花散(漏芦、黄芪、丹参、红花)加玉米须调治3个月而收全功。

其他疾病

坏死性淋巴结炎

案 刘某,女,36 岁。

2007 年 9 月 27 日初诊。患者主诉颈部疼痛伴发热 10 天入院。患者入院前 10 天无明显诱因出现左侧颈部疼痛,同时发现颈部淋巴结肿大,伴发热,体温最高为 38.6℃,无咽痛、流涕,无周身关节疼痛,无压痛,无咳嗽咯痰,舌红,苔薄黄,脉弦。化验血常规:白细胞 $10.6 \times 10^9/L$,中性粒细胞 0.649,淋巴细胞 0.234,静脉滴注头孢菌素类抗生素治疗症状无缓解,复查血常规:白细胞 $7.8 \times 10^9/L$,中性粒细胞 0.643,淋巴细胞 0.286;颈部超声见双侧颈部有多个实质性低回声团,右侧大者 1.5cm×0.4cm,左侧大者 2.6cm×1.3cm,内可见丰富彩色血流;颈部淋巴结针吸活检提示炎症改变,为进一步治疗来诊。查体:体温 38℃,左侧颈部可触及一约 3cm×2cm 大小的淋巴结,质稍硬,表面光滑,与周围组织无粘连,压痛(+)。诊断:坏死性淋巴结炎。辨证:风温犯肺。治法:清热化痰,消肿散结。

处方:柴胡 20g,白芍 10g,黄芩 10g,姜半夏 10g,党参 10g,干姜 10g,贯众 10g,大青叶 10g,板蓝根 10g,水牛角 10g,夏枯草 10g,当归 10g,赤芍 10g,枳实 10g,苍术 15g,生黄芪 30g,防风 10g,甘草 5g。7 剂。

二诊:患者体温降至正常,颈部疼痛明显缓解,左侧颈部可触及一约 2cm×1cm 大小的淋巴结,质软,表面光滑,与周围组织无粘连,压痛(-),病情缓解,舌淡红,苔薄黄,脉弦。

处方:柴胡 10g,白芍 10g,黄芩 10g,姜半夏 10g,党参 10g,干姜 10g,贯众 10g,大青叶 10g,板蓝根 10g,夏枯草 10g,当归 10g,赤芍 10g,枳实 10g,苍术 15g,生黄芪 30g,羌活 10g,防风 10g,甘草 5g。7 剂。

三诊:颈部淋巴结缩小至黄豆大小,无触痛,舌淡红,苔薄白,脉弦。

处方:柴胡 10g,白芍 10g,黄芩 10g,姜半夏 10g,党参 10g,干姜 10g,夏枯草 10g,当归 10g,赤芍 10g,枳实 10g,苍术 15g,生黄芪 30g,羌活 10g,防风 10g,甘草 5g。14 剂。

随访 3 个月,患者病情稳定。

按:中医认为坏死性淋巴结炎应属"痰毒""风温"范畴。患者平素体虚,腠理不固,外邪由表入里,窜注皮里膜外,壅塞气血经络,气血运行不畅,津液失布,聚而为痰,气滞痰凝,结块而肿;风邪从口鼻而入,侵犯肺卫,肺卫失和而发热,属风热痰毒。王老师认为,本病总属痰毒热盛,治宜清热化痰解毒,消肿散结。小柴胡汤系医圣名方,清热疏肝,现代药理学研究其具有抗炎、抗病毒作用。生黄芪益气固表,扶正祛邪;防风、羌活发表散风;柴胡配黄芩疏散少阳半表半里之邪而退热;板蓝根、大青叶、贯众、夏枯草、水牛角清热解毒,消痈散结;枳实、苍术化痰软坚,消核散结;当归、赤芍活血,有助核散;甘草扶胃解毒,调和诸药。

案 李某,女,48岁。

2005年8月14日初诊。患者颈部疼痛伴发热半个月,体温波动在38℃左右,最高为38.6℃,偶有畏寒、头痛,同时发现颈部淋巴结肿大疼痛,有触痛,口苦,无咳嗽咯痰,大小便正常,化验血常规:白细胞$9.6×10^9$/L,中性粒细胞0.704,淋巴细胞0.324,静脉滴注抗生素治疗症状无缓解,为进一步治疗来诊。复查血常规:白细胞$8.8×10^9$/L,中性粒细胞0.693,淋巴细胞0.296;颈部超声见双侧颈部有多个实质性低回声团,右侧1.8cm×0.5cm,左侧大者2.4cm×1.3cm,内可见丰富彩色血流;颈部淋巴结针吸活检提示炎症改变。查体:体温38℃,颈部可触及肿大淋巴结,质硬,表面光滑,有触痛,舌红,苔薄黄,脉数。西医诊断:坏死性淋巴结炎。辨证:风温上犯,痰毒互结。治法:清热解毒,化痰散结。

处方:柴胡15g,白芍20g,黄芩10g,夏枯草10g,姜半夏10g,贯众10g,大青叶20g,板蓝根20g,党参10g,鱼腥草20g,桂枝10g,甘草10g。停用抗生素。

二诊:上方服7剂,颈部疼痛减轻,体温降至37.8℃,舌红,苔薄黄,脉弦。

处方:柴胡10g,白芍10g,赤芍10g,浙贝母10g,川贝母10g,黄芩10g,夏枯草10g,姜半夏10g,贯众10g,大青叶20g,板蓝根20g,党参10g,鱼腥草20g,桂枝10g,甘草10g。

三诊:上方服7剂,体温正常,颈部淋巴结明显缩小,舌淡红,苔薄黄,脉弦。

处方:柴胡10g,党参10g,白芍10g,赤芍10g,浙贝母10g,川贝母10g,黄芩10g,夏枯草10g,姜半夏10g,党参10g,鱼腥草20g,桂枝10g,牡蛎3g,甘草10g。

四诊:上方服7剂,病情稳定,颈部淋巴结缩小至1.0cm大小。患者要求带药出院治疗。

按:坏死性淋巴结炎与病毒感染有关,其主要症状是颈部淋巴结肿大疼痛,伴发热,颈部淋巴结针吸活检提示炎症改变,抗生素治疗无效。本案患者发热半个月,畏寒、头痛、口苦,属小柴胡汤证,全程以柴胡桂枝汤加减,如酌加贯众、大青叶、板蓝根、鱼腥草、浙贝母、川贝母、牡蛎等清热解毒,化痰散结之品,助淋巴结肿痛消退。

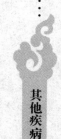

月经不调

案 王某,女,27 岁。

2009 年 12 月 14 日初诊。患者月经不调年余,月经后期,一般延期一周,形体偏瘦,睡眠不实,心悸,体重无变化,舌质淡红,苔薄白,脉细数。甲状腺功能正常。辨证:肝肾不足,心血失养。治法:补益肝肾,养血安神。

处方:柴胡 10g,黄芪 20g,党参 10g,麦冬 10g,五味子 6g,陈皮 10g,当归 10g,丹参 20g,龙骨 20g,牡蛎 20g,炒酸枣仁 10g,知母 10g,黄连 3g,白术 10g,茯苓 10g,炙甘草 5g。14 剂。

二诊:患者月经按期而至,睡眠不安,仍心悸。舌淡红,苔薄白,脉细。

处方:炒酸枣仁 20g,知母 10g,川芎 6g,茯苓 10g,黄连 3g,龙骨 20g,牡蛎 20g,丹参 30g,当归 10g,白芍 10g,苦参 10g,甘草 5g。14 剂。

三诊:心悸好转,体重增加,舌淡红,苔薄白,脉细。

处方:柴胡 10g,炒酸枣仁 20g,知母 10g,川芎 6g,茯苓 10g,龙骨 20g,牡蛎 20g,琥珀粉 3g,丹参 30g,当归 10g,白芍 10g,苦参 10g,甘草 5g。14 剂。

四诊:月经周期正常,偶有心悸、心烦,月经期明显,舌质红,苔薄白,脉细数。

处方:柴胡 10g,党参 10g,生地黄 10g,当归 10g,白芍 10g,黄芩 10g,丹参 10g,炒酸枣仁 10g,五味子 6g,龙骨 20g,牡蛎 20g,香附 10g,川芎 10g,甘草 5g。

嘱患者每次月经前 1 周服用 10 剂,连服 3 个月。随访半年,月经规律,经量正常,无心悸,睡眠正常。

按:月经后期的病因,主要是七情所伤或先天肝肾不足,劳倦过度,使脏气受损,气血失调。或气血亏少,或血为寒凝;或精神抑郁,气滞血郁。本例乃肝肾不足,首诊以疏肝健脾,滋补肝肾入手,月经来后,仍有心悸失眠,以酸枣仁汤加减,养血安神,取效后,以疏肝健脾,养血安神,每月服用 10 天。王老师治疗经期腹痛患者,一般让患者经前 1 周服药 10 天,连服 3～5 个周期,既方便患者服用,又有较好疗效。

案 王某,女,42 岁。

精神紧张,月经量少 3 个月。刻下情志不畅,腰酸,月经量少,经期腹痛,时有潮热,舌尖红,苔薄白,脉沉细。辨证:肝郁血虚。治法:疏肝健脾,养血活血。

处方：柴胡 15g，桂枝 15g，白芍 15g，川芎 10g，菟丝子 10g，当归 10g，黄芪 10g，党参 10g，鳖甲 20g，香附 15g，杜仲 20g，续断 20g，鸡血藤 10g，熟地黄 10g，玄参 20g，地骨皮 20g，甘草 5g。14 剂。

二诊：月经正常，无腹痛，仍有潮热，舌淡红，苔薄白，脉沉。

处方：柴胡 15g，桂枝 15g，白芍 15g，川芎 10g，菟丝子 10g，当归 10g，黄芪 10g，党参 15g，鳖甲 20g，香附 15g，杜仲 15g，续断 15g，鸡血藤 15g，熟地黄 20g，玄参 20g，地骨皮 15g，菊花 10g，夏枯草 10g。14 剂。

三诊：无潮热，舌淡红，苔薄白，脉细。

处方：柴胡 10g，白芍 10g，黄芩 6g，当归 10g，香附 10g，川芎 10g，生地黄 10g，地骨皮 10g，菟丝子 10g，鸡血藤 15g，续断 10g，甘草 5g。

嘱患者每月月经前服用 10 剂。连服 3 个月，随访经期无腹痛。

按：女性月经与五脏关系密切，特别是肝、脾、肾三脏，其中，肝具有藏血和调节血量的功能，而胞宫的行经以血为用；《素问·奇病论》曰"胞络者，系于肾"，说明肾与胞宫通过经络联系；肾主精，精生血，为胞宫行经提供物质基础；脾主运化，为气血生化之源，为后天之本，为胞宫的行经提供物质基础。王老师治疗妇科月经不调多从肝论治，同时兼顾脾肾，将疏肝健脾、补肾养血、活血融于一方之中。本案月经量少，患者所用之方是王老师多年总结的经验方，临床中多在此方基础上加减，均能获得满意疗效。

案 王某，女，38 岁。

月经持续 1 个月，淋漓不止，头晕心悸，有子宫肌瘤病史。诊见：贫血貌，舌淡，苔薄黄，脉细数。中医诊断：崩漏（冲任不固，气血两虚）。治法：补气养血，凉血止血。

处方：红参 20g，黄芪 30g，升麻 10g，白术 15g，茯苓 10g，炒黄芩 10g，杜仲 10g，续断 10g，菟丝子 10g，仙鹤草 20g，茜草 10g，地榆 10g，香附 10g，云南白药 1g（冲），炮姜 10g，甘草 5g。7 剂。

二诊：月经已止，头晕好转，动则心悸，舌淡，苔薄白，脉细。

处方：党参 10g，黄芪 30g，升麻 10g，白术 15g，茯苓 10g，杜仲 10g，续断 10g，菟丝子 10g，香附 10g，炮姜 10g，鸡血藤 20g，当归 10g，甘草 5g。7 剂。

三诊：无头晕心悸，面色转润，舌淡红，苔薄白，脉细。

处方：党参 10g，黄芪 20g，升麻 10g，白术 15g，茯苓 10g，杜仲 10g，熟地黄 10g，续断 10g，菟丝子 10g，香附 10g，炮姜 10g，鸡血藤 20g，当归 10g，甘草 5g。7 剂。

按：患者子宫肌瘤多年，平时月经量多，此次月经持续 1 个月不止，现崩漏之象。王老师治疗崩漏，重在益气摄血，不过用收涩。首诊以归脾汤加减，重用红参、黄芪；升麻补气升提；杜仲、续断、菟丝子加固冲任；炒黄芩、仙鹤草、茜草、地榆、云南白药凉血止血，药仅 7 剂，流血停止。再诊去凉血止血之品，以益气养血，补肾调经，缓图。

案 李某，女，29 岁。

2009 年 1 月 10 日初诊。患者平素月经不调，周期不定，经量少，婚后 5 年未孕，无腹痛。舌淡红，苔薄白，脉弱。西医诊断为无排卵不孕。辨证：肾阳不足。治法：补肾暖宫，活血化瘀。

处方：熟地黄 10g，川芎 6g，当归 10g，红花 5g，白术 10g，黄芪 10g，黄精 15g，菟丝子 10g，续断 10g，杜仲 10g，肉桂 3g，鸡血藤 15g，香附 10g，紫石英 15g，炙甘草 5g。14 剂。

二诊：患者月经按期而至，但未受孕，用西药促排卵未见效，无不适。

处方：熟地黄 10g，蛇床子 10g，当归 10g，黄精 15g，枸杞子 10g，川芎 6g，鸡血藤 15g，菟丝子 10g，杜仲 10g，肉苁蓉 10g，香附 10g，炙甘草 3g，红花 5g，山药 10g，丹参 20g。

三诊：患者无不适，二便正常，舌质淡红，苔薄白，脉弱。

处方：熟地黄 10g，当归 10g，黄精 15g，枸杞子 10g，川芎 6g，鸡血藤 15g，山药 10g，菟丝子 10g，杜仲 10g，肉苁蓉 10g，香附 10g，炙甘草 3g，红花 5g，丹参 20g，黄芪 20g，山茱萸 15g。加减服用 3 个月。

2009 年 6 月患者怀孕。

按：无排卵不孕是排卵功能障碍，是由于下丘脑—垂体—卵巢性腺轴之间功能失调所致。王老师认为，西医学中的卵子乃中医之肾所藏的先天之精，即生殖之精，是妇女在肾气盛，天癸至，任脉通，冲脉盛时发育成熟的。卵子源于先天之精，但必须依赖后天之精的滋养才能发育成熟。肝肾同源，肾主生殖又与肝之疏泄有关，为天癸之源，冲任之本，故不孕与肾脾肝关系密切，但以肾虚为主。月经后补肾暖宫，填精种子；经期调冲理血，活血化瘀。首诊方中紫石英甘温，入心、肝经，温肾暖宫；菟丝子气味平和，既可补阳，又能益阴，温而不燥，补而不滞，能温养肝肾，调补冲任；熟地黄入肝肾经，滋阴补血，益精填髓；当归入心、肝、脾经，补血活血调经，与熟地黄合用，动静结合，补血调血，使血充精足而养血调经；黄芪、白术健脾，水谷之精养先天之精；枸杞子入肝、肾经，生精填髓补肾阴；三药相合使肾精充盛，促使卵泡发育成熟。二诊时酌加丹参，丹参入心、肝经，其味苦降泄，入肝经血分而善活血通经，为妇科要药；香附入肝、三焦经，善走能守，畅行三焦，下走肝肾而利腰膝，药性平和，为疏肝调经要药，二药相伍，能活血理气调经，旨取其"气行血行""静中有动"之意，且其活血化瘀的作用可改善卵巢周围的血液循环，促使成熟卵子排出。全程遣方用药使肾阳振复，胞宫得温，精血充足，冲任得养，月经正常而受孕。

口 疮

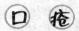刘某,女,67 岁。

反复发作口腔溃疡 5 年。症见:口腔溃疡,肛门、会阴无溃疡,无便血,无发热,舌尖两处 0.6cm×0.8cm 大小溃疡,二便正常,舌红少津,苔薄黄,脉弦数。辨证:阴津亏损,虚火上扰。治法:养阴生津清热。

处方:玄参 30g,生地黄 20g,北沙参 20g,麦冬 20g,天花粉 15g,黄芩 10g,白术 10g,肉桂 10g,儿茶 10g,地骨皮 10g,青黛 3g,甘草 10g。

二诊:前方连服 10 剂,一处溃疡愈合,舌尖红,苔薄白,脉弦。

处方:玄参 30g,生地黄 20g,北沙参 20g,麦冬 20g,天花粉 15g,黄芩 10g,白术 10g,肉桂 10g,儿茶 10g,地骨皮 10g,菊花 10g,川芎 10g,红花 10g,石斛 15g,玉竹 15g,生甘草 6g。7 剂。

三诊:口腔溃疡完全愈合,舌淡红,苔薄白,脉弦。

处方:玄参 20g,生地黄 20g,北沙参 20g,麦冬 20g,天花粉 15g,白术 10g,肉桂 10g,地骨皮 10g,菊花 10g,川芎 10g,红花 10g,石斛 15g,生甘草 6g。7 剂。

按:本案患者老年女性,病程日久,阴虚内热致口舌生疮反复发作,此一类型临床较为常见。王老师治疗多用甘凉清润,少用苦寒,方以玄参、生地黄、北沙参、麦冬、天花粉、黄芩、地骨皮养阴生津清热;青黛、儿茶为治疗口舌生疮经验用药;肉桂引火归元;诸药合用,共奏养阴生津清热之功。二诊时患者一处溃疡愈合,效不更方,据"久病入络""久病入血"之说,加川芎、红花活血化瘀而收功。治疗口腔溃疡,王老师喜用活血化瘀之法,据他临床观察,口腔溃疡初期与血管痉挛有关。

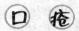胡某,男,56 岁。

患者反复口舌生疮 6 年余,多以劳累,精神紧张为诱因。近 1 个月无明显诱因口舌多发溃疡,自服维生素 B_2 无好转,且影响进食,近半年时有五心烦热,夜间睡眠差,常常夜梦纷纭,口眼干燥,舌质嫩红,苔少而干,脉沉细。辨证:阴虚火旺。治法:滋阴降火。

处方:生地黄 10g,北沙参 20g,麦冬 10g,酸枣仁 10g,黄柏 10g,地骨皮 10g,白术 10g,菊花 10g,牛膝 15g,知母 10g,杜仲 10g,生甘草 10g。

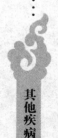

二诊：服 7 剂，口腔溃疡明显好转，五心烦热消失，无明显口干、眼干，仍夜梦繁多而影响睡眠，食纳不佳，且时有乏力，舌质红，苔薄白，脉细。

处方：生地黄 10g，北沙参 20g，麦冬 10g，酸枣仁 10g，黄柏 10g，地骨皮 10g，白术 10g，牛膝 15g，知母 10g，菊花 10g，五味子 10g，琥珀粉 3g，甘草 6g。

三诊：服 14 剂，口疮尽愈，夜眠转佳，唯感乏力，舌淡红，苔薄白，脉细。

处方：西洋参 10g，生地黄 10g，北沙参 20g，酸枣仁 10g，玄参 20g，地骨皮 10g，白术 20g，茯苓 10g，生甘草 6g。7 剂。

按：王老师认为口舌生疮，无外乎火邪上炎，火有实火和虚火之分，实火多为脾胃之火，虚火则为心肾之火。该患者五心烦热，失眠多梦，苔少而干，乃阴虚火旺之象，当属虚火，治疗遵循"壮水之主，以制阳光"之法，首诊以生地黄、北沙参、麦冬滋阴；玄参、黄柏、地骨皮、知母、菊花泻火；杜仲、牛膝平补阴阳；酸枣仁养心安神；全方滋阴而不寒，并适时于三诊时口疮尽愈后加茯苓、白术等顾护脾胃，是王老师治疗口疮的一大特点。

案 李某，女，32 岁。

患者反复口腔溃疡 2 年余，几乎反复不断，不敢进食冷热及酸辣食物，十分苦恼，口服 B 族维生素及清热泻火中药无效，二便正常，口苦口干，舌红，苔薄黄根腻，脉弦。辨证：脾胃湿热。治法：健脾化湿清热。

处方：生黄芪 10g，茯苓 10g，白术 10g，薏苡仁 20g，竹茹 10g，黄芩 6g，菊花 10g，葛根 10g，丹参 10g，川芎 10g，红花 10g，牛膝 10g，肉桂 6g，甘草 10g。7 剂。

二诊：口腔溃疡好转，有痛经史，舌红，苔薄黄，脉弦。

处方：生黄芪 10g，茯苓 10g，白术 10g，薏苡仁 20g，香附 10g，儿茶 6g，黄芩 6g，菊花 10g，葛根 10g，丹参 10g，川芎 10g，红花 10g，牛膝 10g，肉桂 6g，甘草 10g。7 剂。

三诊：仅舌尖尚有一处溃疡，仍口干，舌淡红，苔薄黄，脉弦。

处方：生黄芪 10g，北沙参 10g，麦冬 20g，丹参 20g，石斛 10g，红花 10g，白术 10g，玄参 10g，肉桂 6g，香附 10g，当归 10g，甘草 6g。14 剂。

四诊：口腔溃疡完全愈合，月经无腹痛，舌淡红，苔薄白，脉弦。

处方：白术 10g，茯苓 10g，丹参 10g，红花 10g，玄参 10g，北沙参 10g，当归 10g，香附 10g，菊花 10g，肉桂 5g，甘草 5g。14 剂。

随访 2 个月无复发。

按：口疮多因脾胃郁热或湿热循经上熏所致，治法以清热、解毒、渗湿为主。但反复发作，不易愈合者，王老师多从健脾、引火归原治之。正如《本草备要》所云："凡口疮用凉药不效者，乃中气不足，虚火上炎。宜用反治之法，参、术、甘草补土之虚，干姜散火之标。甚则加附子，或嚼官桂，引火归原。"本案首诊以生黄芪、白术、茯苓、薏苡仁、竹茹健脾化湿；黄芩、菊花清热；葛根升清；肉桂、牛膝引火归原；丹参、川芎、红花活血；湿热退后，口干明显，二诊时酌加北沙参、麦冬、石斛滋养脾阴；最后以健脾、滋阴、活血善后，防止复发。

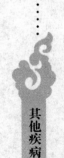

干燥综合征

案 毕某,女,59岁。

2010年2月10日初诊。因口干,咽干,无泪,在外院诊断为干燥综合征,病史5年余,间断治疗,症状时好时坏。症见口干,咽干,唾液少,吃馒头等固体食物感觉费力,舌红少津,苔薄白,脉细。辨证:肺胃阴虚。治法:滋阴和胃。

处方:生地黄20g,北沙参20g,麦冬20g,石斛10g,玉竹10g,当归15g,枸杞子20g,黄精10g,百合10g,乌药10g,五味子10g,乌梅10g,甘草10g。7剂。

二诊:口干、咽干症状减轻,吞咽不畅,舌红少津,苔薄白,脉细。

处方:生地黄20g,北沙参20g,麦冬20g,石斛10g,玉竹10g,当归15g,枸杞子20g,黄精10g,百合10g,乌药10g,五味子10g,乌梅10g,天冬20g,佛手10g,香橼10g,甘草6g。14剂。

三诊:无口干,吞咽顺畅,舌淡红,苔白,脉细有力。

处方:生地黄20g,北沙参20g,麦冬20g,石斛10g,玉竹15g,当归10g,枸杞子10g,黄精10g,百合10g,乌药10g,五味子10g,乌梅10g,天冬10g,佛手10g,香橼10g,甘草6g。14剂。

四诊:病情稳定,偶有口干,饮食正常,舌淡红,苔薄白,脉弦。

处方:玄参20g,北沙参20g,麦冬20g,石斛10g,玉竹15g,枸杞子10g,黄精10g,百合20g,乌药10g,五味子10g,天冬10g,佛手10g,香橼10g,甘草6g。14剂。

按:干燥综合征是一种以侵犯泪腺和唾液腺等外分泌腺,具有高度淋巴细胞浸润为特征的弥漫性结缔组织病,最常见的症状是口、眼干燥,且常伴有内脏损害出现多种临床表现。本案患者以口干、眼干、吞咽不适为主,参以舌苔、脉象,中医辨证为肺胃阴虚,胃失和降,以益胃汤、百合乌药散加减,重在养阴,润降胃气;理气药二诊时选用佛手、香橼,药性平和,防止过燥伤阴。

案 刘某,女,56岁。

因口干、咽干,在外院诊断干燥综合征8年,曾服用激素治疗,症状好转后停用。近1个月口干,关节疼痛,化验血沉70mm/h,舌红少津,苔薄黄,脉细。辨证:肝肾阴虚,脉络瘀阻。治法:滋补肝肾,活血通络。

处方：西洋参 10g,生地黄 10g,北沙参 10g,麦冬 20g,知母 10g,黄柏 10g,当归 10g,枸杞子 20g,黄精 10g,桑枝 10g,木瓜 10g,白芍 20g,秦艽 10g,豨莶草 10g,地龙 10g,生甘草 10g。

二诊：服 14 剂,口干好转,关节仍疼痛,舌红,苔薄黄,脉细。

处方：西洋参 10g,生地黄 10g,北沙参 10g,麦冬 20g,知母 10g,黄柏 10g,当归 10g,枸杞子 20g,黄精 10g,桑枝 10g,木瓜 10g,白芍 20g,秦艽 10g,豨莶草 10g,地龙 10g,熟地黄 10g,川芎 10g,生甘草 10g。

三诊：服 14 剂,关节疼痛明显好转,仍口干,舌红,苔薄黄,脉细弦。

处方：西洋参 10g,生地黄 10g,北沙参 10g,麦冬 20g,知母 10g,黄柏 10g,当归 10g,枸杞子 20g,黄精 10g,桑枝 10g,木瓜 10g,白芍 20g,秦艽 10g,豨莶草 10g,地龙 10g,熟地黄 10g,川芎 10g,女贞子 10g,墨旱莲 10g,生甘草 10g。

四诊：服 14 剂,关节疼痛缓解,时有口干,舌红,苔薄白,脉弦细。

处方：生地黄 10g,北沙参 10g,麦冬 30g,石斛 10g,玉竹 10g,天冬 10g,黄精 15g,女贞子 10g,墨旱莲 10g,桑枝 10g,知母 10g,生甘草 6g。

五诊：上方加减继服 3 个月,偶有口干,无关节痛,化验血沉 40mm/h。

按：干燥综合征除口干、眼干、吞咽困难等症状外,也有患者伴有关节疼痛,该患关节疼痛不属于风寒湿痹,患者口干、眼干,舌红少津,关节疼痛,应属于血痹虚劳范畴,故治疗上滋补肝肾,清热和营,化瘀通络。干燥综合征病程缠绵,王老师以生脉散、益胃汤、二至丸组合,加黄柏、知母、桑枝、木瓜,用药甘凉濡润,通络和营,治疗长达半年之久,固本缓图。

案 李某,女,54 岁。

2007 年 8 月 22 日初诊。患者 2004 年因口干、眼干,食固体食物受阻,被当地三甲医院诊断为干燥综合征。近期症状加重,咽干,吞咽费力,眼干,舌红,呈镜面舌,脉细。辨证：肝肾阴虚。治法：滋补肝肾。

处方：西洋参 5g,北沙参 20g,麦冬 30g,玉竹 10g,天花粉 10g,天冬 20g,女贞子 10g,墨旱莲 10g,生地黄 10g,石斛 10g,佛手 10g,香橼 10g,黄精 15g,甘草 10g。10 剂。

二诊：症状同前,镜面舌,有裂纹,脉细弦。

处方：西洋参 10g,北沙参 30g,麦冬 30g,天冬 10g,天花粉 10g,玉竹 10g,女贞子 10g,生地黄 10g,黄精 15g,玄参 15g,知母 10g,石斛 20g,甘草 10g。

三诊：患者口干、眼干好转,吞咽较前顺畅,舌质红,少津,脉弦。

处方：生地黄 10g,北沙参 20g,麦冬 30g,石斛 10g,玉竹 10g,天冬 10g,黄精 15g,女贞子 10g,墨旱莲 10g,知母 10g,百合 10g,乌药 10g,甘草 10g。

四诊：患者无口干,饮食基本正常,舌红有裂纹,脉细。

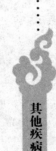

处方：生地黄10g，北沙参20g，麦冬30g，石斛10g，玉竹10g，天冬10g，佛手10g，香橼10g，黄精15g，女贞子10g，墨旱莲10g，百合10g，乌药10g，甘草10g。

上方加减服用3个月，口干、眼干症状基本缓解，仍间断口服中药治疗。

按：干燥综合征的病因分内因、外因，内因为先天禀赋不足，肝肾阴精亏虚，后天为脾胃受损，气血精液不足，导致阴津亏耗，不能濡润脏腑、四肢百骸；外因为反复感受燥邪，或嗜食辛香炙煿、膏粱厚味，或过多服用燥热药物，积热酿毒，灼伤津液，化燥而成。总以气阴两虚为本，燥热瘀血互结为标。治疗上王老师强调养阴、益气、通络。首诊所用方剂是王老师治疗干燥综合征的基本方，从滋补肝肾入手，甘凉濡润而不苦寒，百合乌药散(百合、乌药)润降胃气，干燥综合征伴有吞咽不顺者尤宜。

贝赫切特综合征

案 高某,男,42岁。

2010年3月17日初诊。患者述反复口腔溃疡5年余,会阴部有时溃疡,血沉快,有针刺反应,两耳郭皮疹样改变,局部增厚,无便血,无发热,于外院诊断为贝赫切特综合征,予沙利度胺等治疗,近期口腔溃疡、会阴部溃疡,舌质红,苔薄白,脉弦。辨证:肝经湿热。治法:清热利湿。

处方:生黄芪30g,青黛3g,土茯苓10g,儿茶3g,生地黄10g,白花蛇舌草10g,地肤子10g,白术10g,当归10g,赤小豆15g,金银花30g,玄参20g,赤芍10g,生甘草10g。7剂。

二诊:患者服药后无明显不适,舌红有裂纹,苔薄白,脉细。

处方:生黄芪30g,青黛3g,土茯苓10g,儿茶3g,生地黄10g,白花蛇舌草10g,地肤子10g,白术10g,当归10g,赤小豆15g,金银花20g,玄参20g,赤芍10g,麦冬10g,水牛角10g,生甘草10g。14剂。

三诊:两耳郭皮疹明显好转,口腔溃疡减少,舌红,苔薄白,脉细。

处方:生黄芪30g,青黛3g,土茯苓10g,生地黄10g,白花蛇舌草10g,地肤子10g,茯苓20g,桃仁10g,白术10g,当归10g,金银花20g,玄参20g,赤芍10g,麦冬10g,甘草10g。

四诊:口腔溃疡愈合,舌红,苔薄白,脉细。

处方:生黄芪30g,青黛3g,土茯苓10g,生地黄10g,白花蛇舌草10g,地肤子10g,白术10g,当归10g,茯苓10g,桃仁10g,红花10g,玄参20g,赤芍10g,麦冬10g,甘草10g。

上方加减服用,随访半年。偶有口腔溃疡,无会阴部溃疡,两耳郭皮肤变软。

按:贝赫切特综合征是一种以血管炎为病理基础的慢性多系统自身免疫性疾病,主要表现为口腔溃疡、生殖器溃疡、眼色素膜炎等,临床表现多变,多数医家都将其归于中医学之"狐惑"病。病机为"湿热邪毒内蕴",多从"清热解毒"治疗。王老师中西合参,认为"免疫异常"是其基本病机,"血管炎"是其主要病理变化,治疗以解毒除湿,活血通络为法。本例组方以"四妙勇安汤合赤小豆当归

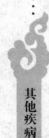

散"为主方化裁而来,主要有甘草、金银花、玄参、当归、赤小豆、儿茶、生黄芪等组成。四妙勇安汤有改善周围循环、降低毛细血管通透性、消炎、调节免疫的作用,能明显降低炎性组织中前列腺 E_2 的含量;金银花提取物能明显抑制 T 细胞活化和增殖。玄参所含的环烯醚萜类能促进体液免疫和巨噬细胞功能,这有助于其抗感染,可能是其"解毒、消痈肿"的药理基础之一;赤小豆可活血解毒;当归降低血管通透性,促进抗原及免疫复合物的清除,对各种致炎因子引起的急慢性炎症均有显著的抑制作用。王老师认为重用甘草,一则可解毒;二则甘草本身含类固醇激素,有良好的调节免疫、抑制炎症作用;三则可改善微循环;儿茶可去积滞,是治疗口腔溃疡要药。组方虽药味不多,但既符合中医辨证又符合现代药理,中医讲清热解毒,活血通络,西医讲调节免疫,抑制炎症,改善微循环也。

案 张某,男,26 岁,在校大学生。

因白血病在当地医院血液科住院化疗,病情好转。拟行骨髓移植,突发腹痛,脓血便,每日 4~5 次,肠镜见结肠多处溃疡,医院考虑化疗损伤所致,遂停化疗药物,但便血不止,请王老师会诊。症见:面色不华,舌质红,有多个溃疡,脉细数。考虑肠道溃疡,非化疗所致,据患者口腔多处溃疡,脓血便,诊断为白血病合并贝赫切特综合征合并肠道出血,给予沙利度胺口服。中医诊断:便血(脾虚,热毒内蕴)。治法:健脾益气,清热化湿。

处方:黄芪 10g,炒白术 15g,薏苡仁 15g,苍术 15g,苦参 10g,青黛 3g,茯苓 10g,败酱草 20g,白头翁 10g,地榆 10g,干姜 10g,肉桂 10g,白芍 10g,甘草 10g。

二诊:上方服 14 剂,患者每日大便 2~3 次,偶有血,舌淡红,苔黄,脉细弦。

处方:黄芪 10g,炒白术 15g,薏苡仁 15g,苍术 15g,苦参 10g,青黛 3g,茯苓 10g,败酱草 10g,白头翁 10g,地榆 10g,干姜 10g,肉桂 10g,白芍 10g,当归 10g,川芎 10g,红花 10g,甘草 10g。

三诊:上方 14 剂,口腔溃疡愈合,大便正常,无脓血,舌淡红,苔薄白,脉弦。

处方:黄芪 20g,炒白术 10g,薏苡仁 20g,苍术 10g,青黛 3g,茯苓 10g,败酱草 10g,白头翁 10g,地榆 10g,干姜 10g,肉桂 10g,当归 10g,川芎 10g,红花 10g,甘草 10g。

四诊:上方加减服用 2 个月,大便正常,复查肠镜溃疡愈合。患者遂行骨髓移植,白血病治愈,随诊,大便正常。

按:贝赫切特综合征是以眼部、口腔、生殖器的炎症及溃疡为主要临床表现,并伴有皮肤、血管、中枢神经、消化道及关节等全身多系统损害的一种慢性疾病。目前现代医学对此病的病因尚不清楚,认为可能是一种自身免疫性疾病。此病经久难愈,与中医狐惑病类似。因该病往往有多个脏器受累,如果不将几个系统疾病联系起来分析,极易误诊。贝赫切特综合征有肠道溃疡时,其肠道黏膜病变及临床症状与溃疡性结肠炎十分相似,因此王老师采用与溃疡性结肠炎相同的治法,异病同治。本案患者白血病合贝赫切特综合征,十分少见,患者白血病化疗正气早已虚损,大便脓血,乃气血已虚,正虚邪恋,故治采用黄芪、炒白术、薏苡仁、苍术、茯苓、干姜、肉桂、甘草健脾温中,化湿以扶正;苦参、青黛、败酱草、白头翁、地榆清热解毒以祛邪;当归、川芎、红花活血通络。肠道溃疡较快治愈,患者得以顺利进行骨髓移植。

案 王某,女,36岁。

1年前因腹痛、便脓血1个月,经结肠镜检查示左半结肠广泛充血、糜烂、溃疡,诊断为溃疡性结肠炎,治疗后好转,后出现发热,关节疼痛,皮肤脓肿,会阴溃疡,诊断为贝赫切特综合征。服用激素治疗,体温正常,关节疼痛好转,大便每日3~4次,有脓血,皮肤脓肿未愈。因服激素,面目浮肿,自行将激素减量,脓血便加重,每日4~5次,伴腹痛,请中医会诊。症见:面红,颜面轻度浮肿,颈部皮肤化脓感染,舌质红,苔薄黄,脉弦。辨证:脾气虚弱,大肠湿热。治法:清热解毒,健脾益气,化湿通络。

处方:黄芪20g,薏苡仁30g,苦参10g,青黛3g,炒白术20g,苍术15g,金银花10g,败酱草20g,白头翁20g,川芎10g,鱼腥草15g,甘草10g。14剂。

二诊:患者大便每日3~4次,脓血便明显减少,下肢略浮肿,舌质红,苔薄黄,脉弦。

处方:黄芪20g,薏苡仁30g,苦参10g,青黛3g,炒白术20g,苍术15g,金银花10g,败酱草20g,白头翁20g,川芎10g,鱼腥草15g,茯苓10g,猪苓10g,车前子10g,甘草10g。14剂。

三诊:患者大便每天2~3次,无脓血,舌红,苔薄白,脉弦。泼尼松减至10mg。

处方:黄芪20g,薏苡仁30g,苦参10g,青黛3g,炒白术20g,苍术15g,金银花10g,败酱草20g,白头翁20g,川芎10g,鱼腥草15g,茯苓10g,猪苓10g,车前子10g,红花10g,桃仁10g,桂枝10g,甘草10g。14剂。

四诊:大便正常,皮肤溃疡愈合,舌淡红,苔薄白,脉弦。泼尼松减至7.5mg。

处方:黄芪10g,薏苡仁30g,苦参10g,青黛3g,炒白术20g,苍术15g,败酱草20g,白头翁20g,川芎10g,鱼腥草15g,茯苓10g,猪苓10g,车前子10g,红花10g,桃仁10g,桂枝10g,甘草10g。

五诊:上方加减服用3个月,大便正常,颈部感染愈合,病情稳定。

按:贝赫切特综合征以口、眼、会阴溃疡三联为临床特点,少数患者可有肠道溃疡便血。贝赫切特综合征的肠道溃疡一般是多个孤立性溃疡,但与溃疡性结肠炎鉴别困难。本案以腹痛、脓血便为首发症状,无口腔、会阴部溃疡,直到出现

会阴部溃疡,皮肤脓肿典型白塞病表现时得以确诊。首诊以健脾益气,清热解毒为主;二诊时鉴于患者下肢及面目浮肿,有激素反应,加五苓散利小便,实大便;再诊加桂枝、桃仁、红花,与原方茯苓同用,乃桂枝茯苓丸化裁,活血化瘀,缓消癥块,有利于溃疡愈合。贝赫切特综合征因有血管损害,瘀血阻络,须辨证与辨病相结合。